Hefte zur Zeitschrift „Der Unfallchirurg"

Herausgegeben von:
L. Schweiberer und H. Tscherne

244

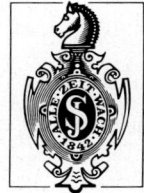

Gerfried Giebel   Karsten Braun
Wolfram Mittelmeier

Unfälle beim Pferdesport

Unfallhergang, Verletzungen
und Prävention

Geleitwort von G. W. Sybrecht

Mit 146 Abbildungen

Springer-Verlag
Berlin Heidelberg New York
London Paris Tokyo
Hong Kong Barcelona
Budapest

Reihenherausgeber

Professor Dr. Leonhard Schweiberer
Direktor der Chirurgischen Universitätsklinik München-Innenstadt
Nußbaumstraße 20, D-80336 München

Professor Dr. Harald Tscherne
Medizinische Hochschule, Unfallchirurgische Klinik
Konstanty-Gutschow-Straße 8, D-30625 Hannover

Autoren

Prof. Dr. Gerfried Giebel
Dr. Karsten Braun
Abteilung für Unfall- und Wiederherstellungschirurgie
Krankenhäuser des Märkischen Kreises
Paulmannshöher Straße 14, D-58515 Lüdenscheid

Dr. Wolfram Mittelmeier
Orthopädische Universitätsklinik
Ratzeburger Allee 160, D-23562 Lübeck

ISBN 3-540-58288-6 Springer-Verlag Berlin Heidelberg New York

Die Deutsche Bibliothek – CIP-Einheitsaufnahme
Unfälle beim Pferdesport / Gerfried Giebel ... Geleitw. von G. W. Sybrecht. – ; Heidelberg ;
New York ; London ; Paris ; Tokyo ; Hong Kong ; Barcelona ; Budapest : Springer, 1994
  (Hefte zur Zeitschrift „Der Unfallchirurg" ; 244)
  ISBN 3-540-58288-6
NE: Giebel, Gerfried

Dieses Werk ist urheberrechtlich geschützt. Die dadurch begründeten Rechte, insbesondere die der Übersetzung, des Nachdrucks, des Vortrags, der Entnahme von Abbildungen und Tabellen, der Funksendung, der Mikroverfilmung oder der Vervielfältigung auf anderen Wegen und der Speicherung in Datenverarbeitungsanlagen, bleiben, auch bei nur auszugsweiser Verwertung vorbehalten. Eine Vervielfältigung dieses Werkes oder von Teilen dieses Werkes ist auch im Einzelfall nur in den Grenzen der gesetzlichen Bestimmungen des Urheberrechtsgesetzes der Bundesrepublik Deutschland vom 9. September 1965 in der jeweils geltenden Fassung zulässig. Sie ist grundsätzlich vergütungspflichtig. Zuwiderhandlungen unterliegen den Strafbestimmungen des Urheberrechtsgesetzes.

© Springer-Verlag Berlin Heidelberg 1994
Printed in Germany

Die Wiedergabe von Gebrauchsnamen, Handelsnamen, Warenbezeichnungen usw. in diesem Werk berechtigt auch ohne besondere Kennzeichnung nicht zu der Annahme, daß solche Namen im Sinne der Warenzeichen- und Markenschutz-Gesetzgebung als frei zu betrachten wären und daher von jedermann benutzt werden dürften.

Produkthaftung: Für Angaben über Dosierungsanweisungen und Applikationsformen kann vom Verlag keine Gewähr übernommen werden. Derartige Angaben müssen vom jeweiligen Anwender im Einzelfall anhand anderer Literaturstellen auf ihre Richtigkeit überprüft werden.

Hersteller: Herta Böning, Heidelberg
Satz: Fa. M. Masson-Scheurer, 66424 Homburg
Reproduktion der Abbildungen: Schneider Repro, Heidelberg

24/3130-5 4 3 2 1 0 – Gedruckt auf säurefreiem Papier

Vorwort

Die Sicherheit beim Reiten läßt sich durch die Analyse der Unfälle und deren Ursachen erhöhen, wenn es gelingt, die dabei gewonnenen Erkenntnisse bereits in die Prävention einfließen zu lassen. Neben der Bestandsaufnahme und Dokumentation der Verletzungen ist dies ein wichtiges Ziel des Buches. Denn als Unfallchirurg hat man es einerseits hauptsächlich mit den Verletzungen zu tun, andererseits erfährt man aber durch gezieltes Nachfragen auch die Hintergründe des Unfallgeschehens und das auslösende Agens. So drängt sich der Wunsch geradezu auf, nicht allein die Unfallfolgen zu behandeln, sondern diese zumindest teilweise aufgrund der gewonnenen Erkenntnisse möglichst präventiv zu verhindern oder abzumildern.

So haben wir auch im Sinne der präventiven Chirurgie mit 765 Pferdesportunfällen ein sehr großes Kollektiv analysiert. Die große Anzahl erlaubt es, sichere Aussagen über verschiedene Reitdisziplinen und Reitergruppen – wie beispielsweise Kinder – sowie über typische Ursachen und Verletzungen zu machen. Dieses Buch versteht sich daher auch als Beitrag zur Versachlichung der in medizinischen Fachkreisen, bei Sportlern und in der Öffentlichkeit oft emotional geführten Diskusson über die Unfallproblematik im Pferdesport. Besonderer Wert wurde auf die genaue anamnestische Aufarbeitung der Unfälle und die klare Analyse der vorkommenden Verletzungen in bezug auf den Unfallhergang gelegt. Als Novum findet die Videoanalyse Verwendung, um Rückschlüsse auf die Biomechanik der Verletzungen zu ziehen.

Diese Buch richtet sich nicht nur an den Arzt, sondern auch an den medizinisch interessierten Reiter, dem es eine Hilfe zur Abschätzung des persönlichen Sicherheitsrisikos in der von ihm ausgeübten Reitsportdisziplin und entsprechende Ansätze zur Prävention von Reitunfällen bietet. Wir hoffen, so einen Beitrag zu leisten, um den Reitern die Freude an ihrem Sport für möglichst lange Zeit zu erhalten.

Lüdenscheid   G. Giebel

Geleitwort

Noch zu Beginn dieses Jahrhunderts waren viele Menschen mit dem Wesen des Haustieres Pferd so vertraut, daß sie seine Reaktionen richtig einzuschätzen wußten. Dieses Wissen ist in den letzten Jahren komplett verloren gegangen und selbst diejenigen, die sich aus sportlichen Gründen mit dem Pferd befassen, weisen häufig einen Mangel an Kenntnissen auf, Reaktionen ihres Partners richtig einzuschätzen. Es ist deshalb nicht verwunderlich, daß in der allgemeinen Bevölkerung der Umgang mit Pferden als sehr gefährlich eingeschätzt wird und daß sich dieses Vorurteil noch dadurch verstärkt, daß spektakuläre Photos von Unfällen in den verschiedenen Arten des Reitsports ohne kritische Hintergrundinformation veröffentlicht werden.

Die in diesem Buch vorgestellte Analyse über Unfälle im Pferdesport erscheint deshalb als Beitrag zur Versachlichung und letztlich zur Prävention von Verletzungen sehr willkommen. Allen am Sport Interessierten wird bei der Lektüre dieses Buches klar, daß Unfälle in den seltensten Fällen schicksalhaften Charakter haben, sondern klar vorhersehbar und durch Beachtung von Grundprinzipien vermeidbar sind. Angesichts der potentiell positiven Wirkung des Reitsports in jedem Lebensalter auf psychophysisches Wohlbefinden und soziale Interaktion, wäre es bedauerlich, wenn Menschen sich dem Pferde nicht näherten und mit ihm ihre Freizeit verbrächten, weil sie es aus irrationalen Gründen für zu gefährlich halten. Der beste Schutz vor Unfällen mit Pferden ist ein solides Wissen über die natürlichen Verhaltensweisen des Pferdes, eine solide Ausbildung des Reiters und des Pferdes inklusive der Entwicklung von Kritikfähigkeit der eigenen reiterlichen Grenzen, sowie die artgerechte Haltung des Pferdes mit besonderer Beachtung adäquater täglicher Arbeit. Unter Beachtung dieser Grundsätze kann der Sport mit Pferden lebenslang eine faszinierende, den Lebensstil positiv beeinflussende Aktivität sein, die besondere Einsichten über unsere Umwelt und über unsere eigene Natur vermittelt.

Homburg   G. W. Sybrecht

Inhaltsverzeichnis

1	**Einleitung**	1
2	**Auswertung des eigenen Krankengutes**	
	(klinische Studie und Fragebogenaktion)	10
2.1	Fragestellung	10
2.2	Material und Methodik	10
2.3	Ergebnisse	11
2.3.1	Anamnestische Angaben	11
2.3.2	Verletzungen	37
2.3.3	Therapie	70
2.3.4	Verletzungsfolgen	72
2.3.5	Tödliche Unfälle	78
2.3.6	Unfallpsychologie	79
3	**Auswertungen der Videoanalyse bei Springturnieren**	82
3.1	Fragestellung	82
3.2	Material und Methodik	82
3.3	Ergebnisse	83
3.3.1	Phaseneinteilung	83
3.3.2	Untersuchung der Sturzphasen	85
4	**Diskussion**	116
4.1	Klinische Studie und Fragebogenaktion	116
4.1.1	Anamnestische Angaben	116
4.1.2	Verletzungen	132
4.1.3	Therapie	138
4.1.4	Verletzungsfolgen	138
4.1.5	Tödliche Unfälle	139
4.1.6	Unfallpsychologie und Schlußfolgerungen	140
4.2	Videoanalyse	141
5	**Zusammenfassung**	150
Literatur		151
Sachverzeichnis		156

1 Einleitung

*„Das Paradies der Erde
Liegt auf dem Rücken der Pferde,
In der Gesundheit des Leibes
Und am Herzen des Weibes."*

*Friedrich von Bodenstedt (1819–1892)
„Lieder des Mirza-Schaffy"*

Dem Wahrheitsgehalt dieser bekannten Worte aus dem Jahre 1851 wird jeder sicher zustimmen, auch heute noch, fast 150 Jahre nachdem die Verse entstanden sind. Man muß nicht einmal Pferdeliebhaber sein, um an diesen Zeilen Gefallen zu finden. Doch dürften sich letztere besonders angesprochen fühlen.

Pferdesport

Über eine halbe Million Reiter waren im Jahre 1989 als Mitglieder bei der Deutschen Reiterlichen Vereinigung registriert (Abb. 1). Die Tendenz dabei ist zunehmend, al-

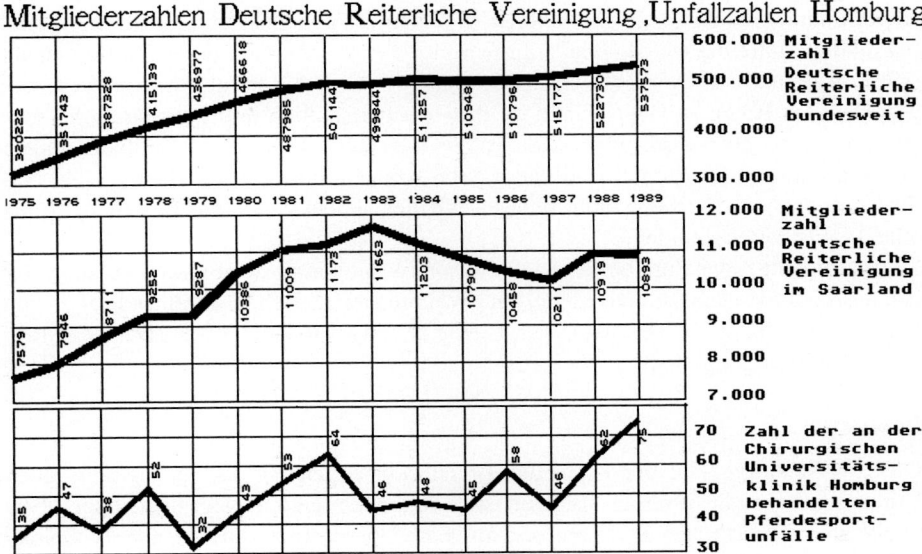

Abb. 1. *Oben*: Mitgliederzahlen der Deutschen Reiterlichen Vereinigung bundesweit. *Mitte*: Mitgliederzahlen der Deutschen Reiterlichen Vereinigung im Saarland. Quelle: Deutsche Reiterliche Vereinigung (1989, 1990). *Unten*: Zahl der an der Abteilung für Unfallchirurgie der Chirurgischen Universitätsklinik Homburg/Saar behandelten Pferdesportunfälle. Zeitraum: 1975–1989

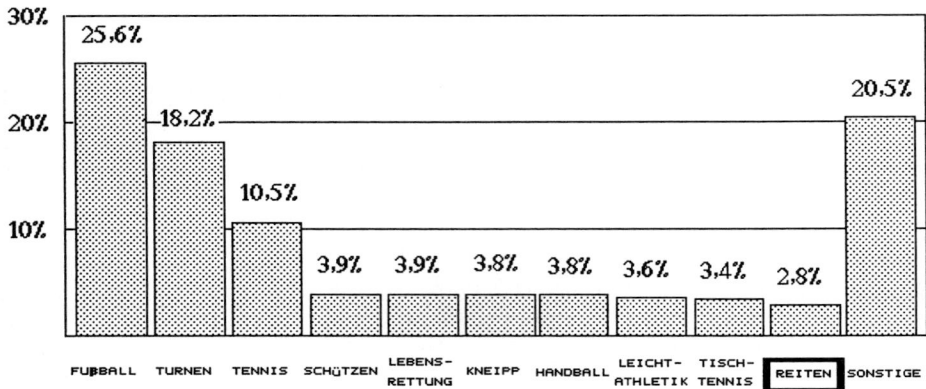

Abb. 2. Verteilung der Mitglieder im Landessportverband für das Saarland auf die einzelnen Sportarten. Reiten liegt mit 11.543 Mitgliederen (2,8%) auf Platz 10. Die Prozentangaben beziehen sich auf die Gesamtmitgliederzahl von 411877 (Stand 31.5.90). (Nach: Landessportverband für das Saarland, 1990)

lein in unserem Untersuchungszeitraum zwischen 1975 und 1989 ist die Mitgliederzahl auf das 1,7fache gestiegen. 1992 betrug sie sogar 620.520 (Deutsche Reiterliche Vereinigung 1989, 1990, 1993). Der Pferdesport ist eine der populärsten Sportarten in Deutschland. Gemessen an der Zahl der in Vereinen organisierten Sportler liegt Reiten an 10. Stelle der von Fußball, Turnen und Tennis angeführten Beliebtheitsskala (Abb. 2) (Landessportverband für das Saarland 1990). Die Zahl der nicht in Vereinen organisierten Reiter in Deutschland dürfte noch beträchtlich höher liegen, Schätzungen gehen von etwa 2 Millionen Reitern aus (Dittmer 1991). Werbefachleute nutzen die Begeisterung für Pferde, sind damit doch Assoziationen wie Freiheitsgefühl, Naturverbundenheit, Tierliebe, sportliches Verhalten, hohes Sozialprestige und materieller Wohlstand verbunden.

Mit zunehmender Popularität des Pferdesports stieg auch der Pferdebestand in der Bundesrepublik Deutschland wieder an: Während er zwischen 1960 und 1970 von 712.000 auf 252.000 abgesunken war, betrug er 1992 wieder 531.000 (Deutsche Reiterliche Vereinigung 1993).

Geschichte

Die Pferdehaltung, die bereits in der Bronzezeit wegen der idealen anatomischen Voraussetzungen des Pferdes als Arbeitstier begonnen hatte, erfolgt heutzutage überwiegend aus sportlichen Zwecken und aus Liebhaberei. Erst zunehmende Technisierung ließ das Pferd in Industrie und Landwirtschaft an Bedeutung verlieren. Bereits im 16. Jahrhundert v. Chr. wurden in Kleinasien Pferde zum Ziehen der Streitwagen benutzt. Mit zunehmender Motorisierung verlor das Pferd auch beim Militär an Bedeutung. Die älteste bekannte Darstellung eines Pferdes als Reittier ist eine Ritzzeichnung auf einem Knochen aus Susa (Iran) um 2800 v. Chr. Bis zur Einführung der Ei

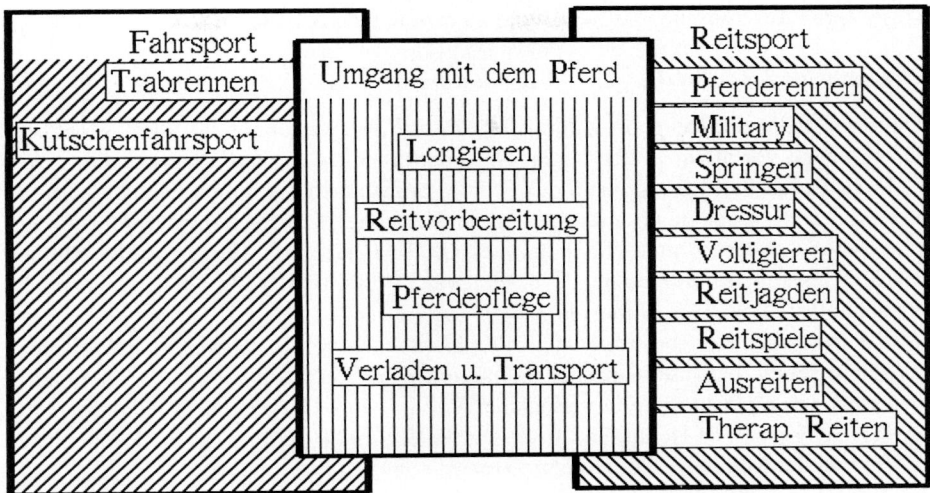

Abb. 3. Schema zur Orientierung über die Vielfalt des Pferdesports

senbahn und des Automobils war das Fahren in der Kutsche oder das Reiten zu Pferd in Nordeuropa die gebräuchlichste Art des Reisens. In indoeuropäischen Religionen galt das Pferd als Amme des Menschen. Götter wurden zu Pferd, im Wagen oder in Pferdegestalt dargestellt. Während schon bei den 33. Olympischen Spielen (648 v. Chr.) Pferderennen stattfanden, wurde das erste Rennen auf deutschem Boden erst 1810 auf der Münchner Theresienwiese abgehalten. Der Rennsport ist heute nur eine Teildisziplin im äußerst vielseitigen Pferdesport (Abb. 3). Er untergliedert sich in 2 Teilsportarten, den Fahrsport und den Reitsport. Beide lassen sich in zahlreiche weitere Disziplinen unterteilen und werden sowohl als Wettkampf- als auch als Freizeitsportarten ausgeübt. Alle Tätigkeiten im Umgang mit dem Pferd, wie Pferdepflege etc., gehören ebenfalls zum Pferdesport.

Sportpsychologie

Aus sportpsychologischer Sicht (Hackfort 1991) stellt gerade diese Vielseitigkeit einen entscheidenden motivationsrelevanten Aspekt im Pferdesport dar: Pferd und Reiten bieten einerseits einen Anreiz, andererseits ein An- und Aufforderungspotential. Das Pferd als Lebewesen bietet zahlreiche Berührungs- und Geruchsanreize, das Pferd als Partner vermittelt Kontakt und Geborgenheit. Das Pferd als Beweger reaktiviert archaische Bewegungserfahrungen bis hin zu intrauterinen Erlebnisassoziationen. Die Pflegebedürftigkeit des Pferdes regt die Hilfsmotivation, die Lernfähigkeit des Pferdes die Lehrmotivation des Reiters an. Die Beherrschbarkeit des Pferdes weckt Machtmotivation und Einflußstreben. Pferd und Reiten stellen somit ein differnziertes Befriedigungspotential für verschiedene Bedürfnisse (u.a. soziale und Leistungsmotivation) dar. Beim Reiten findet eine Stimulation des Reiters in einem komplexen Anreizgefüge aus vestibulären, optisch-visuellen, akustischen, propriozeptiven und haptisch bzw. taktilen Anreizen statt. Von Bedeutung dabei ist das günstige Verhältnis zwischen Aufwand und zu erzielenden Effekten.

Gesundheitliche Auswirkungen – Pro und Kontra

Daneben bietet der Reitsport zahlreiche günstige Auswirkungen auf die Gesundheit. Diese liegen vor allem in den hohen Anforderungen an die Koordination, mit denen sich der Reiter den Bewegungen des Pferdes anzupassen hat, kommen aber auch der Psyche und – wenngleich weniger – dem Herz-Kreislauf-System, der Muskelkraft und der Ausdauer zu gute (Bachmann et al. 1968; Heipertz 1975; von der Mühlen 1976, Haesen u. Zimmermann 1978; Gottwald 1980; Westerling 1983; Debenedette 1989; Jüngst et al. 1991; Simon 1991).

Reiten wird bei bestimmten orthopädischen, chirurgischen, neurologischen, psychiatrischen und internistischen Indikationen in Form von Reiten als Therapie in den Behandlungsplan integriert (Bachmann et al. 1968; Gerster 1976; Heipertz 1976, 1991; Hengst 1976; Horster et al. 1976; Keller 1976; Krüger 1976; Reichenbach 1976; von der Mühlen 1976; Heipertz-Hengst 1991).

Negative Auswirkungen auf die Gesundheit ergeben sich beim Pferdesport durch das Unfallrisiko. Immer wieder erregen Sensationsmeldungen über Unfälle im Pferdesport (Abb. 4–6) das Aufsehen der Öffentlichkeit. Auch in Ärztekreisen genießt der Pferdesport den Ruf einer gefährlichen Sportart. Wichtig ist jedoch, daß die durch Sportunfälle und Sportschäden jährlich verursachten Kosten weniger als 1/10 der Kosten betragen, die durch Mangel an Sport jährlich entstehen (Mellerowicz u. Dürrwächter 1985).

32jährige Reiterin brach sich Genick

Alzenau. Eine 32jährige Frau aus Alzenau-Kälberau verletzte sich am Donnerstag bei einem Reitunfall tödlich. Die Frau war mit ihrem Pferd in einem Waldstück bei Michelbach unterwegs gewesen. Gegen 17.20 Uhr kam das Pferd allein zum Reit- und Fahrverein Kahlgrund zurück. Kurz darauf bestätigten sich die schlimmsten Befürchtungen. Eine zweite Frau, die ebenfalls in diesem Waldstück ausgeritten war, meldete, daß sie die 32jährige leblos im Wald gefunden hatte. Ein Hubschrauber der Berufsgenossenschaftlichen Klinik in Frankfurt wurde gerufen, der Notarzt stellte nur noch den Tod durch Genickbruch fest. Die näheren Umstände des Unfalls sind nicht bekannt, die Polizei hat die Ermittlungen aufgenommen.

Abb. 4. Zeitungsmeldung des Main-Echos vom 30.3.1990. (Mit freundlicher Genehmigung von Main-Echo Kirsch GmbH & Co., Aschaffenburg)

Pferd »meldete« Verlust des Reiters

Lübeck (dpa). Ein Pferd, das seinen Reiter abgeworfen hatte, machte jetzt schnurstracks »Meldung« bei der Polizei in Lübeck. Nach Angaben der Behörden war das gesattelte Roß herrenlos auf den Hof eines Gestüts in der Hansestadt galoppiert, in dem auch die schleswig-holsteinische Polizeireiterstaffel untergebracht ist. Die Beamten, die sich sofort auf die Suche nach dem verlorengegangenen Reiter machten, fanden nach 20 Minuten einen 54jährigen Mann in einem Straßengraben. Er gab zu Protokoll, sein Pferd sei gegen einen elektrischen Weidezaun geraten und habe ihn daraufhin abgeworfen. Der Reiter mußte mit mehreren gebrochenen Rippen ins Krankenhaus eingeliefert werden.

Abb. 5. Zeitungsmeldung des Main-Echos vom 9.3.1992. (Mit freundlicher Genehmigung von Main-Echo Kirsch GmbH & Co., Aschaffenburg)

Bei einer Analyse von 8819 an der Staatlichen Orthopädischen Klinik München behandelten Sportverletzungen lag Reiten mit 1,2% der behandelten Sportverletzungen auf Rang 9, am häufigsten wurden Sportverletzungen der Disziplinen Fußball (33%), Ski alpin (29%) und Mannschaftsballsport (8,8%) behandelt (Pfister et al. 1985). Unfälle mit Pferden gehören zu den häufigsten (Thillaye du Boullay et al.

Zügel falsch gehalten
Pferd scheute – und der Daumen riß ab!

AYLESBURY – Der Daumen des 15jährigen Mädchens war bei einem schweren Reitunfall inkomplett amputiert worden. Da die digitalen Nerven und Arterien herausgerissen worden waren, kam eine Revaskularisation nicht in Frage. Doch das junge Mädchen hatte Glück, dank der Mikrochirurgie: Ein mikrovaskulärer Zehenlappen sowie ein kleines Stück vom Beckenknochen reichten, um einen funktionsfähigen Daumen zusammenzubasteln.

Abb. 6. Schlagzeile aus Medical Tribune vom 13.12.1991. (Mit freundlicher Genehmigung der Medical Tribune Verlagsgesellschaft mbH, Wiesbaden)

1984) und schwersten (Schmidt u. Hollwarth 1989) Sportunfällen im Kindes- und Jugendalter. Angaben zur Inzidenz von Reitunfällen bewegen sich zwischen 1 Unfall auf 195.209 Reitstunden (Bixby-Hammet 1987) bis 0,024 pro Pferderennen (Whitesel 1976). In den USA ereignen sich nach Erkenntnissen des National Electronic Injury Surveillance System (Neiss) jährlich etwa 42.000 Unfälle mit Pferden (Bixby-Hammet 1986, 1987). In Deutschland sind Angaben über die Häufigkeit von Unfällen mit Pferden weder vom Statistischen Bundesamt (persönliche Mitteilung 1990) noch von Versicherungen zu erhalten.

Kabisch und Funk (1991) ermittelten bei einer Untersuchung über insgesamt 249 Todesfälle im Übungs-, Trainings- und Wettkampfbetrieb aller Sportverbände des auf dem Gebiet der ehemaligen Deutschen Demokratischen Republik bestehenden Deutschen Turn- und Sportbundes in einem Untersuchungszeitraum von 8 Jahren 15 Todesfälle im Pferdesport.

In einer schwedischen Statistik über durch Tiere verursachte Verletzungen (Bjornstig et al. 1991) stehen die Verletzungen durch Pferde mit 31% an 2. Stelle hinter den Verletzungen durch Hunde (42%).

Reitunfälle

In Reiterkreisen wird über Unfälle im Pferdesport nicht gerne gesprochen. Ein Tabuthema stellt der Reitunfall offensichtlich auch in der Kunst dar: Zwar lassen sich mit Darstellungen stolzer Reiter hoch zu Roß ganze Bildbände füllen, stürzende Reiter werden erst im 19. Jahrhundert auf englischen Jagdstichen und Karikaturen (Abb. 7) gezeigt. Die humoristische Sichtweise findet in unserem Jahrhundert in zahlreichen

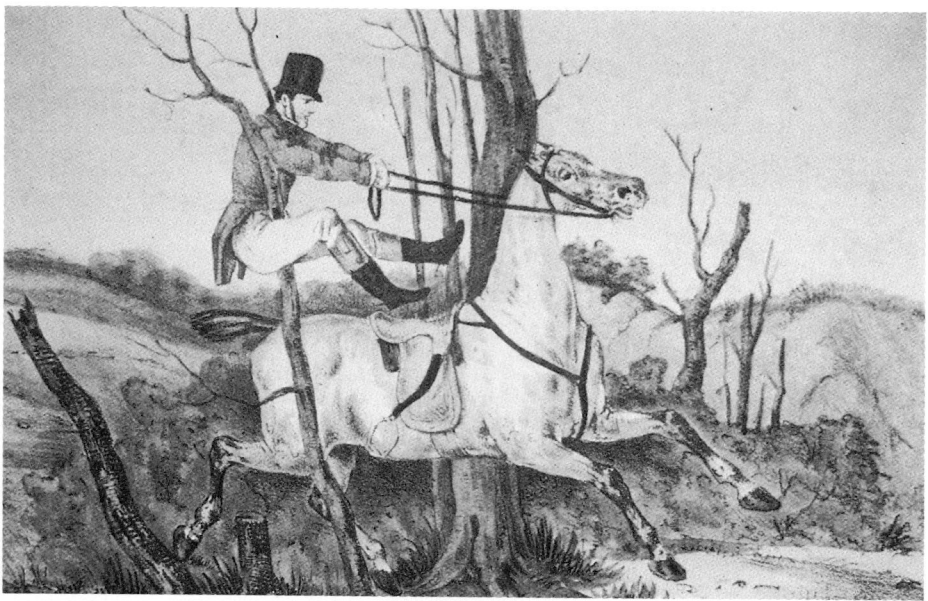

Abb. 7. Englische Karikatur Ende 19. Jahrhundert (Freundlichst überlassen von H. Heidelmann)

DIE RICHTIGE PFLEGE

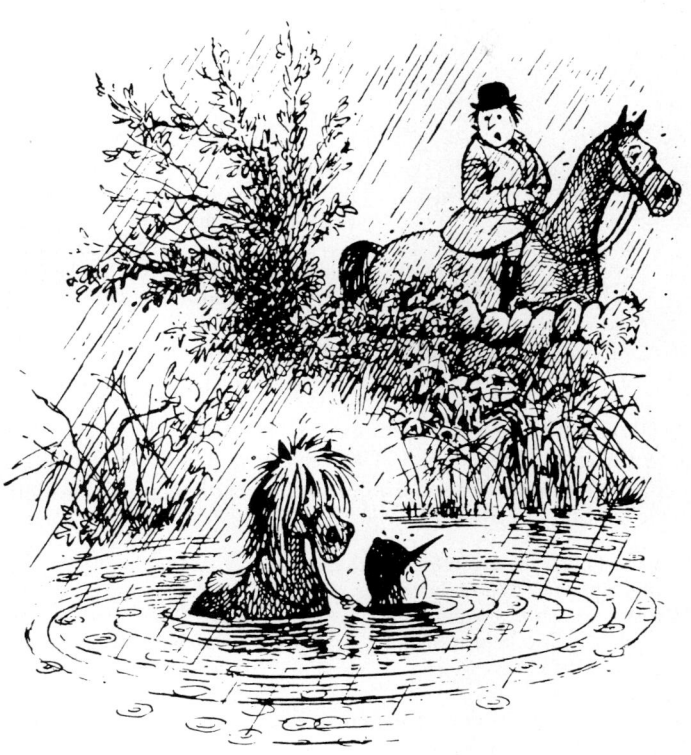

Abb. 8. Cartoon aus Thelwells Reitakademie. (Mit freundlicher Genehmigung des Buske Verlags, Hamburg)

Karikaturen und Cartoons, besonders in den in Reiterkreisen sehr bekannten Zeichnungen von Thelwell (1981) (Abb. 8) ihre Fortführung. Die Abb. 9 zeigt die historische Darstellung eines Kutschunfalls.

In der Deutschen Sprache gibt es einige Redewendungen oder geflügelte Worte, die die Gefahren beim Reiten oder im Umgang mit dem Pferd mindestens andeuten:

„Ich dacht', mich tritt ein Pferd!"
„Man soll das Pferd nicht beim Schwanze aufzäumen"
„Willig Pferd soll man nicht spornen"
„Wenn der Reiter nichts taugt, hat das Pferd schuld".

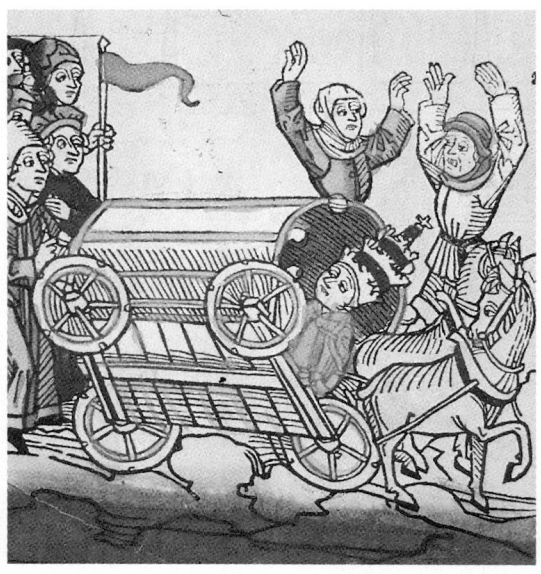

Abb. 9. „Wie Papst Johannes auf dem Arlberg in dem Schnee lag". Kutschunfall auf der Fahrt nach Konstanz 1413. Kolorierter Holzschnitt aus Ulrich von Richenthal „Das Concilium zu Constanz", 1483 (Freundlichst überlassen von der Bayerischen Staatsbibliothek)

In der Literatur spielen Unfälle mit Pferden kaum eine Rolle. Doch seien 2 Briefe Goethes an seinen Freund Behrisch aus dem Jahr 1767 zitiert, in denen wir erfahren, daß Goethe in Leipzig einen Reitunfall hatte, der ihn sehr bewegt haben muß (zitiert nach Diem 1982):

> Kurz ich binn vom Pferde gestürzt, oder eigentlicher, ich habe mich vom Pferde gestürzt, da es mit mir, einem sehr ungeschickten Reuter durchging, um es nicht etwa zu einem Schleifen, oder sonstigem Stürzen kommen zu lassen
> ... Aber, Gott sey Danck, ich habe mir keinen Schaden getahn, denn du kannst wohl rahten, daß ich ein aufgestoßenes Kinn, eine zerschlagene Lippe und ein geschellertes Auge nicht unter die grosen Schäden rechne.
> Was taht ich neulich als ich von meinem unbändigen Pferde weggerissen ward? Ich konnte es nicht einhalten, ich sah meinem Todt, wenigstens einen schröcklichen Fall vor Augen. Ich wagt' es und stürzte mich herunter. Da hatte ich Herz. Ich binn vielleicht nicht der herzhafteste, binn nur gebohren in Gefahr herzhaft zu werden.

Sicherheit im Pferdesport

Die Sicherheit im Pferdesport ist in den letzten Jahren zunehmend ins Interesse der Reiter und der Deutschen Reiterlichen Vereinigung (FN) gerückt. Im Berichtsjahr 1989 verschickte die Deutsche Reiterliche Vereinigung rund 55.000 der von ihr herausgegebenen Poster zur Sicherheit beim Reiten und im Umgang mit dem Pferd. Im Oktober 1989 fand bei der Deutschen Reiterlichen Vereinigung in Warendorf erstmals eine Tagung für Ärzte über medizinische Aspekte des Reitsports statt (Deutsche Reiterliche Vereinigung 1990).

Die letzte Untersuchung über Unfälle im Pferdesport im deutschsprachigen Raum ist die von Cosanne aus dem Jahr 1981. Ergebnisse aus dem Ausland erscheinen wegen unterschiedlicher Modalitäten des Pferdesports, z.B. dem in den USA gebräuchlichen, bei uns aber seltenen Westernreiten, wegen anderer Ausbildung der Reiter sowie der Verwendung anderer Materialien auf hiesige Verhältnisse nicht unbedingt übertragbar. Erst in jüngster Zeit wurden zahlreiche neue Möglichkeiten zur Prävention von Reitunfällen, wie beispielsweise bessere Reiterhelme oder bessere Sicherheitssteigbügel mit Auslösemechanismen geschaffen. Viele der bisherigen Untersuchungen stützen sich auf zu geringe Fallzahlen und zu kurze Untersuchungszeiträume und lassen wichtig erscheinende Fragestellungen außer acht.

Es schien daher sinnvoll, Unfälle im Pferdesport erneut zu untersuchen, um aktuelles Zahlenmaterial für die hiesigen Verhältnisse zu gewinnen und einen kompletten Überblick über Unfallrisiken im Pferdesport zu geben. Hierbei sollten sowohl medizinische als auch reiterliche Aspekte berücksichtigt werden. Insbesondere sollten dabei praktische Gesichtspunkte der Prävention von Unfällen im Pferdesport dargestellt werden, mit denen sich nicht nur der Mediziner, sondern auch jeder Reiter auseinandersetzen sollte. Denn hierbei stimmen wir nicht dem deutschen Sprichwort zu:

„Das Denken soll man den Pferden überlassen – sie haben größere Köpfe."

2 Auswertung des eigenen Krankengutes (klinische Studie und Fragebogenaktion)

2.1 Fragestellung

Die Abteilung für Unfallchirurgie der Chirurgischen Universitätsklinik Homburg/Saar nimmt neben der Funktion als Universitätsklinik auch gleichzeitig die Funktion des einzigen Stadtkrankenhauses am Ort mit Ambulanz wahr. 1992 betrug die Zahl der mit Hauptwohnsitz in Homburg gemeldeten Einwohner 43.874, hinzu kamen noch 2.881 mit Zweitwohnsitz gemeldete Personen (Einwohnermeldeamt der Stadt Homburg, pers. Mitteilung 1992). Infolge der zahlreichen reiterlichen Aktivitäten in der Umgebung werden an der Chirurgischen Universitätsklinik Homburg/Saar zahlreiche Pferdesportunfälle behandelt. Die Zahl der behandelten Pferdesportunfälle ist von 35 im Jahr 1975 auf 75 im Jahr 1989 gestiegen. Rein statistisch wurde in den letzten 15 Jahren pro Woche 1 Pferdesportunfall an der Klinik versorgt. Somit dürfte die Chirurgische Universitätsklinik Homburg/Saar das gesamte Spektrum der im Pferdesport vorkommenden Verletzungen bei gering vorselektiertem Krankengut erfassen. Sie erschien daher zur Untersuchung der Unfälle im Pferdesport besonders geeignet.

Zur Ergänzung der Ergebnisse der bisher zum Thema vorliegenden wissenschaftlichen Literatur, auf die im Diskussionsteil eingegangen wird, sollte dabei besonders die Abhängigkeit der Verletzungen vom Unfallhergang und der vorliegenden Situation herausgearbeitet werden. Sturz vom Pferd und Sturz mit Pferd sollten unterschieden und hinsichtlich unterschiedlicher Verletzungsmuster untersucht werden. Die bisher vorliegenden Aussagen zu typischen Kombinationsverletzungen erschienen prüfenswert. Eine genaue Klassifikation der Verletzungen nach Schweregrad ebenso wie genauere Angaben zu Dauerfolgen waren wünschenswert. Als Konsequenz aus den Ergebnissen sollten den Reitern Empfehlungen zur Prävention gegeben werden.

2.2 Material und Methodik

Als Grundlage unserer Untersuchung über Unfälle im Pferdesport dienten die Ambulanzkarten und Krankenblätter von 765 Pferdesportunfällen, die von 1975 bis Juni 1990 an der Abteilung für Unfallchirurgie der Chirurgischen Universitätsklinik Homburg/Saar behandelt wurden. Eine ähnlich große Fallzahl wurde von kaum einer anderen Studie zu diesem Thema untersucht.

An sämtlichen Patienten wurde ein sehr ausführlicher Fragebogen, überwiegend auf Multiple-choice-Basis, zusammen mit frankiertem Rückumschlag verschickt. Patienten, die nach 4 Wochen nicht geantwortet hatten, erhielten den Fragebogen mit einem Erinnerungsschreiben nochmals zugeschickt. 130 Patienten waren unbekannt verzogen oder verstorben. Die Zahl der beantworteten Fragebögen betrug 429, was einer Rücklaufquote von 56% entspricht. Erfaßt wurden Angaben zu Reiter, Pferd, Unfallhergang und Unfallfolgen.

Zur Klassifikation des Schweregrades der Verletzungen wurde eine Modifikation (Kossmann und Trentz, pers. Mitteilung 1990) des Injury-severity-Score (Baker et al. 1974) verwendet.

Die Statistik der Befunde der bleibenden Verletzungsfolgen stützt sich auf den Teil der Patienten, die im Fragebogen Unfallfolgen angaben. Diese Angaben wurden ergänzt aus neueren Befundberichten, Ambulanzkarten und Krankenblättern. Zusätzlich wurden diese Patienten gezielt telefonisch befragt und gegebenenfalls in der Klinik nachuntersucht.

Sämtliche Informationen wurden elektronisch gespeichert und computerunterstützt ausgewertet.

2.3 Ergebnisse

2.3.1 Anamnestische Angaben

2.3.1.1 Reiter

2.3.1.1.1 Alter und Geschlecht

Jugendliche Reiterinnen stellten den Großteil der behandelten Patienten dar (Abb. 10). Bei mehr als der Hälfte der Unfälle (52,9%) waren die Patienten jünger als 20 Jahre, allein die Elf- bis Fünfzehnjährigen stellten ein Viertel (24,9%) aller Unfälle. Das Durchschnittsalter der Patienten betrug 22,7 Jahre. Der älteste Patient war 61, der jüngste 2 Jahre alt. Im Vergleich mit der Altersverteilung der Mitglieder der Deut-

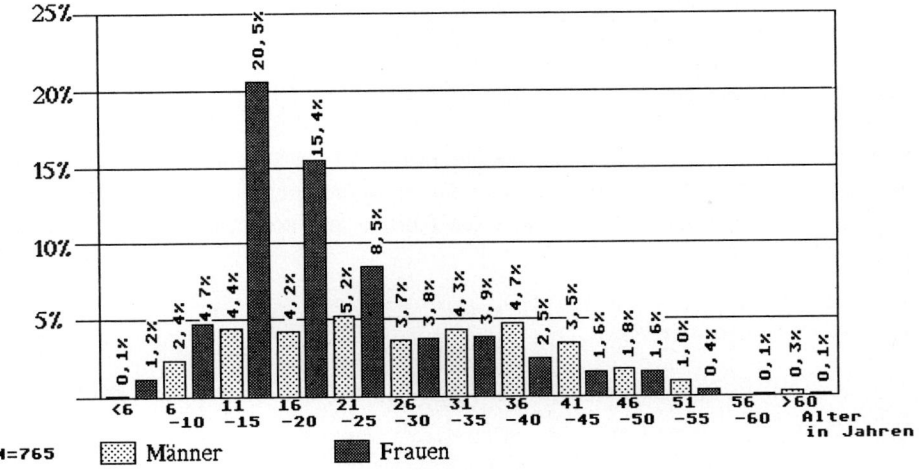

Abb. 10. Verteilung nach Alter und Geschlecht bei 765 Patienten

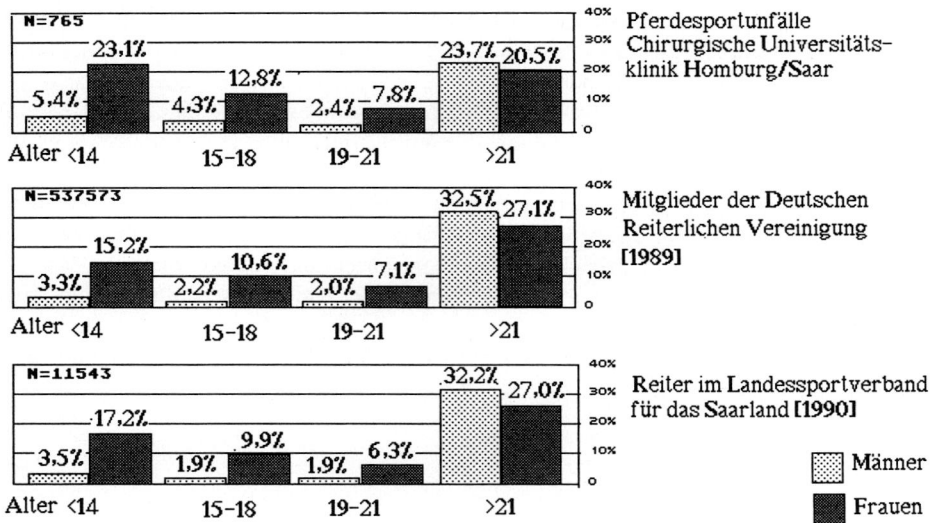

Abb. 11. Verteilung nach Alter und Geschlecht im Vergleich. *Oben*: Bei 765 Patienten. *Mitte*: Mitglieder der Deutschen Reiterlichen Vereinigung bundesweit. (Nach Deutsche Reiterliche Vereinigung, 1990). *Unten*: Reiter im Landessportverband für das Saarland (Nach Landessportverband für das Saarland 1990)

schen Reiterlichen Vereinigung und der Reiter im Landessportverband für das Saarland (Abb. 11) zeigte sich in unserem Krankengut ein etwas größerer Anteil von Reitern in der Altersgruppe bis 21 Jahre.

Mit insgesamt 64% überwog die Zahl der behandelten Frauen weit die der behandelten Männer (36%). Die Verteilung der Unfälle nach Geschlecht entspricht der Mitgliederverteilung der Deutschen Reiterlichen Vereinigung und des Landessportverbandes für das Saarland: Frauen stellen bei beiden 60%, Männer 40% der Mitglieder.

2.3.1.1.2 Reiterfahrung

Zum Zeitpunkt des Unfalls konnte weniger als die 1/2 (45,8%) der verunfallten Reiter auf eine Reiterfahrung von 6 oder mehr Jahren zurückgreifen (Abb. 12). Allein die absoluten Anfänger mit bis zu 1 Jahr Reiterfahrung machten fast 1/5 (19,3%) der befragten Reiter aus.

2.3.1.1.3 Qualifikation

Die verunfallten Patienten ließen sich folgenden 5 Personengruppen verschiedener Qualifikation zuordnen (Abb. 13).

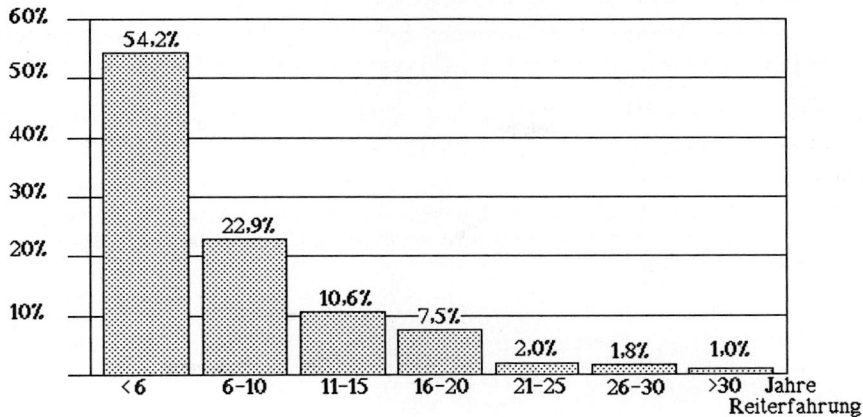

Abb. 12. Reiterfahrung der verunfallten Reiter in Jahren nach Fragebogenangaben von 398 Patienten

1. Berufsreiter: Zu dieser Gruppe zählen Berufsreitlehrer und Bereiter. Sie stellten nur 0,7% der befragten Patienten.

2. Sportreiter: Sportreiter sind Reiter, die Reiten als Leistungssport betreiben und regelmäßig an Turnieren teilnehmen. Mehr als 1/4 (26,4%) der Befragten ordnete sich dieser Gruppe zu.

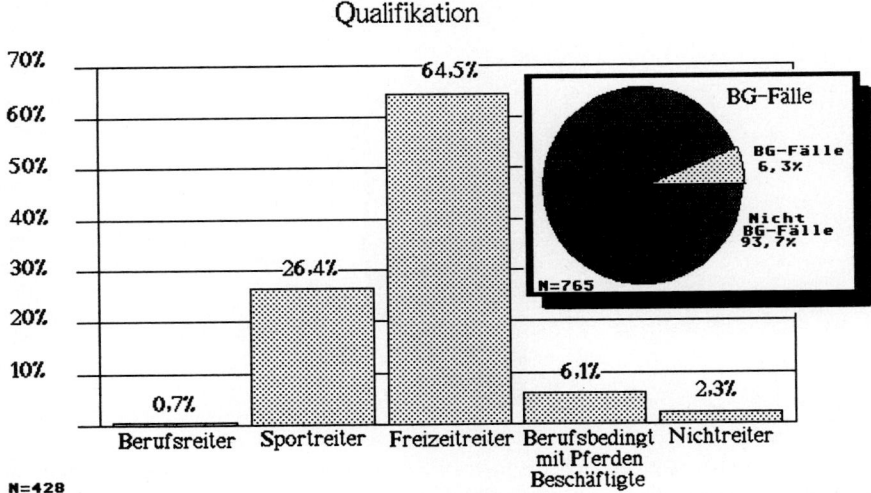

Abb. 13. Zugehörigkeit der befragten Reiter zum Personenkreis der Berufs-, Sport-, Freizeit- oder Nichtreiter oder berufsbedingt mit Pferden beschäftigter Personen nach Fragebogenangaben zu 428 Unfällen. *Einschlußgraphik* BG-Fälle: Anteil der Arbeitsunfälle mit berufsgenossenschaftlichem Heilverfahren an der Gesamtzahl aller 765 Unfälle

3. Freizeitreiter: Reiter, die Reiten als Hobby betreiben und selten bzw. nicht an Turnieren teilnehmen, werden als Freizeitreiter bezeichnet. Mit 64,5% waren die Freizeitreiter in unserem Krankengut zahlenmäßig am häufigsten vertreten.

4. Berufsbedingt mit Pferden Beschäftigte: Hierzu sind zum Beispiel Landwirte, Schmiede oder Tierärzte zu zählen. 6,1% der Patienten gehörten dieser Personengruppe an.

Fallbeispiel: Ein 36jähriger Tierarzt zog sich eine 2 cm tiefe Stichwunde an der rechten Hand zu, als ein Hengst bei der Kastration ausschlug und der Tierarzt sich das benutzte Skalpell in die Handfläche stieß.

5. Nichtreiter: Unfälle mit Beteiligung eines Pferdes waren nicht auf die zuvor genannten Personengruppen beschränkt, sondern betrafen in 2,3% der Fälle auch Nichtreiter.

Beispielsweise wurden Spaziergänger von vorbeireitenden Pferden durch Hufschlag verletzt oder Personen beim Füttern oder Streicheln der Pferde auf der Weide gebissen. Auch beim Ponyreiten für Zuschauer im Zirkus ereigneten sich Reitunfälle.

Für 6,3% der Patienten stellte der Unfall einen Arbeitsunfall mit berufsgenossenschaftlichem Heilverfahren dar (Einschlußgraphik BG-Fälle in Abb. 13).

2.3.1.1.4 Selbsteinschätzung des Sicherheitsverhaltens

Im Fragebogen mußten sich die Befragten entscheiden, ob sie im Zeitraum des Unfalls eher vorsichtig oder riskant ritten. 1/4 (24,5%) der Befragten schätzte sich als riskante Reiter ein (Abb. 14).

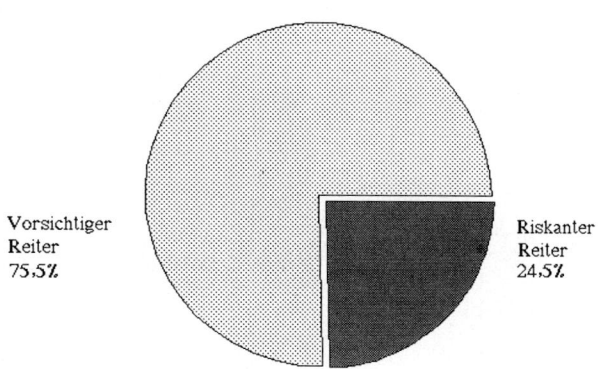

Abb. 14. Selbsteinschätzung des Sicherheitsverhaltens der Reiter nach Fragebogenangaben zu 359 Unfällen

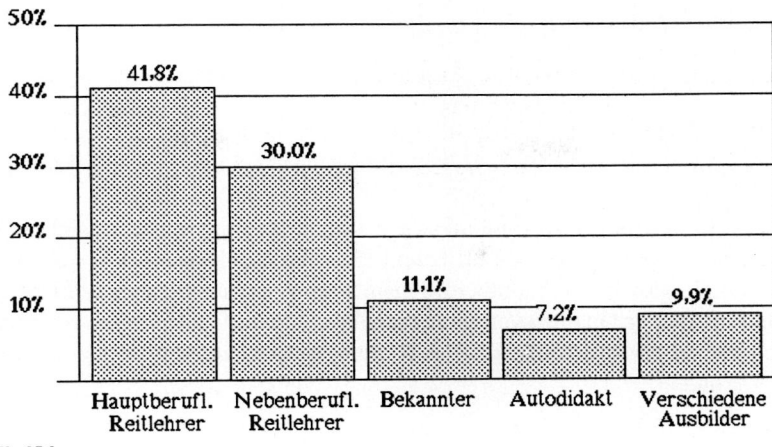

N=404

Abb. 15. Gewählte Ausbildungsstätte der Reiter nach Fragebogenangaben zu 404 Unfällen

2.3.1.1.5 Reitausbildung

Ausbildungsstätte

Bei 48,3% der Befragten war an der Reitausbildung kein hauptberuflicher Reitlehrer beteiligt. In diesen Fällen erfolgte die Ausbildung durch nebenberufliche Reitlehrer (30,0%) oder Bekannte (11,1%); 7,2% brachten sich das Reiten ausschließlich selbst bei.

Jeder 10. Reiter (9,9%) wählte mehrere verschiedene Ausbilder (Abb. 15).

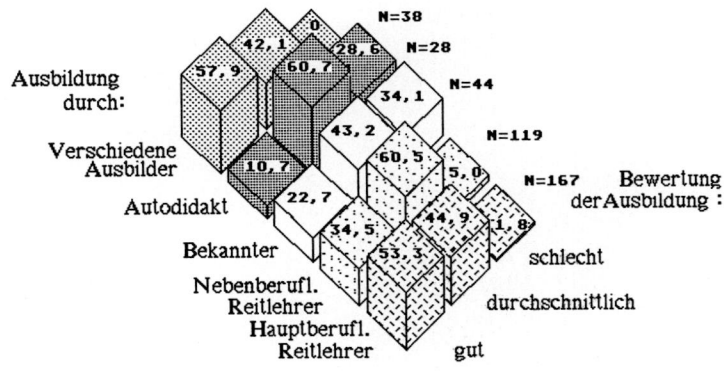

N=396

Abb. 16. Bewertung der Qualität der von den Reitern gewählten Ausbildungsstätte nach Fragebogenangaben zu 396 Unfällen. Die Zahlenangaben auf den Säulen sind relative Häufigkeiten in %, bezogen auf die jeweils rechts der Säule angegebene Zahl N

Bewertung der Ausbildung

Im Fragebogen konnten die Reiter ihre Ausbildung mit den Bezeichnungen „gut", „durchschnittlich" oder „schlecht" bewerten.
Insgesamt ergab sich folgende Bewertung der Ausbildung (n = 396):
Mit „gut" bewerteten 41,6% der befragten Reiter ihre Ausbildung, mit „durchschnittlich" 50,1% und mit „schlecht" 8,3%.
Im Vergleich der einzelnen Ausbildungswege (Abb. 16) wurde die Ausbildung durch verschiedene Ausbilder oder durch hauptberufliche Reitlehrer am besten bewertet. Bereits im Vergleich von hauptberuflichem und nebenberuflichem Reitlehrer ist als Trend ein deutlicher Qualitätsverlust feststellbar. Am schlechtesten bewerteten diejenigen Reiter ihre „Ausbildung", die das Reiten bei Bekannten oder ganz ohne Ausbilder gelernt hatten.

2.1.1.6 Prävention

Betreiben anderer Sportarten

Nur rund 1/2 (48,0%) aller Patienten betrieb neben Reiten noch andere Ausgleichssportarten (Abb. 17).

Sturztraining

Die Mehrzahl aller Patienten gab im Fragebogen an, nie (61,4%) oder nur selten (28,1%) trainiert zu haben, wie man am geschicktesten vom Pferd stürzt, wenn man stürzt (Abb. 18). Immerhin gab jeder 10. Patient (10,5%) an, regelmäßig ein Sturztraining durchgeführt zu haben. Bei Kenntnis der realen Verhältnisse erscheint auch diese Zahl noch sehr hoch.

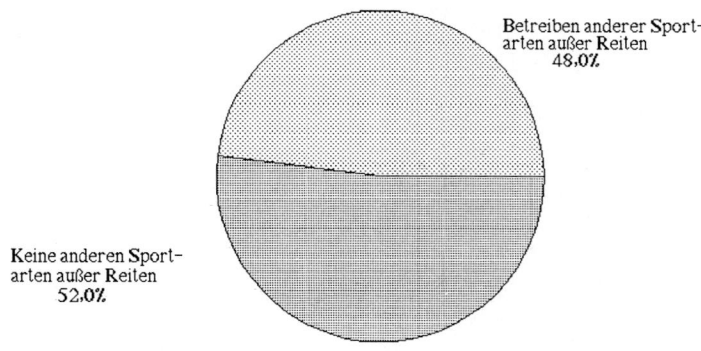

N=396

Abb. 17. Häufigkeit des Betreibens von anderen Sportarten als Reiten im Sinne von Ausgleichssport nach Fragebogenangaben zu 396 Unfällen

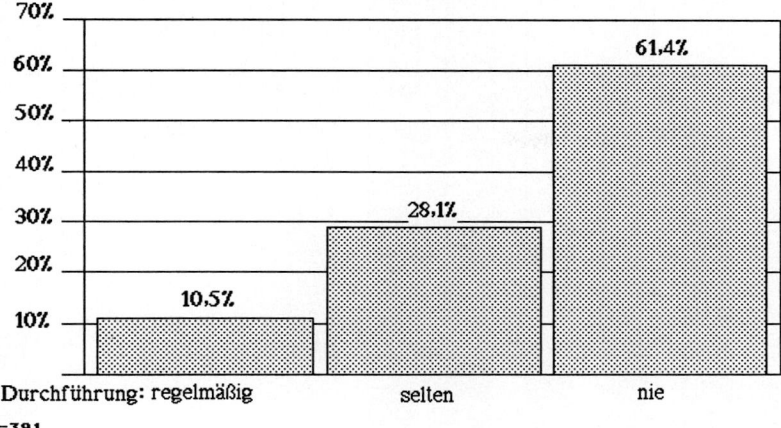

Abb. 18. Häufigkeit der Durchführung von speziellen Fallübungen als Sturztraining für Reiter nach Fragebogenangaben zu 391 Unfällen

Aufwärmen vor dem Reiten

Nach Angaben im Fragebogen wärmten sich durch Lockerungsübungen oder Gymnastik vor dem Reiten nur 1/5 (20,8%) der Patienten, die vom Pferd oder mit dem Pferd gestürzt sind, auf (Abb. 19).

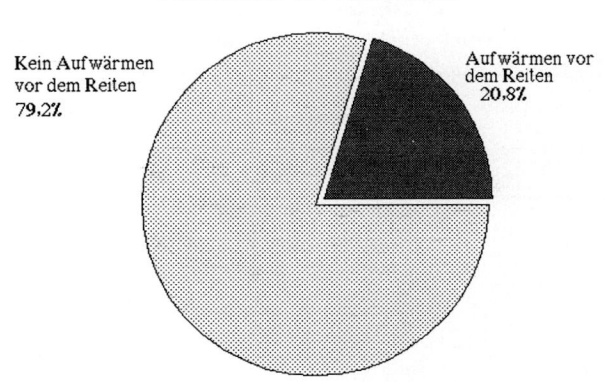

Abb. 19. Häufigkeit der Durchführung von Lockerungsübungen oder Gymnastik zum Aufwärmen vor dem Reiten nach Fragebogenangaben von 279 Patienten, die vom Pferd oder mit Pferd gestürzt sind

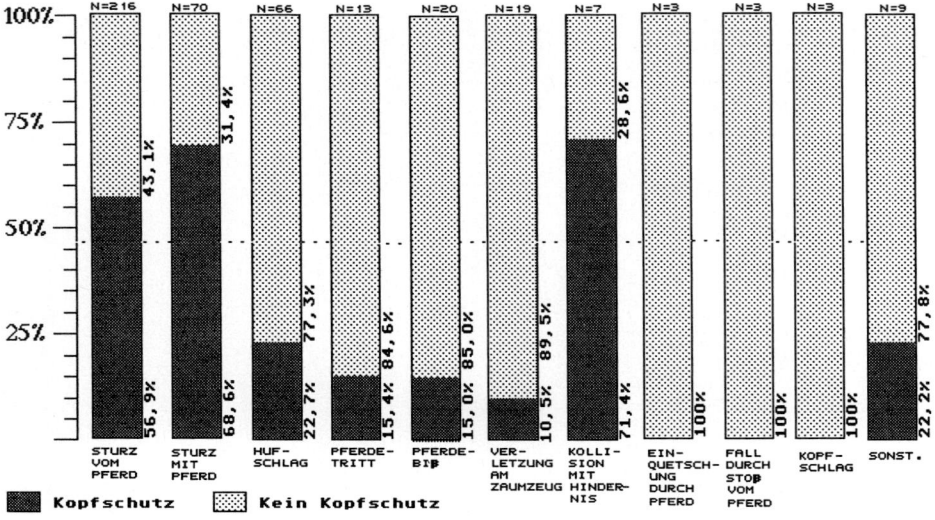

Abb. 20. Häufigkeit der Verwendung eines Kopfschutzes bei den einzelnen Unfallhergängen nach Fragebogenangaben zu 429 Unfällen. Bezogen auf alle 429 Unfälle trugen nur 46,6% aller Reiter einen Kopfschutz zum Zeitpunkt des Unfalls (*gepunktete Linie*)

Kopfschutz

Häufigkeit der Verwendung

Zum Zeitpunkt des Unfalls trugen nur 46,6% aller befragten Patienten irgendeinen Kopfschutz (gepunktete Linie in Abb. 20). Im Vergleich der einzelnen Unfallhergänge, die in Abschnitt 2.3.1.4 näher erläutert werden, stellt man erhebliche Unterschiede in der Verwendung eines Kopfschutzes fest.

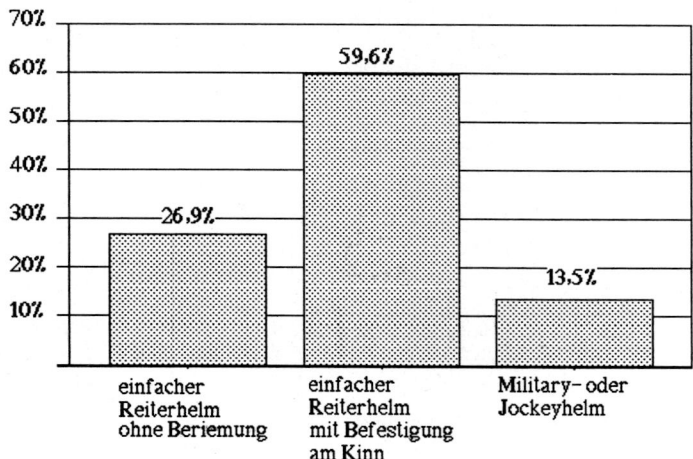

Abb. 21. Art des verwendeten Kopfschutzes nach Fragebogenangaben zu 193 Unfällen

Bei den Unfällen, die vorwiegend beim Reiten selber passieren (s. 2.3.1.4.3), also Sturz vom Pferd, Sturz mit Pferd und Kollision des Reiters mit einem Hindernis, trugen bis zu 71,4% der Reiter einen Kopfschutz.

Bei Unfällen, die sich eher bei Tätigkeiten ereigneten, die dem Oberbegriff „Umgang mit dem Pferd" zuzuschreiben sind, lag die Zahl derer, die einen Kopfschutz trugen, weit unter dem Durchschnitt für alle Unfälle zusammen.

Art des Kopfschutzes

Im Handel sind mehrere verschiedene Arten von Reiterkappen bzw. Reiterhelmen erhältlich. Prinzipiell unterschieden werden muß der einfache Reiterhelm (Abb. 22–24) vom soliden Military- oder Jockeyhelm (Abb. 25). Die einfachen Reiterhelme unterscheiden sich untereinander durch verschiedene Arten der Befestigung des Helmes am Kopf (Abb. 22–24).

Die Abb. 21 gibt Auskunft über die Häufigkeit der Verwendung der verschiedenen Helmarten:

Einen einfachen Reiterhelm ohne irgendeine Beriemung zur Befestigung des Reiterhelmes am Kopf verwendeten mehr als 1/4 (26,9%) derer, die überhaupt einen Kopfschutz trugen.

Rund 60% verwendeten eine einfachen Reiterhelm mit irgendeiner Befestigung des Kopfschutzes am Kinn.

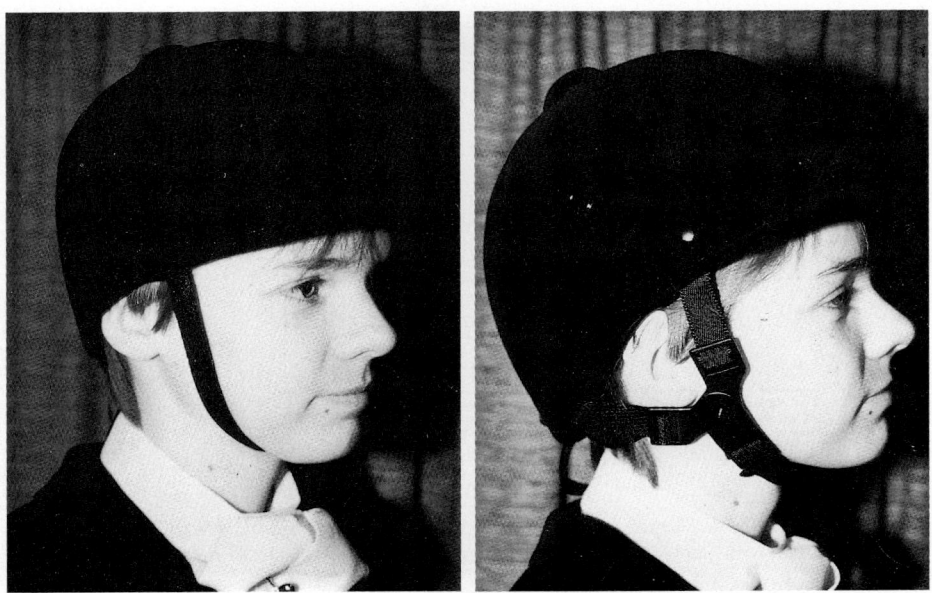

Abb. 22. Einfacher Reiterhelm mit Befestigung am Kinn durch einfaches Gummiband

Abb. 23. Einfacher Reiterhelm mit solider Beriemung, die das Kinn großräumig gabelförmig umfaßt. Dieser Helm entspricht DIN 33951

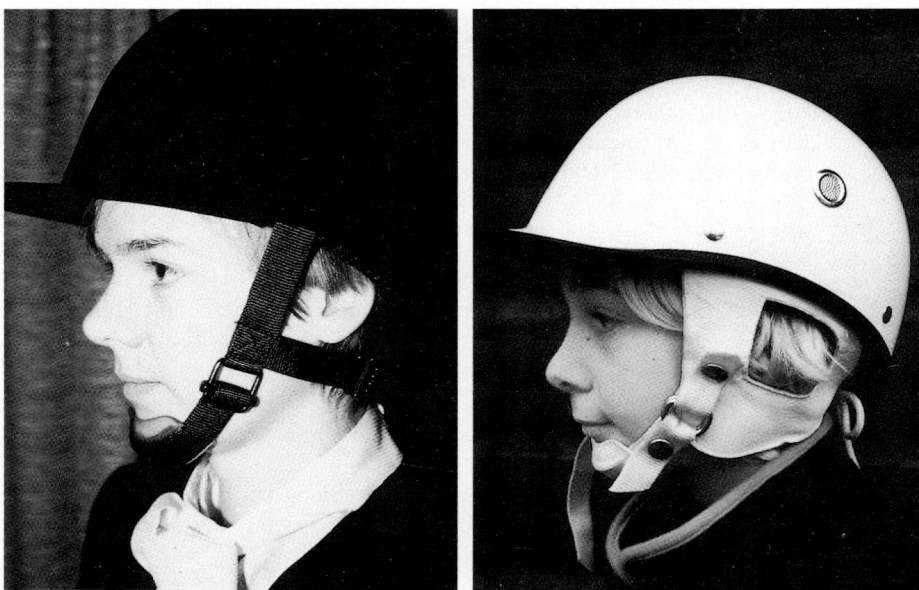

Abb. 24. Einfacher Reiterhelm mit solider Beriemung, hier mit anderem Verschlußmechanismus und Kinnschutz (in DIN 33951 nicht vorgesehen)

Abb. 25. Military- oder Jockeyhelm für Kinder

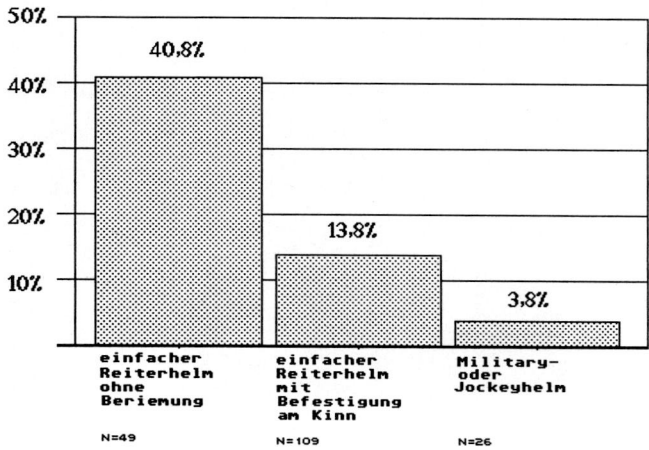

Abb. 26. Häufigkeit des Verlustes des verwendeten Kopfschutzes bereits während des Unfalls in Abhängigkeit von der Art des Kopfschutzes. Zugrundegelegt sind Fragebogenangaben zu 184 Unfällen

Military- oder Jockeyhelme, die aufgrund ihrer Bauweise sehr wirksam die einwirkenden Energien absorbieren können, wurden von 13,5% der befragten Helmträger verwendet.

Verlust des Kopfschutzes während des Unfalls

Häufig stellen die verwendeten Reiterhelme keinen wirksamen Schutz dar, da sie schon während des Sturzes verlorengehen.

Bei 40,8% der Stürze ging der einfache Reiterhelm ohne Beriemung bereits während des Sturzes verloren (Abb. 26).

Eine Befestigung des Reithelmes am Kopf reduzierte die Zahl der bereits während des Sturzes verlorenen Helme auf 13,8%! Der geschlossene Military- oder Jockeyhelm hielt fast immer am Kopf fest (Verlustrate 3,8%).

Gründe für das Nichttragen eines Kopfschutzes beim Reiten

Für das Nichttragen eines Kopfschutzes beim Reiten wird am häufigsten der mangelnde Komfort beim Tragen eines Reiterhelmes genannt (35,3%) (Abb. 27). Die Zahl derer, die keinen oder keinen passenden Kopfschutz parat hatten, liegt mit 28,2% ebenfalls sehr hoch. Beim Voltigieren wird prinzipiell kein Kopfschutz verwendet. Zahlreiche Reiter (9,1%) konnten keinen Grund dafür nennen, daß sie auf einen Kopfschutz verzichtet hatten.

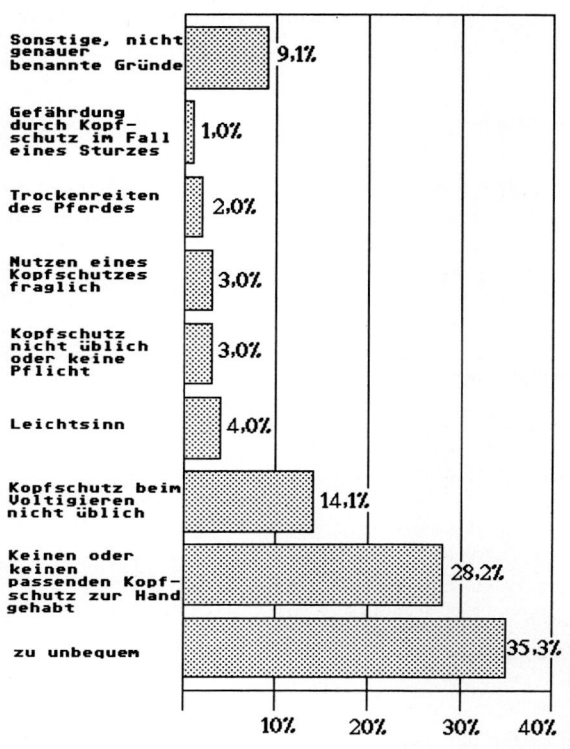

Abb. 27. Gründe für das Nichttragen eines Kopfschutzes beim Reiten. Zugrundegelegt sind Fragebogenangaben zu 99 Unfällen, die beim Reiten passiert sind und bei denen der Reiter keinen Helm trug

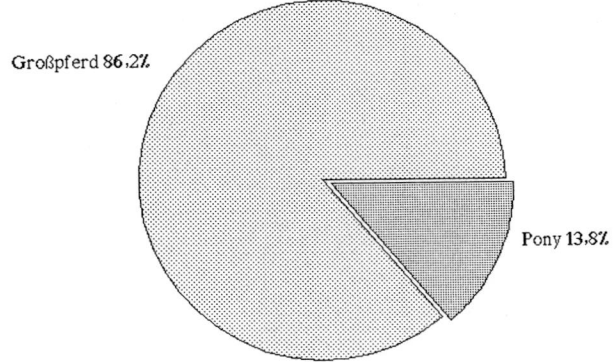

N=412

Abb. 28. Häufigkeit der Beteiligung von Großpferden und Ponys an den Unfällen. Zugrundegelegt sind Fragebogenangaben zu 412 Unfällen

2.3.1.2 Pferd

2.3.1.2.1 Größe des Pferdes

86,2% aller Unfälle, zu denen ein Fragebogen vorlag, passierten unter Beteiligung eines Großpferdes, dagegen nur 13,8% mit einem Pony (Abb. 28).

2.3.1.2.2 Vertrautheit von Pferd und Reiter

Die Mehrzahl der Unfälle (61,8%) ereignete sich mit einem Pferd, das der Reiter vor dem Unfall schon häufiger geritten hatte (Abb. 29). Mit 21,6% liegt jedoch die Zahl

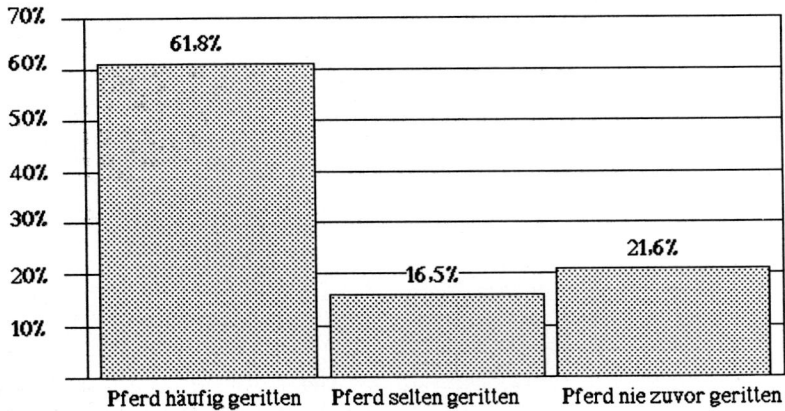

N=393

Abb. 29. Vertrautheit von Pferd und Reiter zum Zeitpunkt des Unfalls. Zugrundegelegt sind Fragebogenangaben zu 393 Unfällen

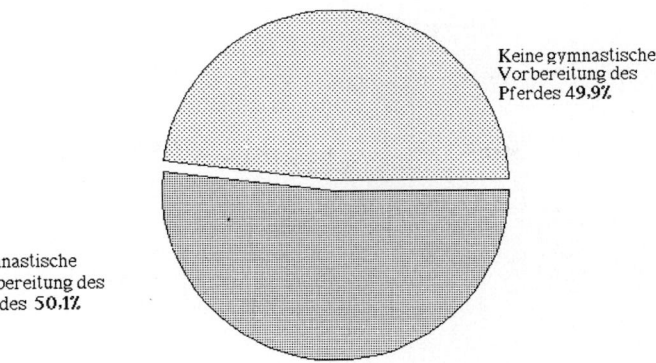

N=339

Abb. 30. Häufigkeit „gymnastischer Vorbereitung" des Pferdes vor dem Reiten nach Fragebogenangaben zu 339 Unfällen

der Unfälle, die mit einem dem Reiter bisher unbekannten Pferd passiert sind, auffällig hoch.

2.3.1.2.3 Vorbereitung des Pferdes

Unter „gymnastischer Vorbereitung" des Pferdes versteht man, das Pferd vor dem Aufsitzen des Reiters an der Longe oder durch einige Sprünge über kleinere Hindernisse warmwerden zu lassen.

Nur 1/2 aller befragten verunfallten Reiter (50,1%) bereitete auf diese Weise ihr Pferd vor dem Reiten vor (Abb. 30).

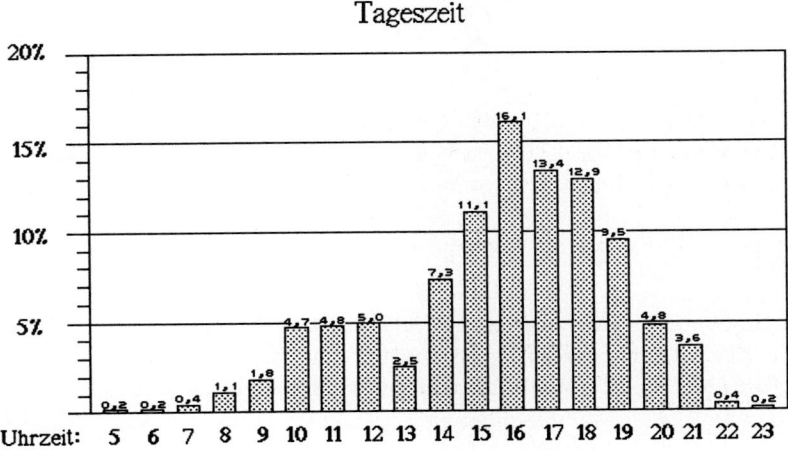

N=558

Abb. 31. Unfallzeit nach Angaben aus Fragebögen und Unfallberichten zu 558 Unfällen

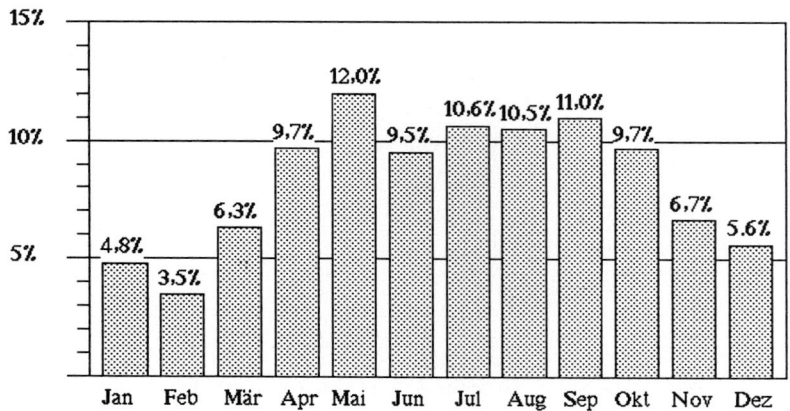

Abb. 32. Verteilung der Unfälle nach Monaten nach Angaben aus 744 Unfallberichten. Die sonst mitausgewerteten Unfälle von Januar bis Juni 1990 gingen nicht mit in diese Statistik ein

2.3.1.3 Umstände und Zeit des Unfalls

2.3.1.3.1 Tageszeit

Der früheste Unfall passierte gegen 5 Uhr, der späteste gegen 23 Uhr (Abb. 31). Im Laufe des Vormittags kam es zu einem Anstieg der Unfallzahlen bis zu einem Maximum (16,1%) gegen 16 Uhr. Lediglich zur Mittagszeit gegen 13 Uhr ereigneten sich sehr wenig Unfälle (2,5%). Nach 16 Uhr gingen die Unfallzahlen langsam zurück.

2.3.1.3.2 Jahreszeit

Die überwiegende Mehrzahl (73,0%) aller Unfälle passierte zwischen April und Oktober mit einem Maximum von 12,0% zu Beginn der Reitsportfreilandsaison im Mai (Abb. 32). Am wenigsten Unfälle wurden im Februar (3,5%) verzeichnet.

2.3.1.3.3 Unfallort

Die meisten Unfälle (30,0%) passierten im Gelände (Abb. 33). Dabei war 72% der Reiter das Gelände, in dem der Unfall passierte, bekannt. An 2. Stelle stehen die Unfälle in der Halle (24,7%). Auf Straßen ereigneten sich immerhin 5% aller Unfälle.

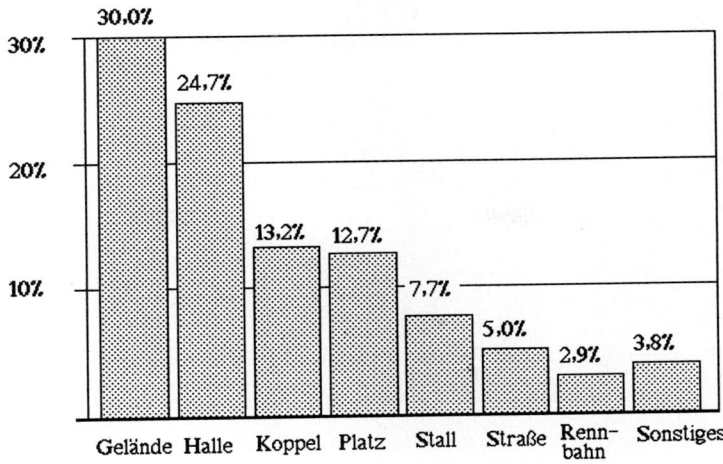

Abb. 33. Verteilung der Unfälle nach Unfallorten. Zugrundegelegt sind Fragebogenangaben zu 417 Unfällen

2.3.1.3.4 Rahmenbedingungen

Die meisten Unfälle (37,1%) passierten beim Freizeitreiten. Mehr als 1/5 (21,0%) geschahen während des Reitunterrichts. Beim Training für Turniere (12,7%) und bei Turnieren oder Pferderennen unter Wettkampfbedingungen (9,1%) ereigneten sich nur wenig Unfälle. Allerdings ist zu bedenken, daß diese Zeitspanne relativ kurz ist. Im Rahmen von therapeutischem Reiten passierte nur 1 der behandelten Unfälle (Abb. 34).

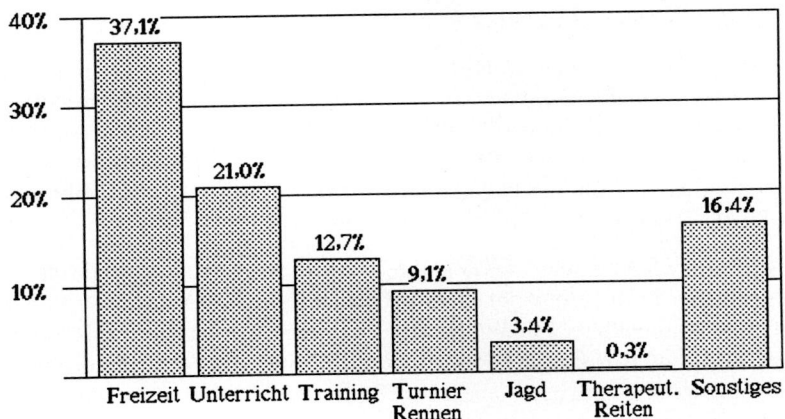

Abb. 34. Rahmenbedingungen beim Unfall nach Fragebogenangaben zu 385 Unfällen

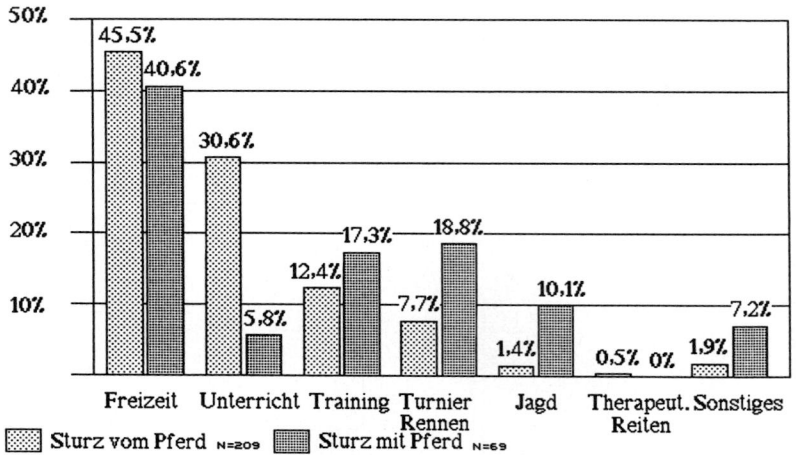

Abb. 35. Rahmenbedingungen bei Sturz *vom* Pferd und Sturz *mit* Pferd. Zugrundegelegt sind Fragebogenangaben zu 278 Unfällen

Vergleicht man die Rahmenbedingungen bei Sturz vom Pferd und Sturz mit Pferd (Abb. 35), sieht man, daß mehr Stürze *mit* Pferd beim Training für Turniere, bei Turnieren und Pferderennen und bei Reitjagden eintraten. Für den Reitunterricht ist hingegen der Sturz *vom* Pferd typisch.

Bei mehr als 1/2 (51,7%) aller Unfälle war der Reiter nicht alleine, sondern in einer Gruppe von anderen Reitern und Pferden.

2.3.1.3.5 Tätigkeit zum Zeitpunkt des Unfalls

Untersucht man die zum Unfallzeitpunkt von Verunfallten ausgeübte Tätigkeit, ergibt sich für alle Unfallhergänge die Verteilung nach Abb. 36.

Die verschiedenen Tätigkeiten lassen sich in 3 große Gruppen einteilen:

1. Reiten: Hierzu wird das Reiten an der Longe, Military-, Spring- und Dressurreiten, Voltigieren, Reiten beim Pferderennen, Ausreiten und Anreiten einer Remonte[1] gezählt. Auf diese Gruppe entfielen 63,2% aller Unfälle. Die meisten Unfälle passierten beim Ausreiten (27,0%). Auffällig ist die geringe Zahl an Unfällen beim Militaryreiten (1,5%) und die hohe Zahl von Unfällen beim Dressurreiten (10,7%). Militaryreiten wird im Saarland vergleichsweise selten ausgeübt.

2. Umgang mit dem Pferd: Hierzu werden alle Tätigkeiten gerechnet, bei denen eine Person in irgendeiner Form Arbeit am Pferd verrichtet, etwa das Anlegen von Zaumzeug, die Pferdepflege, Füttern, Führen, Halten, Longieren, Beobachten und Verladen eines Pferdes. Auf- und Absitzen des Reiters wurde ebenfalls dieser Gruppe zugeordnet. Auf den Umgang mit dem Pferd entfielen 28,8% aller Unfälle, wobei die meisten Unfälle bei der Pferdepflege zu verzeichnen waren.

---

[1] Eine Remonte ist ein noch nicht zugerittenes Pferd.

Tätigkeit zum Zeitpunkt des Unfalls

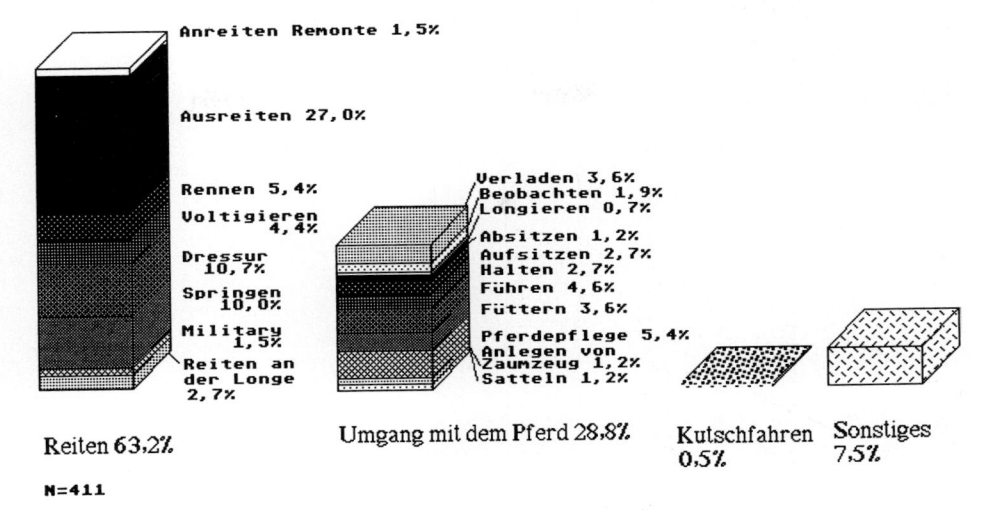

Anreiten Remonte 1,5%
Ausreiten 27,0%
Rennen 5,4%
Voltigieren 4,4%
Dressur 10,7%
Springen 10,0%
Military 1,5%
Reiten an der Longe 2,7%

Verladen 3,6%
Beobachten 1,9%
Longieren 0,7%
Absitzen 1,2%
Aufsitzen 2,7%
Halten 2,7%
Führen 4,6%
Füttern 3,6%
Pferdepflege 5,4%
Anlegen von Zaumzeug 1,2%
Satteln 1,2%

Reiten 63,2%   Umgang mit dem Pferd 28,8%   Kutschfahren 0,5%   Sonstiges 7,5%

N=411

Abb. 36. Verteilung der Unfälle auf einzelne Tätigkeiten. Zugrundegelegt sind Fragebogenangaben zu 411 Unfällen

3. *Fahren in der Kutsche:* 0,5% der Unfälle waren Kutschunfälle.

2.3.1.4 Unfallhergang

Der Sturz *vom* Pferd stellt mit 49,7% fast 1/2 aller Unfälle dar. Der Sturz *mit* Pferd, bei dem Pferd und Reiter gemeinsam zu Fall kommen, macht als dritthäufigster Unfallhergang weitere 11,8% aus. Beide Sturzarten zusammen bedingen also 61,5% aller Unfälle (Abb. 37).

Der zweithäufigste Unfallhergang ist der Hufschlag, in der englischen Literatur als „kick" bezeichnet, mit 15,8% aller Unfälle. Von ihm ist der Pferdetritt, die rein vertikale Krafteinwirkung des Pferdehufes meistens auf den Fuß des Reiters (englisch „stepped by horse"), zu unterscheiden (5,2%).

Ebenso häufig wie der Pferdetritt kam der Pferdebiß vor (5,2%).

Zu den selteneren Unfällen zählen:

– Verletzungen des Reiters am Zaumzeug (3,0%): Diese entstehen üblicherweise dann, wenn der Reiter beim Führen des Pferdes das Zaumzeug um die Hand geschlungen hat und dann das Pferd scheut. Wie die Verletzungsstatistik zeigt, kam es hierdurch neben Frakturen und Weichteilverletzungen der Hand auch zu Amputationsverletzungen von Fingern.
– Verletzungen durch Kollision des Reiters mit einem Hindernis beim Reiten (1,6%), z.B. durch Anprall des Reiters an einen Baum während des Reitens. (Zu unterscheiden hiervon ist die Kollision des Reiters mit einem Hindernis als Kom-

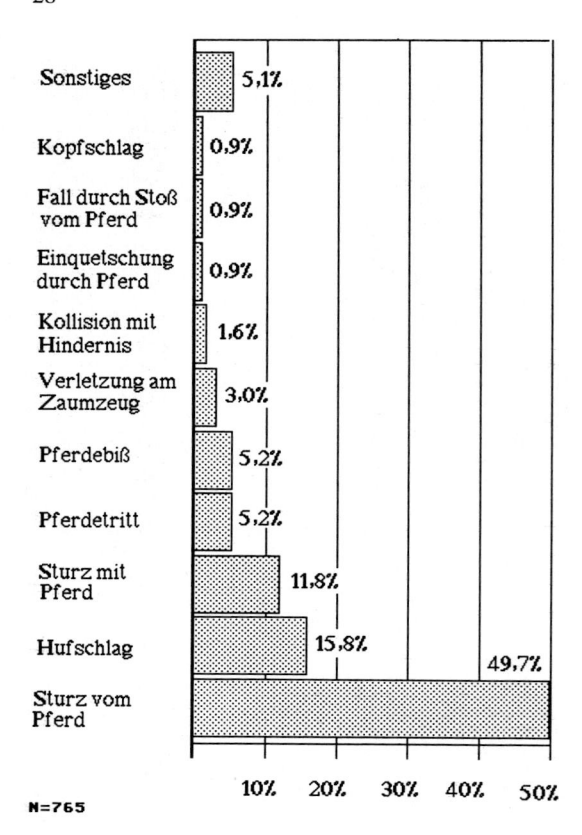

```
Sonstiges        5,1%
Kopfschlag       0,9%
Fall durch Stoß  0,9%
vom Pferd
Einquetschung    0,9%
durch Pferd
Kollision mit    1,6%
Hindernis
Verletzung am    3,0%
Zaumzeug
Pferdebiß        5,2%
Pferdetritt      5,2%
Sturz mit        11,8%
Pferd
Hufschlag        15,8%
Sturz vom        49,7%
Pferd

N=765            10%  20%  30%  40%  50%
```

Abb. 37. Unfallhergang bei 765 Unfällen

plikation beim Unfallhergang Sturz vom Pferd oder mit Pferd, die unter 2.3.1.4.4.4 untersucht wird.)
- Einquetschung durch das Pferd: Eine Person wird zwischen Pferdekörper und Wand oder zwischen 2 Pferdekörpern eingequetscht (0,9%). Diese Unfälle ereignen sich meist bei engen räumlichen Verhältnissen, z.B. in der Pferdebox.
- Fall durch Stoß vom Pferd: Eine Person wird vom Pferd „angerempelt" oder umgerannt (0,9%).
- Kopfschlag des Pferdes: Traumatisierung durch eine plötzliche Kopfbewegung des Pferdes (0,9%).

2.3.1.4.1 Unfallhergang und Alter des Verletzten

Betrachtet man das Alter der Patienten bei den einzelnen Unfallhergängen (Abb. 38), fällt ein Überwiegen der Reiter < 22 Jahre beim Sturz *vom* Pferd und ein Überwiegen der Reiter > 21 Jahre beim Sturz *mit* Pferd auf. Sturz *vom* Pferd und Pferdebiß weisen den größten Anteil an Kindern < 15 Jahre auf. Bei Verletzungen am Zaumzeug sind überwiegend Ältere betroffen. Bei den anderen Unfallhergängen sind die Fallzahlen zu gering, um vergleichende Aussagen zu machen.

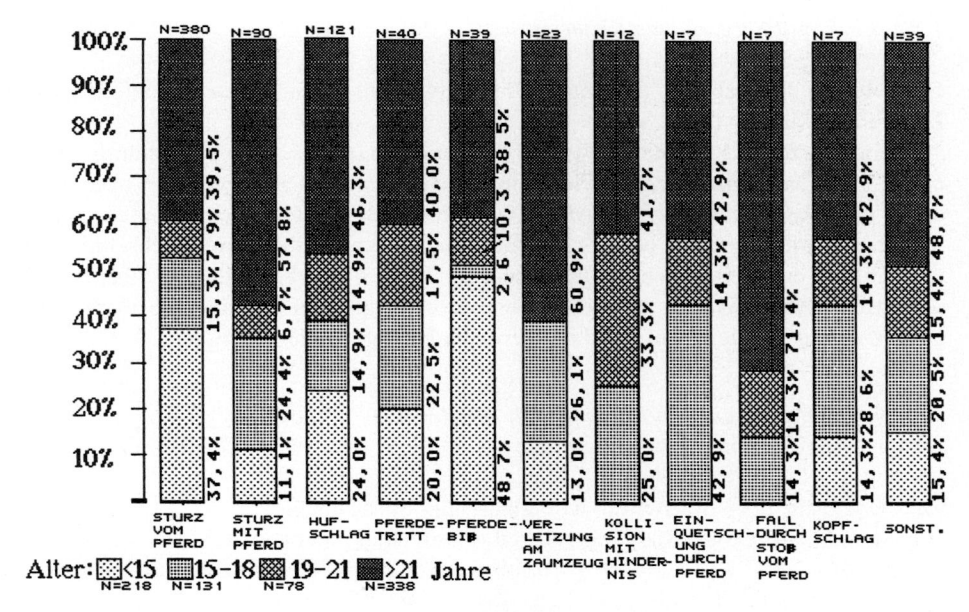

Abb. 38. Altersverteilung der Patienten in Abhängigkeit vom Unfallhergang für alle 765 Unfälle

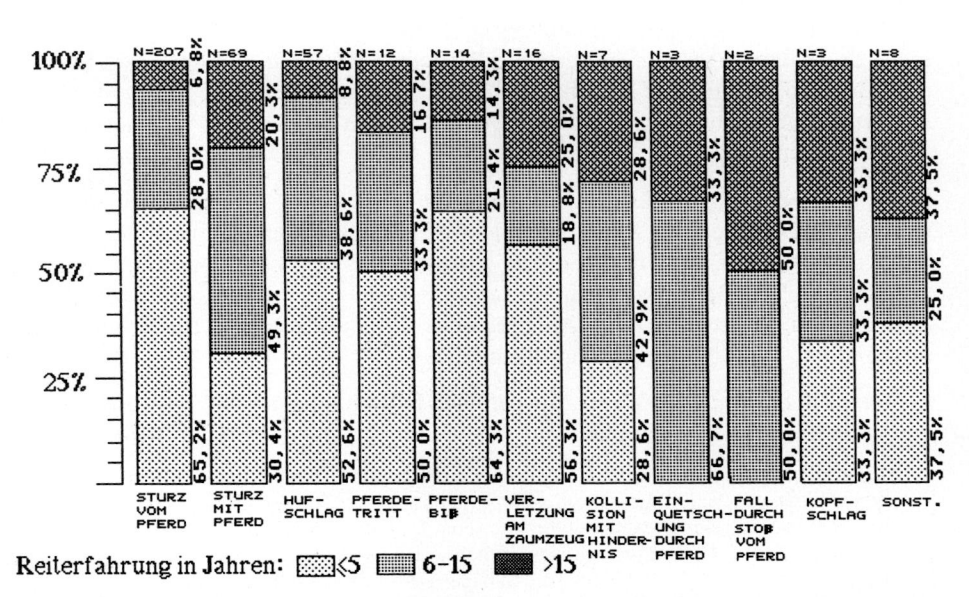

Abb. 39. Reiterfahrung der Patienten aufgeschlüsselt nach Unfallhergang. Zugrundegelegt sind Fragebogenangaben zu 398 Unfällen

2.3.1.4.2 Unfallhergang und Reiterfahrung

Es stellt sich die Frage, ob bestimmte Unfälle typisch sind für Reiter mit unterschiedlicher Reiterfahrung (Abb. 39).

Beim Sturz *vom* Pferd hatten fast 2/3 der Patienten (65,2%) eine Reiterfahrung von *bis zu* 5 Jahren. Beim Sturz *mit* Pferd hingegen hatten mehr als 2/3 (69,6%) der Patienten eine Reiterfahrung von *mehr als* 5 Jahren. Beim Hufschlag, Pferdetritt und Verletzung am Zaumzeug entspricht die Reiterfahrung etwa den im Durchschnitt für alle Unfälle ermittelten Werten (s. 2.3.1.1.2). Beim Pferdebiß fällt eine überdurchschnittliche Zahl (64,4%) an unerfahrenen Reitern auf. Bei den anderen Unfallhergängen ist ein Vergleich aufgrund der geringen Fallzahlen nicht sinnvoll.

2.3.1.4.3 Unfallhergang in Abhängigkeit von der zum Zeitpunkt des Unfalls ausgeübten Tätigkeit

Eine Übersicht über die Art des Unfallhergangs in Abhängigkeit von der zum Unfallzeitpunkt ausgeübten Tätigkeit geben die Tortendiagramme in Abb. 40 a–t.

Die Diagramme mit geringen Fallzahlen sind nicht oder nur bedingt aussagekräftig, sind aber der Vollständigkeit wegen dennoch abgebildet.

1. Unfälle im Umgang mit dem Pferd: Für die Tätigkeiten Satteln des Pferdes, Pferdepflege, Führen und Halten des Pferdes sowie Beobachten von Pferden erwies sich der Hufschlag als häufigster Unfallhergang. Beim Füttern von Pferden und beim Anlegen des Zaumzeuges kamen bevorzugt Verletzungen durch Pferdebiß vor. Für das Verladen von Pferden sind Verletzungen am Zaumzeug charakteristisch. Bereits beim Aufsitzen treten die meisten Verletzungen durch den Sturz vom Pferd auf, ebenso beim Absitzen.

2. Unfälle beim Reiten: Für alle Reitsportarten ist der Sturz *vom* Pferd der dominierende Unfallhergang. Eine Ausnahme bilden das Militaryreiten und das Pferderennen, bei denen der Sturz *mit* Pferd häufiger vorkommt als der Sturz vom Pferd. Bei gemeinschaftlichem Reiten kann der Hufschlag durchaus auch Reiter zu Pferde treffen (z.B. Dressur, Ausreiten). Beim Anreiten einer Remonte kollidiert der Reiter häufig mit Hindernissen (z.B. Bande, Koppelzaun).

3. Fahren in der Kutsche: Wegen der geringen Fallzahl lassen sich keine Angaben zu typischen Kutschunfällen machen.

Fallbeispiel: Ein 35jähriger Freizeitkutscher fuhr in steilem Gelände mit seinem Planwagen bergauf. Als sich aus ungeklärtem Grund der Ortscheit[2] löste und dem Pferd gegen die Hinterhufe schlug, änderte dieses plötzlich seine Richtung. Pferd und Kutsche überschlugen sich aufgrund der Bodenunebenheiten, dabei geriet der Kutscher unter den umstürzenden Wagen. Hierbei zog er sich ein leichtes Schädel-Hirn-Trauma mit subtotaler peripherer Ohrmuschelamputation, eine Thoraxkontusion mit Fraktur der 2. Rippe links, ein stumpfes Bauchtrauma, eine Skapulafraktur links sowie eine Fraktur des linken Tibiakopfes zu. Die Tibiakopffraktur wurde mit Schraubenosteosynthese versorgt. Bei unserer Nachuntersu-

---

[2] Schwengel, Silscheit. Gleicharmiger Hebel, an dessen Enden die Zugstränge oder Zugketten bei der Anspannung von Zugtieren angreifen.

31

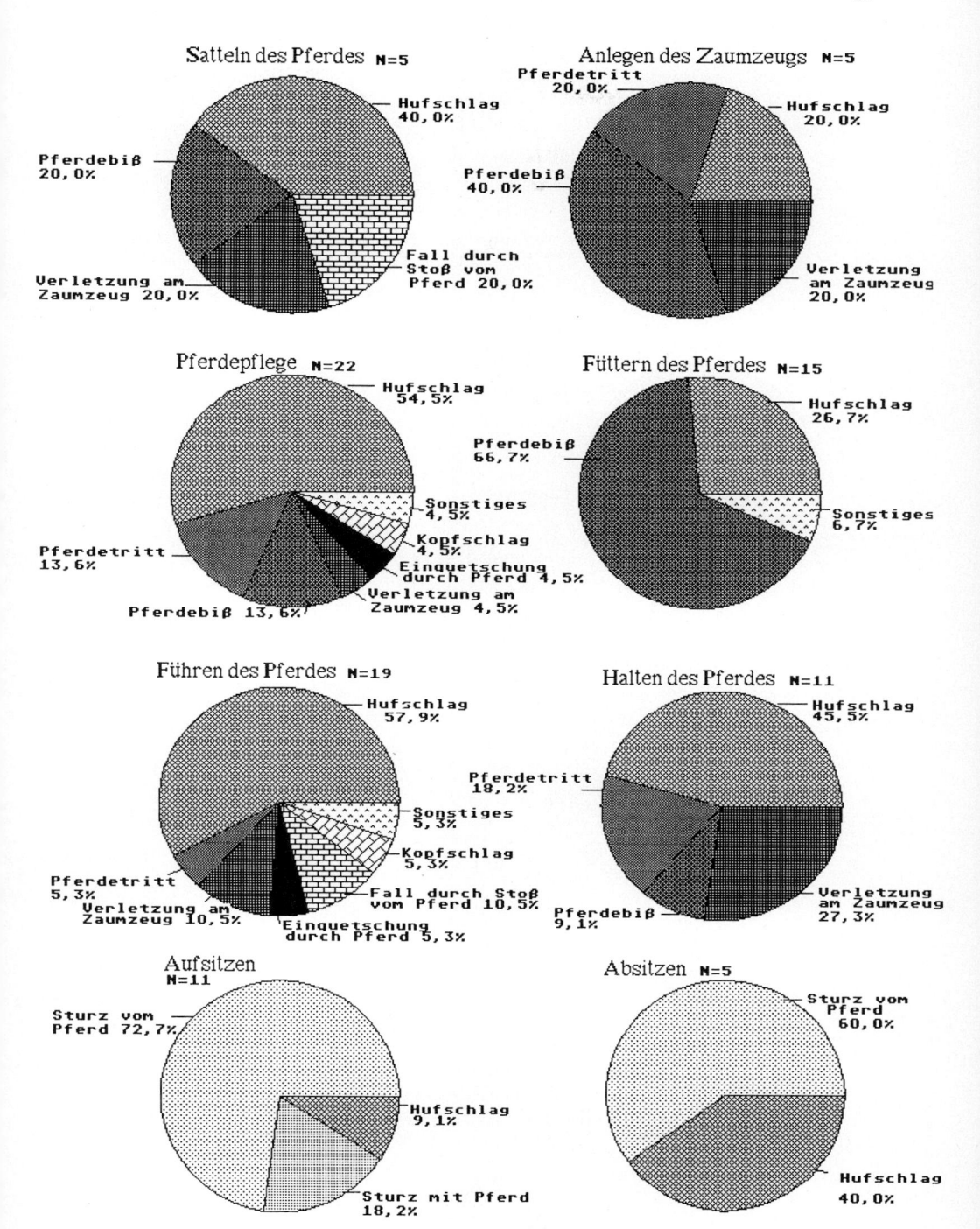

Satteln des Pferdes N=5
- Hufschlag 40,0%
- Pferdebiß 20,0%
- Verletzung am Zaumzeug 20,0%
- Fall durch Stoß vom Pferd 20,0%

Anlegen des Zaumzeugs N=5
- Pferdetritt 20,0%
- Hufschlag 20,0%
- Pferdebiß 40,0%
- Verletzung am Zaumzeug 20,0%

Pferdepflege N=22
- Hufschlag 54,5%
- Sonstiges 4,5%
- Kopfschlag 4,5%
- Einquetschung durch Pferd 4,5%
- Verletzung am Zaumzeug 4,5%
- Pferdebiß 13,6%
- Pferdetritt 13,6%

Füttern des Pferdes N=15
- Hufschlag 26,7%
- Sonstiges 6,7%
- Pferdebiß 66,7%

Führen des Pferdes N=19
- Hufschlag 57,9%
- Pferdetritt 18,2%
- Sonstiges 5,3%
- Kopfschlag 5,3%
- Fall durch Stoß vom Pferd 10,5%
- Einquetschung durch Pferd 5,3%
- Verletzung am Zaumzeug 10,5%
- Pferdetritt 5,3%

Halten des Pferdes N=11
- Hufschlag 45,5%
- Pferdetritt 18,2%
- Verletzung am Zaumzeug 27,3%
- Pferdebiß 9,1%

Aufsitzen N=11
- Sturz vom Pferd 72,7%
- Hufschlag 9,1%
- Sturz mit Pferd 18,2%

Absitzen N=5
- Sturz vom Pferd 60,0%
- Hufschlag 40,0%

Abb. 40 a–h

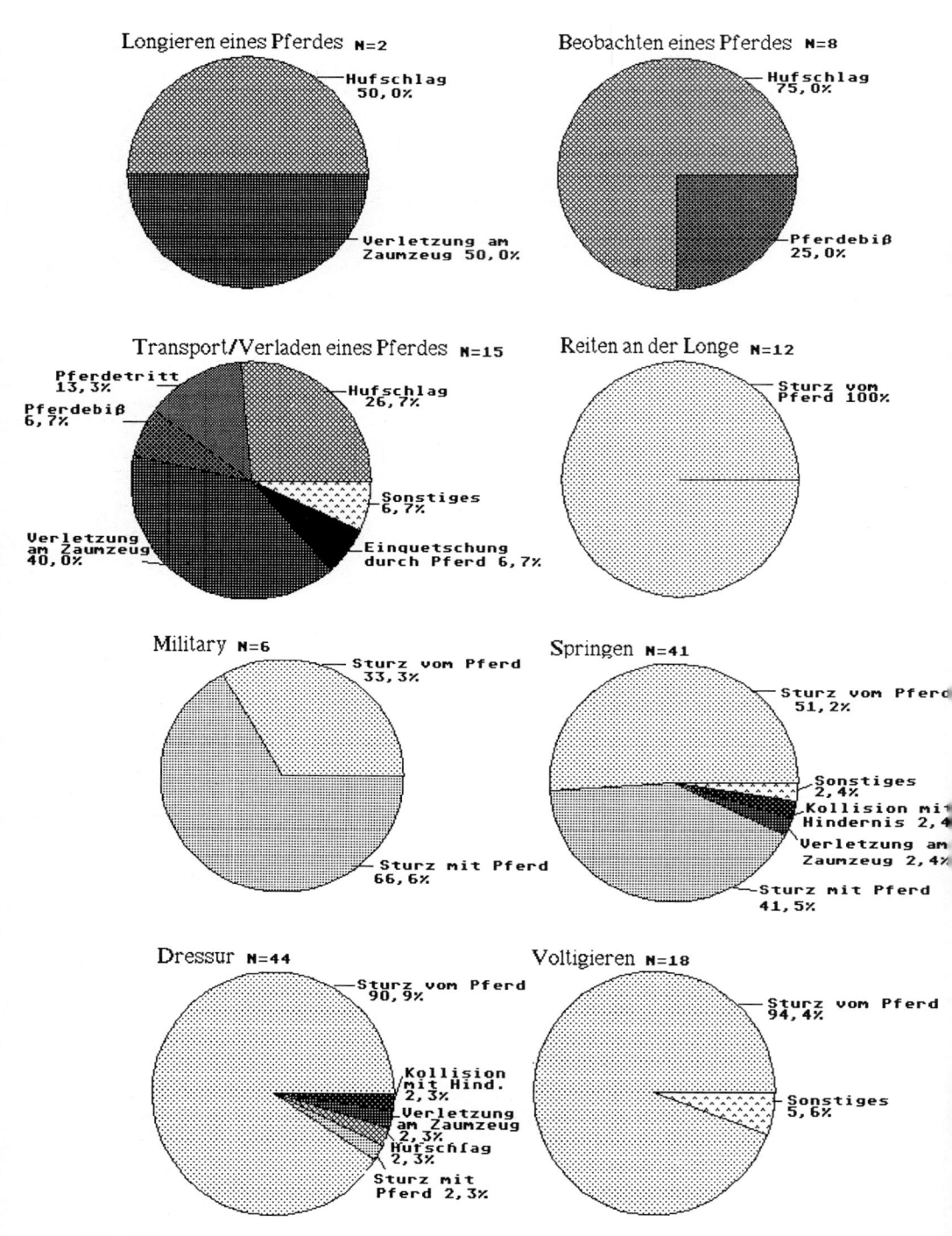

Longieren eines Pferdes N=2
- Hufschlag 50,0%
- Verletzung am Zaumzeug 50,0%

Beobachten eines Pferdes N=8
- Hufschlag 75,0%
- Pferdebiß 25,0%

Transport/Verladen eines Pferdes N=15
- Pferdetritt 13,3%
- Pferdebiß 6,7%
- Hufschlag 26,7%
- Sonstiges 6,7%
- Einquetschung durch Pferd 6,7%
- Verletzung am Zaumzeug 40,0%

Reiten an der Longe N=12
- Sturz vom Pferd 100%

Military N=6
- Sturz vom Pferd 33,3%
- Sturz mit Pferd 66,6%

Springen N=41
- Sturz vom Pferd 51,2%
- Sonstiges 2,4%
- Kollision mit Hindernis 2,4%
- Verletzung am Zaumzeug 2,4%
- Sturz mit Pferd 41,5%

Dressur N=44
- Sturz vom Pferd 90,9%
- Kollision mit Hind. 2,3%
- Verletzung am Zaumzeug 2,3%
- Hufschlag 2,3%
- Sturz mit Pferd 2,3%

Voltigieren N=18
- Sturz vom Pferd 94,4%
- Sonstiges 5,6%

Abb. 40 i–p

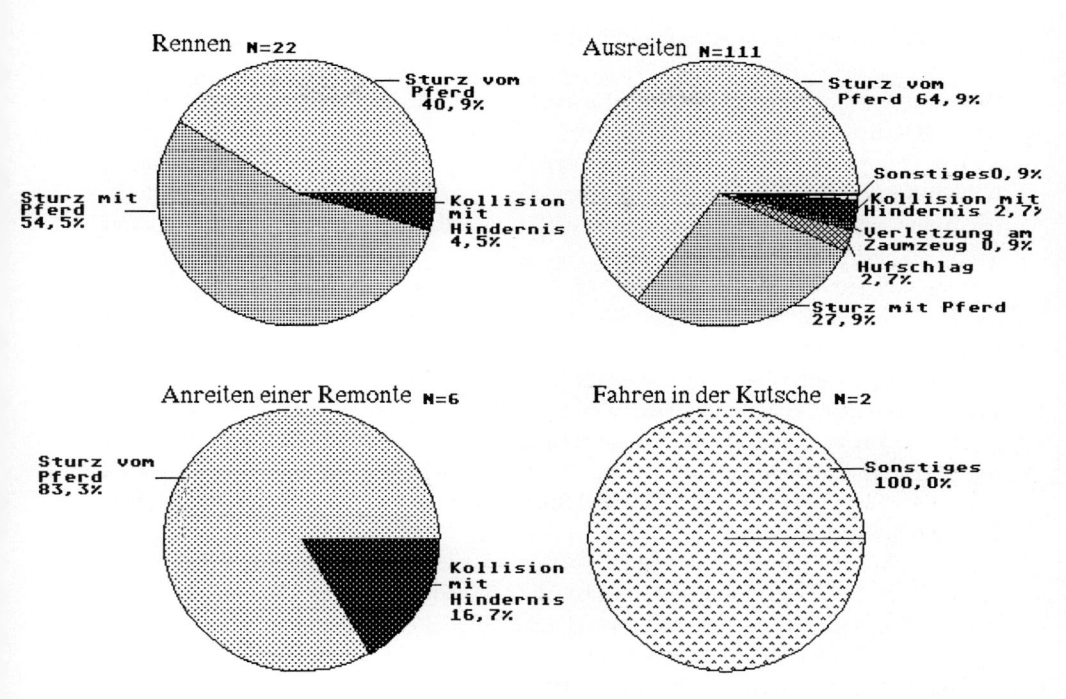

Abb. 40 a–t. Unfallhergang in Abhängigkeit von der zum Zeitpunkt des Unfalls ausgeübten Tätigkeit

chung 8 Jahre nach dem Unfall war der Patient beschwerdefrei, die Beweglichkeit in den Kniegelenken war frei und seitengleich.

2.3.1.4.4 Unfallmechanismus beim Sturz vom Pferd und Sturz mit Pferd

Prinzipiell muß zwischen dem Sturz *vom* Pferd und dem Sturz *mit* Pferd unterschieden werden. Hierzu s. 2.3.1.4.1.

Die zahlreichen verschiedenen Unfallmechanismen beim Sturz vom Pferd und Sturz mit Pferd ließen sich mit dem Fragebogen naturgemäß nur schwer rekonstruieren. Dieses zeigte sich darin, daß die Fragen zum Unfallmechanismus nur von sehr wenigen Befragten ausreichend beantwortet wurden.

Zur genaueren Analyse der Sturzmechanismen haben wir daher Videoaufnahmen von 536 Stürzen von und mit Pferd bei Springturnieren ausgewertet. Die Ergebnisse dieser Videoanalyse sind in Abschn. 3 ausführlich dargestellt.

Mit der Fragebogenaktion konnten folgende Ergebnisse zum Unfallmechanismus ermittelt werden:

Bewegung des Pferdes zum Zeitpunkt des Unfalls

Einer der entscheidenden Faktoren für einen Sturz ist die Bewegung von Pferd und Reiter unmittelbar vor dem Unfall.

Der Galopp ist eine Bewegung im Dreitakt, die aus einer Folge von aneinandergereihten Sprüngen besteht, zwischen denen das Pferd sich jeweils einen Augenblick in der freien Schwebe befindet. Der Galopp ist die schnellste der 3 Gangarten Galopp, Trab und Schritt.

Die meisten Unfälle passierten beim Reiten im Galopp. Der Sturz *vom* Pferd (63,8%) ereignete sich häufiger aus dem Galopp heraus als der Sturz *mit* Pferd (51,1%) (Abb. 41).

Der Trab ist eine Folge im Zweitakt, die aus einer Folge von aneinandergereihten Tritten besteht. 2 diagonale Füße werden gleichzeitig vorbewegt und anschließend gleichzeitig aufgesetzt. Da das vorschwingende Beinpaar den Boden etwas später erreicht als das abfußende diesen verläßt, entsteht dazwischen ein Augenblick der freien Schwebe. Sturz vom Pferd (10,7%) und Sturz mit Pferd (10,6%) passierten gleichhäufig aus dem Trab heraus.

Der Schritt ist eine schreitende Bewegung im Viertakt, die aus einer Folge von aneinandergereihten Schritten besteht. Die Vorwärtsbewegung der Füße erfolgt in diagonaler Reihenfolge nacheinander in gleichmäßigen Zeitabständen. Wie im Galopp passieren auch hier mehr Stürze *vom* Pferd (10,1%) als Stürze mit Pferd (6,4%).

Der Sturz *mit* Pferd (27,7%) passierte häufiger aus dem Sprung heraus als der Sturz vom Pferd (9,4%).

Sturz vom Pferd (6,0%) und Sturz mit Pferd (4,3%) sind überraschenderweise auch aus dem Stand heraus möglich.

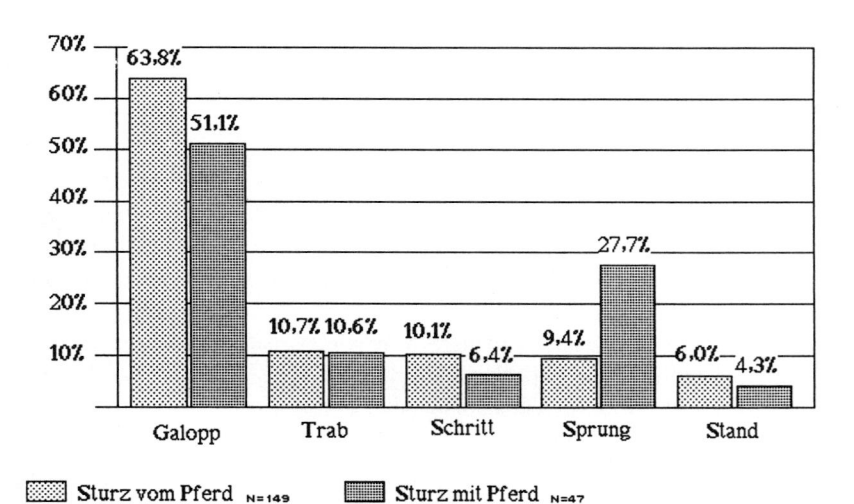

Abb. 41. Bewegung des Pferdes unmittelbar vor dem Unfall bei 149 Stürzen *vom* Pferd und 47 Stürzen *mit* Pferd. Zugrundegelegt sind Fragebogenangaben zu 196 Unfällen

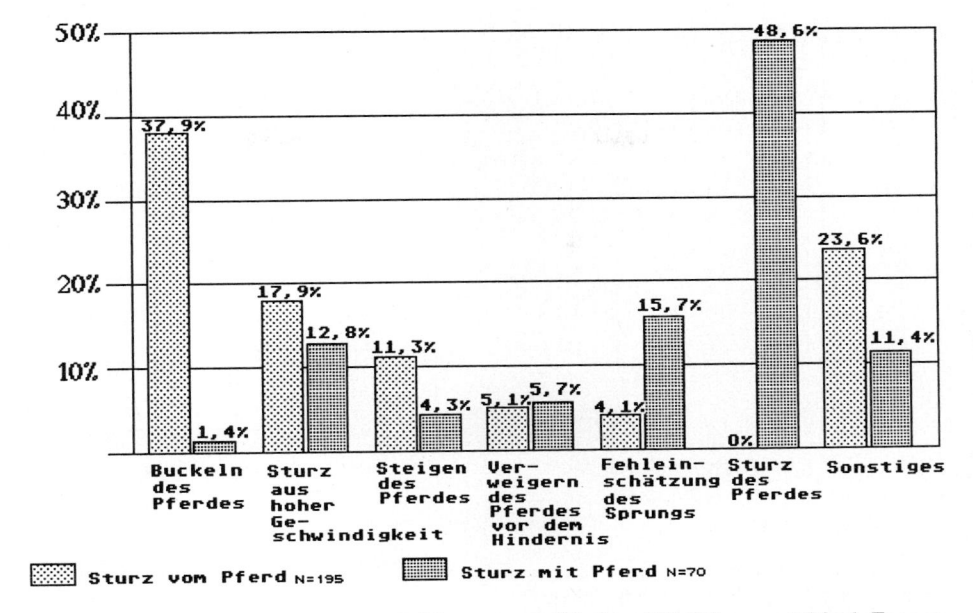

Abb. 42. Auslöser für den Sturz bei 195 Stürzen *vom* Pferd und 70 Stürzen *mit* Pferd. Zugrundegelegt sind Fragebogenangaben zu 265 Unfällen

Auslöser für den Sturz

Es müssen mehrere verschiedene Auslöser für einen Sturz vom oder mit Pferd unterschieden werden (Abb. 42).

Beim Sturz *vom* Pferd war das plötzlich Buckeln des Pferdes der Hauptauslöser (37,9%). An 2. Stelle stehen Stürze, bei denen sich der Reiter bei hoher Geschwindigkeit nicht mehr im Sattel halten konnte (17,9%).

Beim Sturz *mit* Pferd ist das Stürzen des Pferdes (z.B. Ausrutschen) der häufigste Auslöser (48,6%), gefolgt von Stürzen bei einem falsch eingeschätzten Sprung über ein Hindernis (15,7%).

Ohne getrennte Betrachtung von Sturz vom Pferd und Sturz mit Pferd war somit das Buckeln mit 28,3% der häufigste Auslöser, gefolgt vom Sturz aus hoher Geschwindigkeit (16,6%) und vom Sturz des Pferdes (12,8%).

Sturzrichtung

Beim Reiten können Spitzengeschwindigkeiten von bis zu 70 km/h erreicht werden[3]. Der Reiter unterliegt somit einer beträchtlichen kinetischen Energie.

---

[3] „Big racket" am 5.2.1945 bei einem Galopprennen in Mexico City: 69,62 km/h (Das neue Guiness Buch der Rekorde 1989).

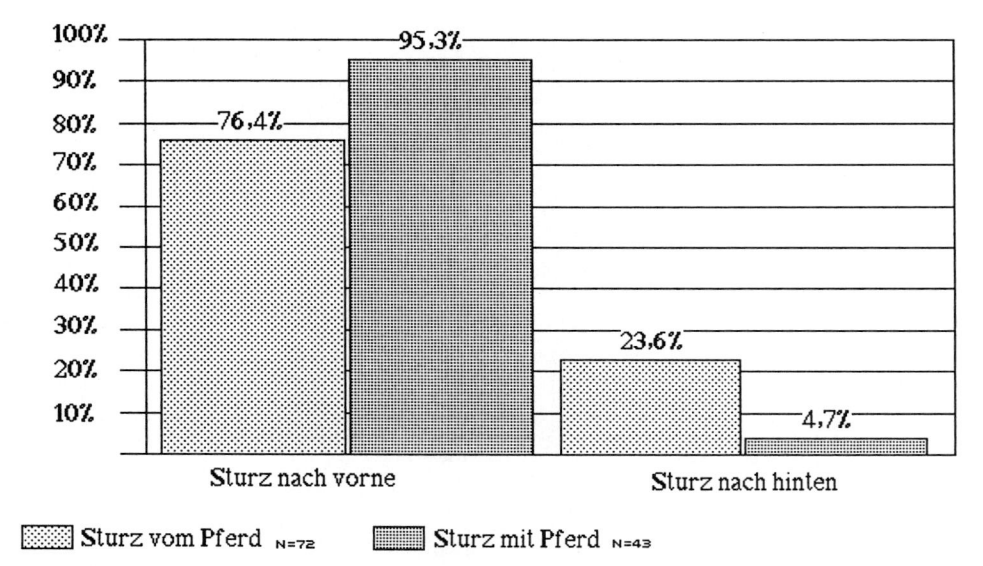

Abb. 43. Sturzrichtung bei 72 Stürzen *vom* Pferd und 43 Stürzen *mit* Pferd. Zugrundegelegt sind Fragebogenangaben zu 115 Unfällen

Dementsprechend ist die Richtung der meisten Stürze vorwärts (76,4% bzw. 95,3%) (Abb. 43). Beim Sturz *mit* dem Pferd findet nur in den seltensten Fällen ein nach hinten gerichteter Sturz des Reiters statt (4,7%).

Kollision des Reiters mit einem Hindernis

Als Komplikation kann der stürzende Reiter während des Sturzes eine Kollision mit einem Hindernis haben. Solche Hindernisse sind beispielsweise die Hindernisse auf Turnierplätzen, die Bande der Reitbahn oder Bäume. Während beim Springreiten lose aufliegende Hindernisstangen verwendet werden, überspringt man beim Militaryreiten üblicherweise feste Hindernisse.

Sowohl beim Sturz vom Pferd (10,2%) als auch beim Sturz mit Pferd (12,9%) wurde etwa jeder 10. Sturz durch die Kollision des Reiters mit einem Hindernis kompliziert (Abb. 44).

Fallbeispiel: Eine 13jährige Reiterin mit 7 Jahren Reiterfahrung stürzte in einer Reithalle beim Durchgehen des Pferdes mit dem Kinn auf die Bande der Reitbahn. Hierbei zog sie sich eine nach extraoral offene Unterkieferquerfraktur zu. Die Fraktur wurde in der Universitätsklinik für Zahn-, Mund- und Kieferkrankheiten operativ mit einer intermaxillären Verdrahtung versorgt.

Sturz des Pferdes auf den Reiter

Eine weitere Gefährdung des Reiters während des Sturzes ist dann gegeben, wenn das Pferd mit dem Reiter stürzt und beim Sturz auf dem Reiter zu liegen kommt.

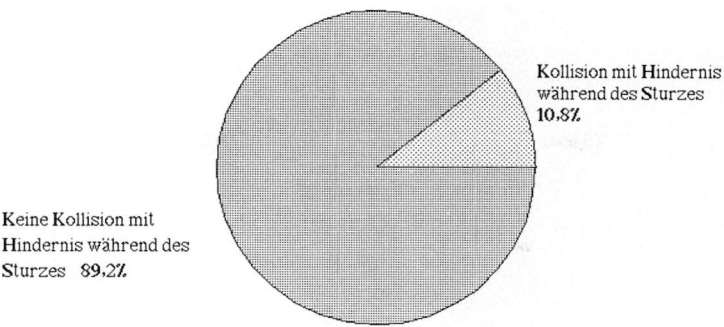

Kollision mit Hindernis
während des Sturzes
10,8%

Keine Kollision mit
Hindernis während des
Sturzes 89,2%

N=286

Abb. 44. Häufigkeit einer Kollision des Reiters mit einem auf seiner „Flugbahn" gelegenen Hindernis als Komplikation bei 216 Stürzen *vom* Pferd und 70 Stürzen *mit* Pferd. Zugrundegelegt sind Fragebogenangaben zu 286 Unfällen

Beim Sturz *mit* Pferd kam ein Sturz des Pferdes auf den Reiter bei 1/4 (25,7%) aller Unfälle vor (Abb. 45).

2.3.2 *Verletzungen*

Aus den 765 Unfällen ergaben sich 1091 Verletzungen.

2.3.2.1 Lokalisation der Verletzungen

2.3.2.1.1 *Allgemein*

Fast 1/4 (24,8%) aller vorkommenden Verletzungen waren am Kopf lokalisiert (Abb. 46). Es folgen Verletzungen der Hand (9,5%), der Schultern (7,9%) und der Unter-

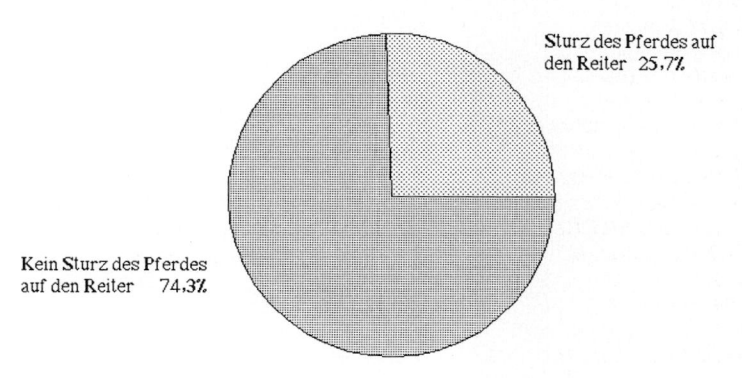

Sturz des Pferdes auf
den Reiter 25,7%

Kein Sturz des Pferdes
auf den Reiter 74,3%

N=70

Abb. 45. Häufigkeit einer Komplikation des Sturzes mit Pferd durch Sturz des Pferdes auf den Reiter. Zugrundegelegt sind Fragebogenangaben zu 70 Unfällen durch Sturz *mit* Pferd

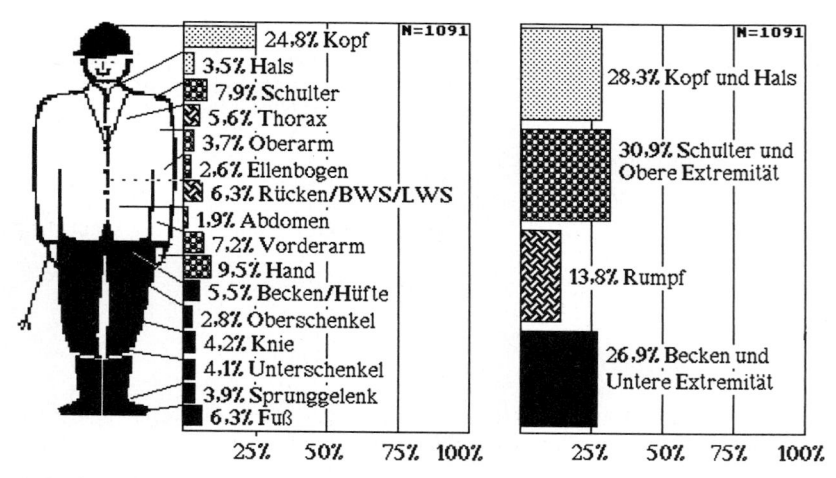

Abb. 46. Lokalisation der 1091 Verletzungen bei allen 765 Unfällen im Überblick. *Links* genaue Lokalisation, *rechts* Lokalisation nach Körperregionen

arme (7,2%). Verletzungen von Schultern und oberen Extremitäten machten zusammen mehr als 30% aller Verletzungen aus. Auffällig wenig Verletzungen waren mit nur 1,9% im Bereich des Abdomens lokalisiert.

2.3.2.1.2 In Abhängigkeit vom Unfallhergang

In Abhängigkeit vom Unfallhergang zeigen sich erhebliche Unterschiede in der Lokalisation der Verletzungen.

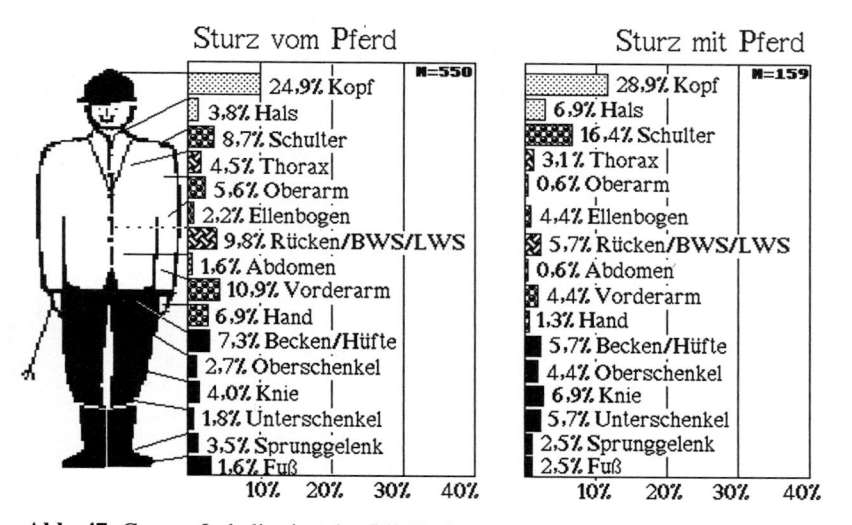

Abb. 47. Genaue Lokalisation der 550 Verletzungen nach Sturz *vom* Pferd (*links*) und der 159 Verletzungen nach Sturz *mit* Pferd (*rechts*) im Vergleich

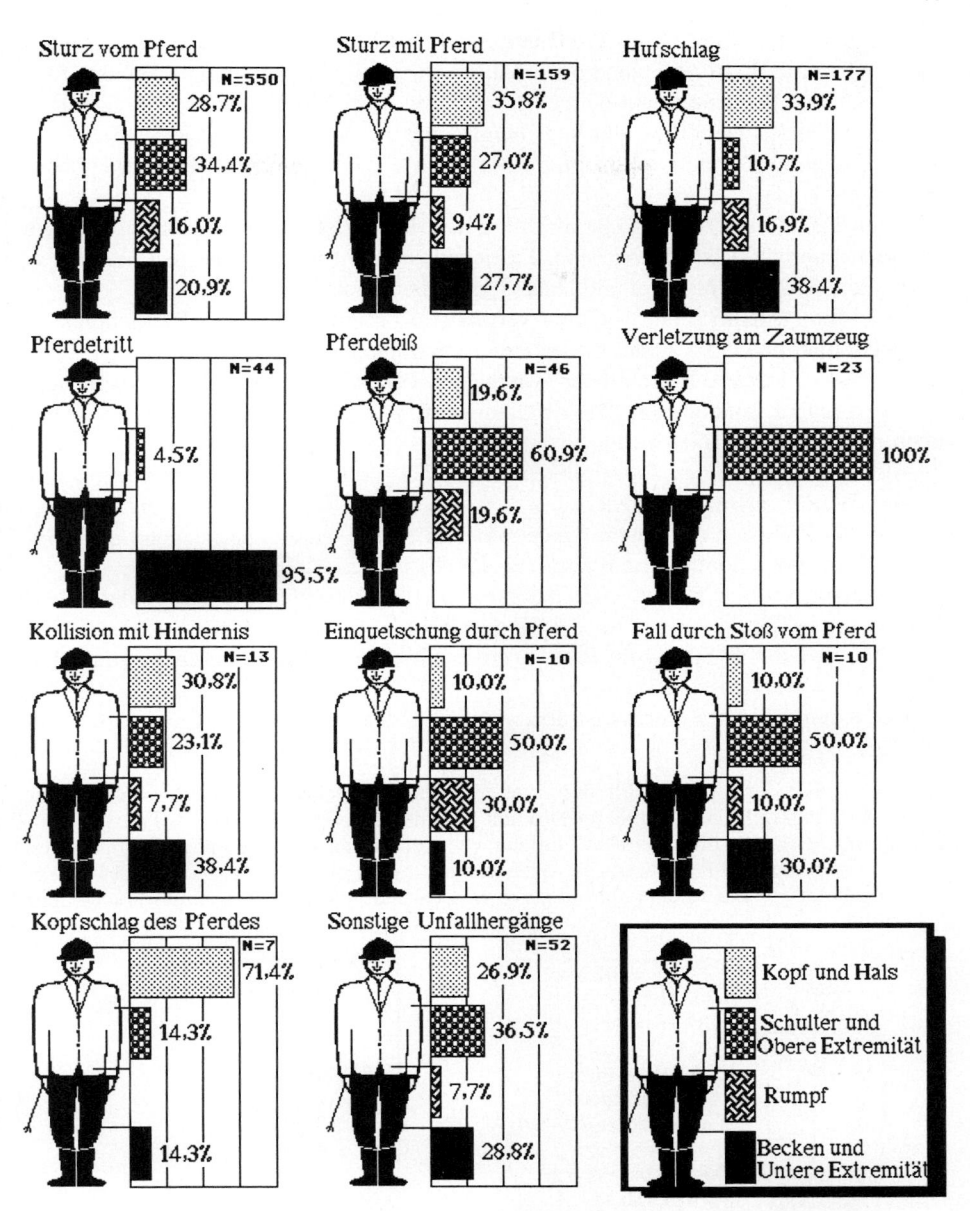

Abb. 48. Lokalisation der 1091 Verletzungen nach Körperregionen in Abhängigkeit vom Unfallhergang

Vergleicht man Sturz vom Pferd und Sturz mit Pferd (Abb. 47 u. 48) stellt man beim Sturz *vom* Pferd bedeutend mehr Verletzungen an Unterarmen und Händen fest. Hingegen sind beim Sturz *mit* dem Pferd auffällig mehr Verletzungen im Schulterbereich lokalisiert. Weiterhin läßt sich beim Sturz mit Pferd eine größere Zahl von Verletzungen im Bereich von Kopf und Hals sowie Becken und unteren Extremitäten feststellen.

Beim Hufschlag (Abb. 48) ist auffällig, daß die Verletzungen keineswegs auf die untere Körperhälfte beschränkt sind. Fast ebenso häufig wie Becken und untere Extremitäten (38,4%) sind Kopf und Hals (33,9%) betroffen.

Der Pferdetritt im Sinne von rein vertikaler Krafteinwirkung des Pferdehufes ist fast ausschließlich (95,5%) auf die unteren Extremitäten beschränkt.

Becken und untere Extremitäten waren vom Pferdebiß überhaupt nicht betroffen. Die bevorzugte Lokalisation der Verletzungen durch Pferdebiß lag im Bereich der oberen Extremitäten (60,9%).

Außer an den oberen Extremitäten waren bei Verletzungen am Zaumzeug nirgendwo Verletzungen lokalisiert.

Von der Kollision mit einem Hindernis beim Reiten waren überwiegend der Kopf (30,8%) und die unteren Extremitäten (38,4%) betroffen.

Verletzungen von Thorax und Abdomen (50,0%) kamen bei keinem anderen Unfallhergang so häufig vor wie bei der Einquetschung des Reiters durch das Pferd.

Beim Fall durch Stoß vom Pferd werden überwiegend die oberen Extremitäten (50,0%) in Mitleidenschaft gezogen.

Der Kopfschlag des Pferdes ist überwiegend gegen den Kopf des Reiters gerichtet (71,4%).

Fallbeispiel: Ein 38jähriger Pferdezüchter erlitt durch Hufschlag eine Unterschenkelfraktur mit Biegungskeil. Diese wurde operativ mit Marknagelung versorgt. Als der Patient 5 Monate später eine Stallbox betrat, schlug ihm ein darin liegendes Pferd mit dem Kopf gegen den Unterschenkel. Folge war eine Unterschenkelfraktur mit Verbiegung des Marknagels. Der Marknagel mußte daraufhin entfernt werden und eine neue Nagelung durchgeführt werden.

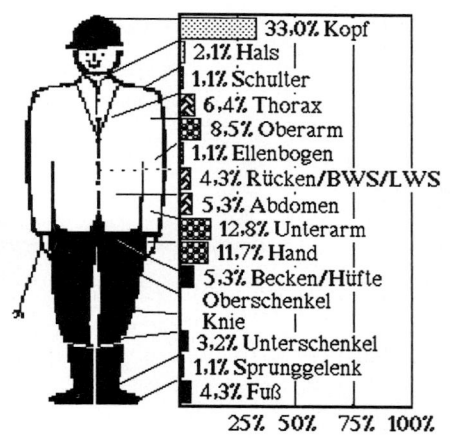

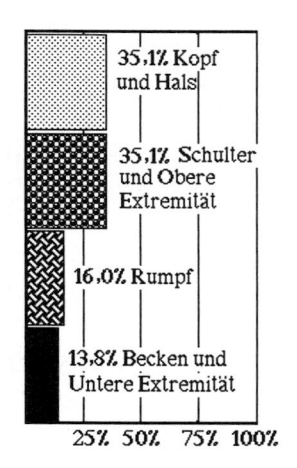

Abb. 49. Lokalisation der 94 Verletzungen von 64 Kindern bis zum Alter von 10 Jahren

Bei den letztgenannten Unfallhergängen sollten Vergleiche wegen der geringen Fallzahl nur mit Vorsicht durchgeführt werden.

2.3.2.1.3 Bei Kindern bis 10 Jahre

Bei Kindern bis zum Alter von 10 Jahren fällt die bervorzugte Lokalisation der Verletzungen am Kopf (33,0%) und an den distalen Abschnitten der oberen Extremitäten (Unterarm 12,8%; Hand 11,7%) auf (Abb. 49). An den Schultern (1,1%) und unter den unteren Extremitäten (8,6%) sind nur wenige Verletzungen lokalisiert.

2.3.2.1.4 Bei Voltigierunfällen

Speziell für Voltigierunfälle – es handelt sich bis auf 1 Unfall bei allen Unfällen um Stürze *vom* Pferd – ergab sich folgende Verteilung hinsichtlich der Lokalisation der Verletzungen (Abb. 50):

Mehr als 1/2 der Verletzungen betrafen den Bereich von Becken und unteren Extremitäten (52,4%). Mit 4,8% kamen auffallend wenig Verletzungen im Bereich von Kopf und Hals vor, obwohl beim Voltigieren kein Kopfschutz getragen wird. Bei den Kopfverletzungen kam kein Schädel-Hirn-Trauma vor (s. 2.3.2.2.4).

Fallbeispiel: Beim Training für einen Voltigierwettkampf stürzte eine 15järige Voltigiererin mit 8 Jahren Reiterfahrung beim Salto vorwärts mit zuviel Rotation vom galoppierenden Pferd auf die linke Fußspitze. Folge waren Frakturen der Metatarsalia III, IV und V, die mit einem Unterschenkelgips versorgt wurden. 6 Monate später saß das Mädchen bereits wieder auf dem Pferd. 10 Jahre nach dem Unfall bestand noch Wetterfühligkeit im Bereich der Frakturstellen.

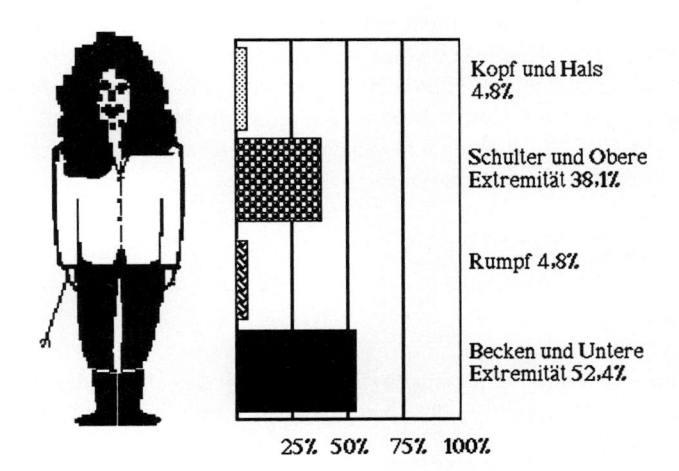

Kopf und Hals 4,8%

Schulter und Obere Extremität 38,1%

Rumpf 4,8%

Becken und Untere Extremität 52,4%

N=21

Abb. 50. Lokalisation der 21 Verletzungen bei Voltigierunfällen

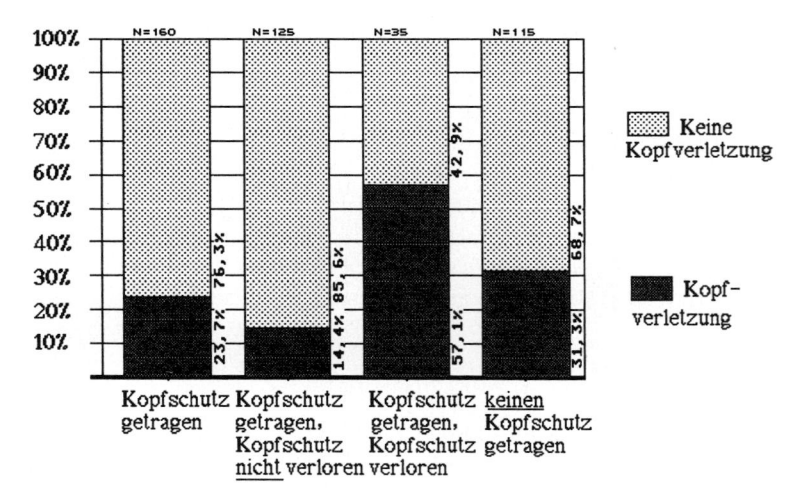

Abb. 51. Häufigkeit von Kopfverletzungen bei 275 Unfällen durch Sturz *vom* Pferd oder Sturz *mit* Pferd in Abhängigkeit von der Verwendung eines Kopfschutzes und vom Verlust des Kopfschutzes bereits während des Sturzes

2.3.2.1.5 Kopfverletzungen und Kopfschutz

Angesichts der hohen Zahl der Kopfverletzungen und der geringen Zahl der Helmträger stellt sich die Frage, ob ein Kopfschutz die Häufigkeit von Kopfverletzungen beim Sturz vom Pferd und Sturz mit Pferd nennenswert reduzieren konnte.

Berücksichtigt man nicht, ob der Kopfschutz während des Unfalls verloren wurde oder am Kopf festhielt, scheint der Kopfschutz die Zahl der Kopfverletzungen nur unwesentlich von 31,3% auf 23,7% zu reduzieren. Vergleicht man (Abb. 51) jedoch die Häufigkeit von Kopfverletzungen bei den Patienten, bei denen der Kopfschutz festhielt (14,4%) mit der Häufigkeit von Kopfverletzungen bei Patienten, die ganz auf einen Kopfschutz verzichteten (31,3%), so ergibt sich, daß letztere mehr als doppelt so häufig Kopfverletzungen hatten. Eine besonders große Häufigkeit von Kopfverletzungen (57,1%) ist bei den Patienten festzustellen, die zwar einen Kopfschutz trugen, diesen aber während des Sturzes verloren.

2.3.2.2 Art der Verletzungen

2.3.2.2.1 Allgemein

Mit 53,8% waren Weichteilverletzungen die häufigsten vorkommenden Verletzungen (Abb. 52). Die geschlossenen Weichteilverletzungen waren in erster Linie Prellungen und Quetschungen.

> *Fallbeispiel* für eine der wenigen Weichteilverletzungen mit Komplikationen: Ein 32jähriger Reiter erlitt bei einem Hufschlag eine laterale Kontusion des linken Oberschenkels mit Platzwunde, Faszieneröffnung und lokaler Muskelruptur. Der Patient wurde zunächst ambulant behandelt. Wegen zunehmender Weichteilschwellung und beginnender entzündlicher

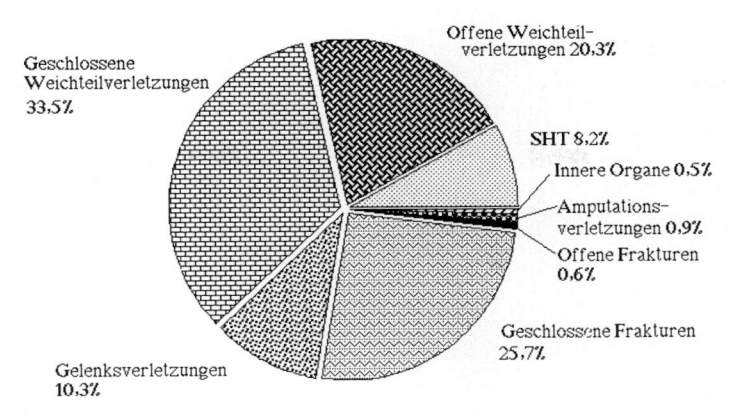

Geschlossene Weichteilverletzungen 33,5%
Offene Weichteilverletzungen 20,3%
SHT 8,2%
Innere Organe 0,5%
Amputationsverletzungen 0,9%
Offene Frakturen 0,6%
Geschlossene Frakturen 25,7%
Gelenksverletzungen 10,3%

N=1091

Abb. 52. Art der 1091 Verletzungen bei allen 765 Unfällen im Überblick

Veränderung wurde der Patient stationär aufgenommen. Ein Hämatom wurde operativ ausgeräumt. 1 Monat später wurden großflächige, verkalkte Hämatome im Bereich der Kontusionsstelle festgestellt, die später auch szintigraphisch als Myositis ossificans bestätigt wurden.

Die zweithäufigsten Verletzungen waren mit mehr als 1/4 (26,3%) aller Verletzungen die Frakturen, von denen mit 0,6% nur ein äußerst geringer Teil offen war. Nur 4 Frakturen gingen mit neurologischen Erscheinungen einher, darunter eine Wirbelfraktur mit Wurzelläsion.

Verletzungen innerer Organe bei stumpfen Bauchtraumen oder Thoraxtraumen kamen äußerst selten vor (0,5%).

2.3.2.2.2 In Abhängigkeit vom Unfallhergang

Im Vergleich der einzelnen Unfallhergänge (Abb. 53) ergibt sich ein relevantes Risiko für ein Schädel-Hirn-Trauma (SHT) nur beim Sturz vom und mit Pferd, beim Hufschlag und beim Kopfschlag. Den größten Anteil an offenen Weichteilverletzungen (89,1%) gibt es beim Pferdebiß. Geschlossene Weichteilverletzungen sind beim Pferdetritt typisch (70,5%). Auffällig ist, daß beim Sturz vom Pferd (32,4%) mehr Frakturen als beim Sturz mit Pferd zu verzeichnen waren; am wenigsten Frakturen waren beim Pferdebiß (6,5%) zu verzeichnen. Amputationsverletzungen waren ausschließlich Verluste oder Teilverluste von Fingergliedern infolge von Verletzungen am Zaumzeug (30,4%).

2.3.2.2.3 Bei Kindern bis 10 Jahre

Bei den Kindern bis zum Alter von 10 Jahren (Abb. 54) kamen keine offenen Frakturen, keine Amputationsverletzungen und keine Verletzungen innerer Organe vor. Gelenkverletzungen waren mit 1,1% extrem selten. Die Zahl der Weichteilverletzungen war mit 59,3% auffällig hoch.

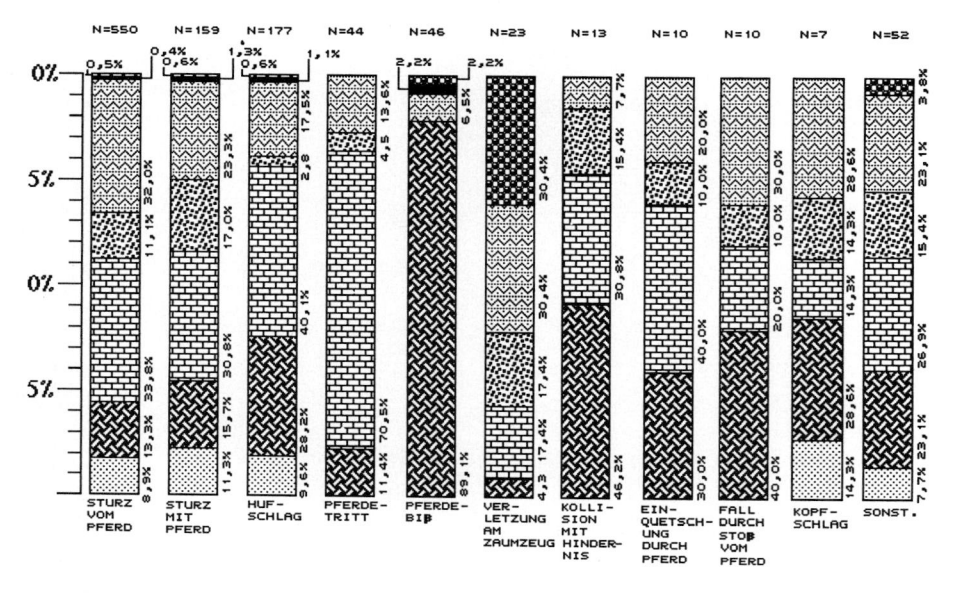

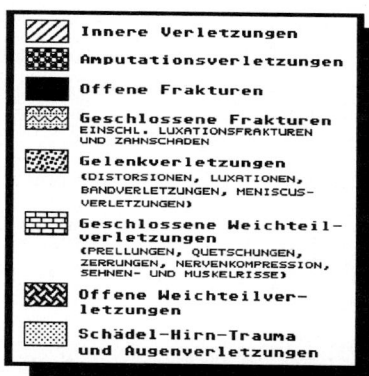

Abb. 53. Art der Verletzungen in Abhängigkeit vom Unfallhergang

2.3.2.2.4 Bei Voltigierunfällen

Bis auf 1 Ausnahme handelte es sich bei allen Voltigierunfällen um Stürze vom Pferd.

Obwohl beim Voltigieren üblicherweise kein Kopfschutz verwendet wird, kamen bei den Voltigierunfällen keine Schädel-Hirn-Traumen vor (Abb. 55). Im Vergleich mit Abb. 52 ist der Anteil der Weichteilverletzungen geringer (33,4% gegenüber 52,8%). Bedeutend häufiger kommen hingegen Gelenkverletzungen wie Distorsionen, Bandverletzungen oder Meniskusverletzungen vor (23,8% gegenüber 10,3%). Der Anteil von Frakturen ist ebenfalls höher (42,9% gegenüber 26,3%).

Offene Weichteil-
verletzungen 30,6%

SHT 10,6%

Geschlossene
Weichteil-
verletzungen 28,7%

Geschlossene
Frakturen 28,7%

Gelenksverletzungen 1,1%

N=94

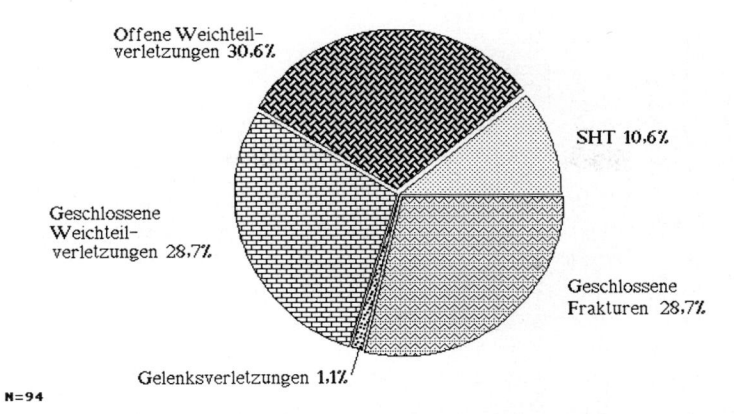

Abb. 54. Art der 94 Verletzungen bei 64 Kindern bis zum Alter von 10 Jahren

2.3.2.2.5 Frakturen

Mit mehr als 1/4 aller Verletzungen kommt den Frakturen eine entscheidende Bedeutung bei Reitunfällen zu. Daher werden die Frakturen im Folgenden genauer untersucht.

Lokalisation der Frakturen

Allgemein

Die meisten Frakturen waren im Bereich der Unterarme lokalisiert (20,7%). Die Frakturen im Bereich von Schultern und oberen Extremitäten machten zusammen 51,6% aller Frakturen aus. 9,5% aller Frakturen waren Wirbelfrakturen. Mit 1,8% aller Frakturen waren Beckenfrakturen nur selten vertreten (Abb. 56, Tabelle 1).

Geschlossene Weichteil-
verletzungen 28,6%

Gelenksverletzungen
23,8%

Offene Weichteil-
verletzungen 4,8%

Geschlossene Frakturen 42,9%

N=21

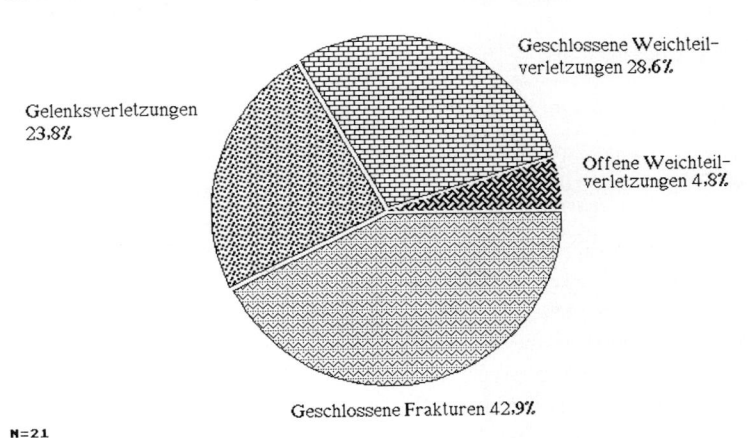

Abb. 55. Art der 21 Verletzungen bei Voltigierunfällen

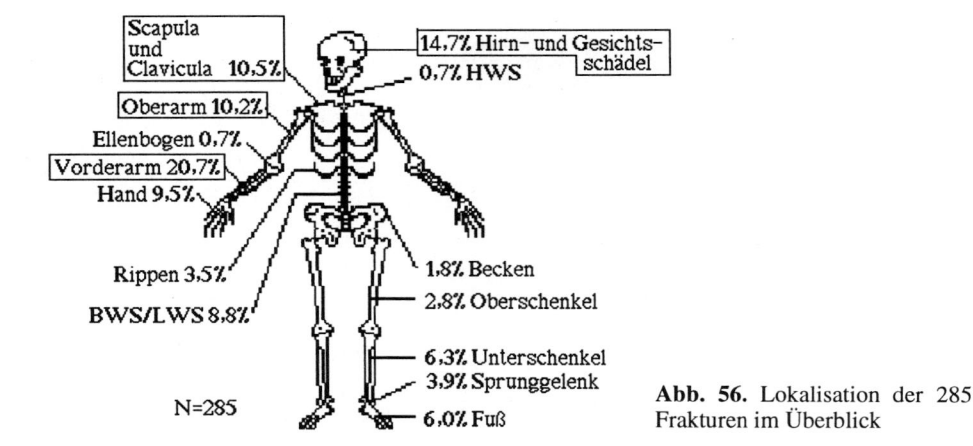

Scapula und Clavicula 10,5%
Oberarm 10,2%
Ellenbogen 0,7%
Vorderarm 20,7%
Hand 9,5%
Rippen 3,5%
BWS/LWS 8,8%
N=285

14,7% Hirn- und Gesichtsschädel
0,7% HWS
1,8% Becken
2,8% Oberschenkel
6,3% Unterschenkel
3,9% Sprunggelenk
6,0% Fuß

Abb. 56. Lokalisation der 285 Frakturen im Überblick

Genaue Angaben zu Lokalisation und Typ der Frakturen finden sich unter 2.3.2.3.1.

Abhängigkeit vom Unfallhergang

Beim Sturz *vom* Pferd (Abb. 57) fällt ein deutliches Überwiegen der Frakturen im Bereich der oberen Extremitäten, besonders der Unterarme (26,4%), auf. Wirbelfrakturen kommen nur noch beim Sturz mit dem Pferd (10,3%) annähernd so häufig vor wie beim Sturz vom Pferd (11,2%).

Im Vergleich von Sturz mit Pferd und Sturz vom Pferd stellt man beim Sturz *mit* Pferd bedeutend mehr Frakturen im Bereich von Schultergürtel, Kopf, Becken und unteren Extremitäten fest. Die Klavikulafraktur, die seit jeher als typische Reitverletzung gilt, stellte fast 1/4 (23,1%) aller Frakturen beim Sturz mit dem Pferd dar.

Tabelle 1. Unfälle im Pferdesport

Lokalisation der Frakturen	Häufigkeit
Obere Extremitäten	41,1%
Untere Extremitäten	19,0%
Kopf	14,7%
Schulter/Klavikula	10,5%
Wirbelsäule	9,5%
Rippen	3,5%
Becken	1,8%

Abb. 57. Lokalisation der 285 Frakturen in Abhängigkeit vom Unfallhergang →

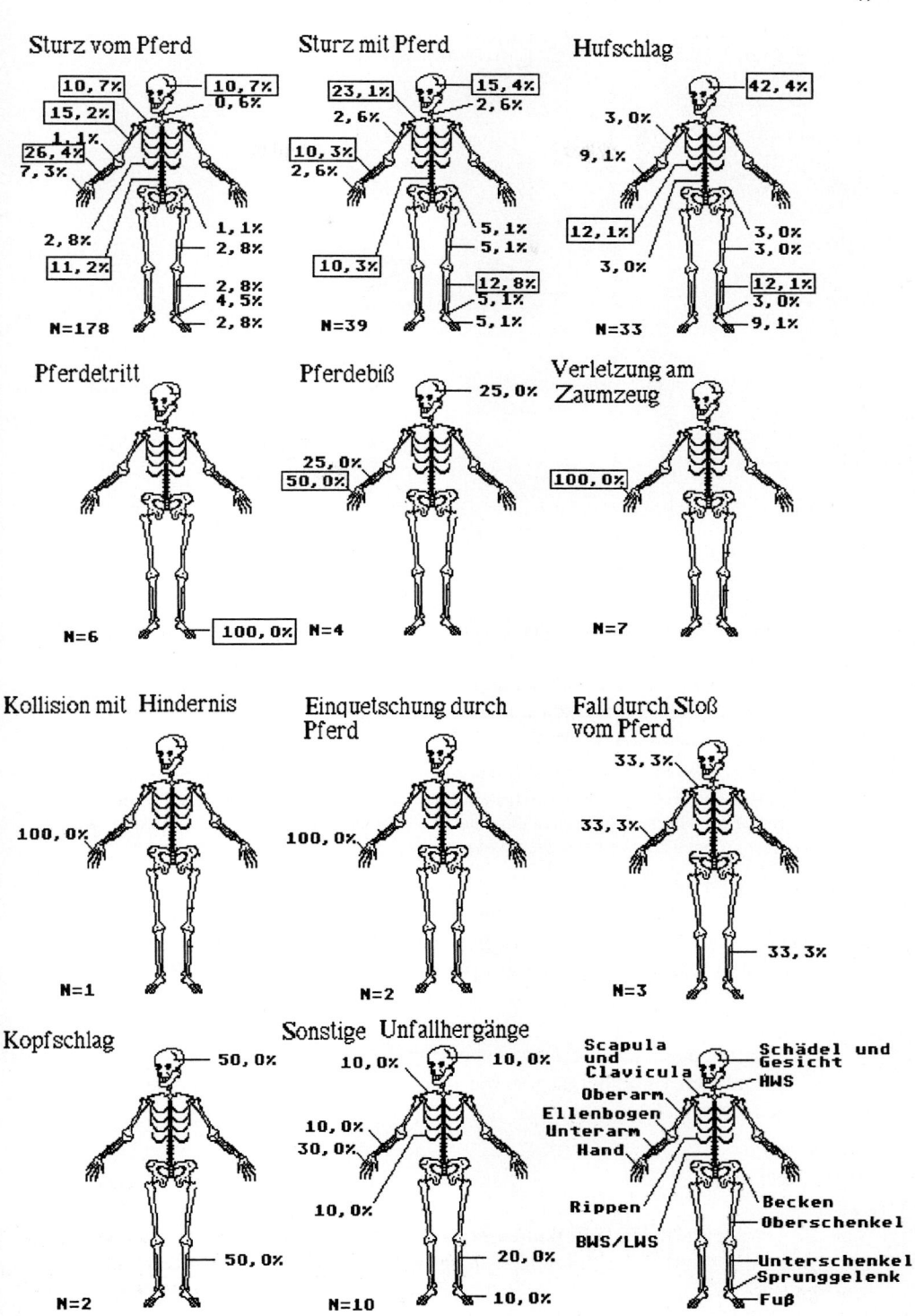

Sturz vom Pferd

- 10,7%
- 10,7%
- 15,2%
- 0,6%
- 1,1%
- 26,4%
- 7,3%
- 2,8%
- 1,1%
- 2,8%
- 11,2%
- 2,8%
- 4,5%
- 2,8%

N=178

Sturz mit Pferd

- 23,1%
- 15,4%
- 2,6%
- 2,6%
- 10,3%
- 2,6%
- 5,1%
- 5,1%
- 10,3%
- 12,8%
- 5,1%
- 5,1%

N=39

Hufschlag

- 42,4%
- 3,0%
- 9,1%
- 12,1%
- 3,0%
- 3,0%
- 3,0%
- 12,1%
- 3,0%
- 9,1%

N=33

Pferdetritt

N=6

- 100,0%

Pferdebiß

- 25,0%
- 25,0%
- 50,0%

N=4

Verletzung am Zaumzeug

- 100,0%

N=7

Kollision mit Hindernis

- 100,0%

N=1

Einquetschung durch Pferd

- 100,0%

N=2

Fall durch Stoß vom Pferd

- 33,3%
- 33,3%
- 33,3%

N=3

Kopfschlag

- 50,0%
- 50,0%

N=2

Sonstige Unfallhergänge

- 10,0%
- 10,0%
- 10,0%
- 30,0%
- 10,0%
- 20,0%
- 10,0%

N=10

Scapula und Clavicula
Schädel und Gesicht
HWS
Oberarm
Ellenbogen
Unterarm
Hand
Rippen
BWS/LWS
Becken
Oberschenkel
Unterschenkel
Sprunggelenk
Fuß

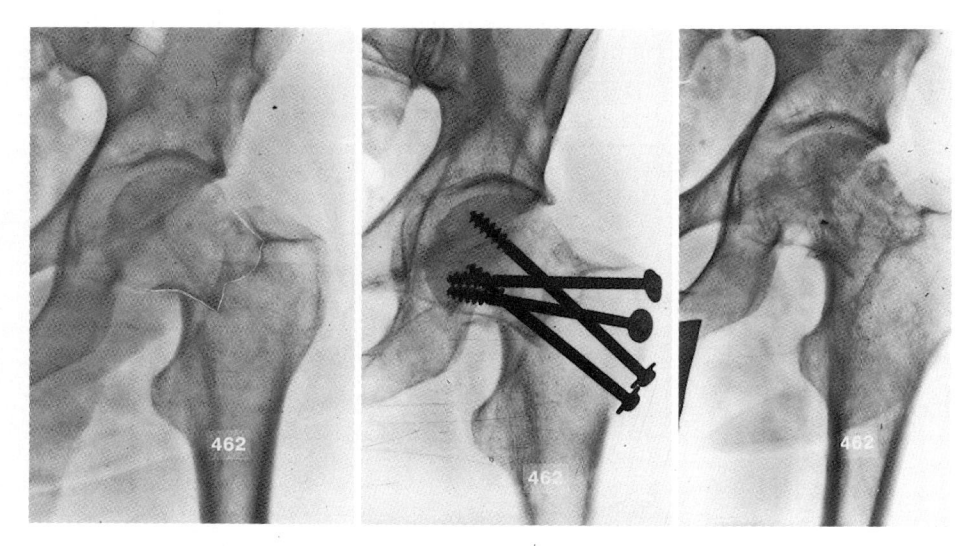

Abb. 58 a–c. Mediale Schenkelhalsfraktur nach Hufschlag (s. Fallbeispiel). **a** Unfallbild. **b** Operative Versorgung mit Zugschraubenosteosynthese. **c** Verheilte Fraktur nach Entfernung der Implantate 3 Jahre nach dem Unfall

Beim Hufschlag ist eine auffallend hohe Zahl an Schädelfrakturen (42,4%) zu verzeichnen, wie sie bei keinem anderen Unfallhergang vorkommt. Bei keinem weiteren Unfallhergang waren in gleicher Häufigkeit (12,1%) Rippenfrakturen festzustellen. Frakturen im Bereich von Becken und unteren Extremitäten waren fast genauso häufig, wie beim Sturz mit dem Pferd.

Fallbeispiel (Abb. 58): Ein 50jähriger Freizeitreiter mit 12 Jahren Reiterfahrung wurde auf der Straße beim Vorbeigehen am Pferd eines anderen Reiters vom Pferdehuf an der linken Hüfte getroffen. Hierbei zog er sich eine mediale Schenkelhalsfraktur zu. Die Fraktur wurde mit Zugschraubenosteosynthese operativ versorgt.

Frakturen durch Pferdetritt betrafen auschließlich den Fuß.

Frakturen durch Pferdebiß sind selten. Bevorzugt betroffen waren die oberen Extremitäten. Neben 2 Frakturen im Bereich von Mittelhand bzw. Handwurzel wurde auch eine offene Monteggia-Fraktur mit primärer Radialisparese durch Pferdebiß verursacht. Bei der einzigen Fraktur durch Pferdebiß im Bereich des Kopfes handelt es sich um eine Nasenbeinfraktur.

Die Frakturen durch Zaumzeug waren alle an der Hand lokalisiert.

Bei den anderen Unfallhergängen war die Zahl der Frakturen zu gering, um vergleichende Aussagen zu tätigen.

Wirbelfrakturen

Von 27 Unfällen mit Wirbelfrakturen ereigneten sich 21 beim Sturz vom Pferd, 5 beim Sturz mit Pferd und 1 durch Hufschlag (Querfortsatzfraktur nach Hufschlag gegen den Rücken).

HWS C 2   ▓ 2,3%

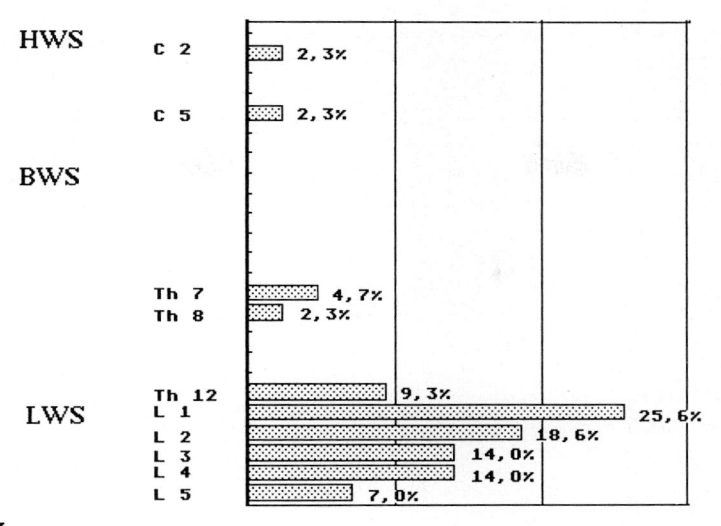

C 5   ▓ 2,3%

BWS

Th 7 ▓ 4,7%
Th 8 ▓ 2,3%

Th 12 ▓ 9,3%
LWS L 1 ▓▓▓▓▓▓▓▓▓▓ 25,6%
L 2 ▓▓▓▓▓▓▓ 18,6%
L 3 ▓▓▓▓▓ 14,0%
L 4 ▓▓▓▓▓ 14,0%
L 5 ▓▓ 7,0%

N=43

Abb. 59. Höhenlokalisation der 43 frakturierten Wirbel im Rahmen von 27 Unfällen mit Wirbelfrakturen. Sofern im Rahmen eines Unfalls mehrere Wirbel betroffen waren, wurde jeder betroffene Wirbel für sich gewertet

Es zeigt sich eine deutliche Häufung der Wirbelfrakturen im Bereich des thorakolumbalen Übergangs und der gesamten Lendenwirbelsäule. Frakturen im Bereich der Halswirbelsäule kamen selten vor (Abb. 59).

2.3.2.3 Verletzungsstatistik

2.3.2.3.1 Einzelverletzungen

Tabelle 2 gibt eine detaillierte Aufschlüsselung aller vorkommenden Verletzungen in Abhängigkeit vom Unfallhergang.

Kopfverletzungen

Schädel-Hirn-Traumen beobachteten wir ausschließlich beim Sturz vom und mit Pferd, beim Hufschlag und beim Kopfschlag. Beim Sturz vom Pferd und Sturz mit Pferd war das Schädel-Hirn-Trauma die häufigste Kopfverletzung. In den meisten Fällen handelte es sich dabei jedoch um leichte Schädel-Hirn-Traumen. Bei den Kopfverletzungen nach Sturz vom Pferd und mit Pferd stehen die offenen Weichteilverletzungen an 2. Stelle. Bei den Schädelfrakturen überwogen Nasenbeinfrakturen und Frakturen der Schädelkalotte.

Beim Hufschlag kamen im Kopfbereich am häufigsten offene Weichteilverletzungen vor, gefolgt von Schädel-Hirn-Traumen. Bezogen auf die Gesamtzahl der jeweils erlittenen Kopfverletzungen kamen beim Hufschlag relativ häufiger Schädelfrakturen

Tabelle 2. Statistik der Einzelverletzungen unter Berücksichtigung des Unfallhergangs

Verletzung	Unfall-hergang Summe	Sturz vom Pferd	Sturz mit Pferd	Huf-schlag	Pferde-tritt	Pferde-biß	Verletzung am Zaumzeug	Kollision mit Hindernis	Einquetschung durch Pferd	Fall durch Stoß	Kopf-schlag	Sonstiges
Kopf und Hals	309	158	57	60	0	9	0	4	1	1	5	14
Kopf	271	137	46	58	0	5	0	4	1	1	5	14
Prellung	38	24	6	3	0	0	0	1	1	1	1	1
– Gehirnschädel	28	19	4	1	0	0	0	1	1	1	0	1
– Gesichtsschädel	10	5	2	2	0	0	0	0	0	0	1	0
Schädel-Hirn-Trauma	86	49	18	14	0	0	0	0	0	0	1	4
– gedecktes SHT I	74	42	16	12	0	0	0	0	0	0	1	3
– gedecktes SHT II	9	5	2	2	0	0	0	0	0	0	0	0
– gedecktes SHT III	1	0	0	0	0	0	0	0	0	0	0	1
– offenes SHT III	2	2	0	0	0	0	0	0	0	0	0	0
Fraktur	37	17	5	12	0	1	0	0	0	0	1	1
– Schädelkalotte	12	5	2	4	0	0	0	0	0	0	0	1
– Schädelbasis	2	2	0	0	0	0	0	0	0	0	0	0
– Mittelgesicht/Orbita	6	2	1	3	0	0	0	0	0	0	0	0
– Unterkiefer (davon offen)	5(1)	2(1)	1	2	0	0	0	0	0	0	0	0
– Nasenbein	12	6	1	3	0	1	0	0	0	1	0	0
Zahnschaden	5	2	1	2	0	0	0	0	0	0	0	0
Offene Weichteilverletzung	101	44	16	24	0	4	0	3	0	0	2	8
– Gehirnschädel	50	23	10	9	0	0	0	1	0	0	2	5
– Gesichtsschädel	51	21	6	15	0	4	0	2	0	0	0	3
Skalpierungsverl.	1	1	0	0	0	0	0	0	0	0	0	0
Augenverletzung	3	0	0	3	0	0	0	0	0	0	0	0

Hals	38	21	11	2	0	4	0	0	0	0	0	0
Offene Weichteilverletzung	5	1	0	0	0	4	0	0	0	0	0	0
HWS-Distorsion/Schleudertrauma	30	19	9	2	0	0	0	0	0	0	0	0
Diskoligamentäre Instabilität	1	0	1	0	0	0	0	0	0	0	0	0
Wirbelfraktur HWS ohne neurolog. Ausfälle	2	1	1	0	0	0	0	0	0	0	0	0
Schulter und obere Extremität	337	189	43	19	2	28	23	3	5	5	1	19
Schulter	86	48	26	3	1	1	0	0	2	2	1	4
Prellung/Zerrung	27	17	8	1	0	0	0	0	0	0	0	1
Distorsion	1	1	0	0	0	0	0	0	0	0	0	0
Offene Weichteilverletzung	8	3	2	2	0	1	0	0	0	0	0	0
Luxation	20	8	7	0	1	0	0	0	0	1	1	2
– Schultergelenk	10	3	2	0	1	0	0	0	0	1	1	2
– Akromioklavikulargelenk	10	5	5	0	0	0	0	0	0	0	0	0
– Tossy I	1	1	0	0	0	0	0	0	0	0	0	0
– Tossy II	6	3	3	0	0	0	0	0	0	0	0	0
– Tossy III	3	1	2	0	0	0	0	0	0	0	0	0
Fraktur	30	19	9	0	0	0	0	0	0	1	0	1
– Klavikula	27	17	9	0	0	0	0	0	0	1	0	0
– Skapula	3	2	0	0	0	0	0	0	0	0	0	1

Tabelle 2 (Fortsetzung)

Verletzung	Unfall-hergang Summe	Sturz vom Pferd	Sturz mit Pferd	Huf-schlag	Pferde-tritt	Pferde-biß	Verletzung am Zaumzeug	Kollision mit Hindernis	Einquetschung durch Pferd	Fall durch Stoß	Kopf-schlag	Sonstiges
Oberarm	40	31	1	1	0	4	0	0	3	0	0	0
Prellung	2	2	0	0	0	0	0	0	0	0	0	0
Offene Weichteilverletzung	8	2	0	0	0	4	0	0	2	0	0	0
Fraktur	29	27	1	1	0	0	0	0	0	0	0	0
– Proximaler Humerus	16	14	1	1	0	0	0	0	0	0	0	0
– Aitken I	2	2	0	0	0	0	0	0	0	0	0	0
– subkapital	10	10	0	0	0	0	0	0	0	0	0	0
– Tuberculum majus	3	1	1	1	0	0	0	0	0	0	0	0
– Grünholz	1	1	0	0	0	0	0	0	0	0	0	0
– Humerusschaft	3	3	0	0	0	0	0	0	0	0	0	0
– distaler Humerus	10	10	0	0	0	0	0	0	0	0	0	0
– suprakondylär (davon mit Nervenläsion)	3(1)	3(1)	0	0	0	0	0	0	0	0	0	0
– Epicondylus radialis	4	4	0	0	0	0	0	0	0	0	0	0
– Epicondylus ulnaris	1	1	0	0	0	0	0	0	0	0	0	0
– supra- und diakondylär	1	1	0	0	0	0	0	0	0	0	0	0
– Capitulum humeri	1	1	0	0	0	0	0	0	0	0	0	0
Nervenkompressionssyndrom	1	0	0	0	0	0	0	0	1	0	0	0
Ellenbogen	28	12	7	7	0	0	0	0	0	0	0	2
Prellung	12	4	2	4	0	0	0	0	0	0	0	2
Distorsion	2	1	1	0	0	0	0	0	0	0	0	0
Offene Weichteilverletzung	9	4	2	3	0	0	0	0	0	0	0	0
Luxation	3	1	2	0	0	0	0	0	0	0	0	0
Luxationsfraktur	2	2	0	0	0	0	0	0	0	0	0	0

53

Unterarm	79	60	60	7	4	0	3	0	0	2	1	0	2
Prellung	10	7	1	1	0	0	0	0	0	0	0	1
Offene Weichteilverletzung	6	4	0	0	0	0	2	0	0	0	0	0
Fraktur	59	47	4	3	0	0	1	0	2	1	0	1
– proximaler Unterarm	6	4	0	1	0	0	0	0	0	1	0	0
– Ulna	2	0	0	1	0	0	0	0	0	1	0	0
– Radiusköpfchen	4	4	0	0	0	0	0	0	0	0	0	0
– Schaft	9	7	0	0	0	0	1	0	0	0	0	0
– komplett	3	3	0	1	0	0	0	0	0	0	0	0
– Ulna	3	2	0	1	0	0	0	0	0	0	0	0
– Monteggia (davon offen + Radialisparese)	2(1)	1	0	0	0	0	1(1)	0	0	0	0	0
– Radius	1	1	0	0	0	0	0	0	2	0	0	1
– Distaler Unterarm	44	36	4	1	0	0	0	0	2	0	0	1
– komplett (davon offen)	11(2)	8(1)	3(1)	0	0	0	0	0	0	0	0	0
– Radius	33	28	1	1	0	0	0	0	2	0	0	1
* Grünholz	10	9	0	0	0	0	0	0	0	0	0	1
* Aitken I	5	4	0	0	0	0	0	0	1	0	0	0
* Aitken II	1	1	0	0	0	0	0	0	0	0	0	0
* Aitken III	1	1	0	0	0	0	0	0	0	0	0	0
* Smith	2	2	0	0	0	0	0	0	0	0	0	0
* Colles	9	8	1	0	0	0	0	0	0	0	0	0
* loco typico ohne Dislokation	5	3	0	1	0	0	0	0	1	0	0	0
Nervenkompressionssyndrom	4	2	2	0	0	0	0	0	0	0	0	0

Tabelle 2 (Fortsetzung)

Verletzung	Summe	Unfallhergang										
		Sturz vom Pferd	Sturz mit Pferd	Hufschlag	Pferdetritt	Pferdebiß	Verletzung am Zaumzeug	Kollision mit Hindernis	Einquetschung durch Pferd	Fall durch Stoß	Kopfschlag	Sonstiges
Hand	104	38	2	4	1	20	23	3	0	2	0	11
Prellung/Quetschung	21	13	0	2	0	0	4	0	0	0	0	2
Distorsion	11	8	0	0	0	0	3	0	0	0	0	0
Strecksehnenriß	1	1	0	0	0	0	0	0	0	0	0	0
Offene Weichteilverletzung	31	3	0	2	1	17	1	2	0	2	0	3
Luxation Finger	3	0	1	0	0	0	1	0	0	0	0	1
Fraktur	27	13	1	0	0	2	7	1	0	0	0	3
– Handwurzel	3	3	0	0	0	0	0	0	0	0	0	0
– Mittelhand	5	1	1	0	0	1	1	0	0	0	0	1
– Daumen	3	2	0	0	0	1	0	0	0	0	0	0
– Finger II–V	16	7	0	0	0	0	6	1	0	0	0	2
Amputationsverletzung Finger	10	0	0	0	0	1	7	0	0	0	0	2
Rumpf	151	88	15	30	0	9	0	1	3	1	0	4
Thorax	61	25	5	18	0	6	0	1	3	1	0	2
Prellung	35	15	3	12	0	0	0	1	2	1	0	1
Offene Weichteilverletzung	13	3	1	2	0	6	0	0	1	0	0	0
Rippenfraktur	10	5	0	4	0	0	0	0	0	0	0	1
– isoliert	7	3	0	3	0	0	0	0	0	0	0	1
– Serienfraktur (> 2)	3	2	0	1	0	0	0	0	0	0	0	0
Hämatothorax	2	2	0	0	0	0	0	0	0	0	0	0
Contusio cordis	1	0	1	0	0	0	0	0	0	0	0	0

Abdomen	21	9	1	8	0	2	0	0	0	0	0	1
Prellung, einfaches stumpfes Bauchtrauma	17	8	1	7	0	0	0	0	0	0	0	1
Stumpfes Bauchtrauma mit Beteiligung innerer Organe	2	1	0	1	0	0	0	0	0	0	0	0
Offene Weichteilverletzung	2	0	0	0	0	2	0	0	0	0	0	0
Rücken/BWS/LWS	69	54	9	4	0	1	0	0	0	0	0	1
Prellung	41	33	5	2	0	0	0	0	0	0	0	1
Offene Weichteilverletzung	3	1	0	1	0	1	0	0	0	0	0	0
Wirbelfraktur BWS/LWS												
– einzelner Wirbel ohne neurolog. Ausfall	25	20	4	1	0	0	0	0	0	0	0	0
– mehrere Wirbel ohne neurolog. Ausfall	16	13	3	0	0	0	0	0	0	0	0	0
– mehrere Wirbel mit neurolog. Ausfall	8	7	0	1	0	0	0	0	0	0	0	0
– Wurzelläsion	1	0	1	0	0	0	0	0	0	0	0	0
Becken und untere Extremität	294	115	44	68	42	0	0	0	5	1	3	15
Becken/Hüfte	60	40	9	10	0	0	0	0	0	0	0	1
Prellung	44	31	6	6	0	0	0	0	0	0	0	1
Offene Weichteilverletzung	8	4	1	3	0	0	0	0	0	0	0	0
Symphysenluxation	1	1	0	0	0	0	0	0	0	0	0	0
Ileosakralfugenluxation	2	2	0	0	0	0	0	0	0	0	0	0
Beckenfraktur	5	2	2	1	0	0	0	0	0	0	0	0

Tabelle 2 (Fortsetzung)

Verletzung	Unfall-hergang Summe	Sturz vom Pferd	Sturz mit Pferd	Huf-schlag	Pferde-tritt	Pferde-biß	Verletzung am Zaumzeug	Kollision mit Hindernis	Einquetschung durch Pferd	Fall durch Stoß	Kopf-schlag	Sonstiges
Oberschenkel	31	15	7	8	0	0	0	0	0	0	0	1
Prellung/Quetschung/Zerrung	19	10	5	3	0	0	0	0	0	0	0	1
Offene Weichteilverletzung	3	0	0	3	0	0	0	0	0	0	0	0
Muskelruptur	1	0	0	1	0	0	0	0	0	0	0	0
Fraktur	8	5	2	1	0	0	0	0	0	0	0	0
– proximaler Femur	5	4	0	1	0	0	0	0	0	0	0	0
– Schenkelhals	3	2	0	1	0	0	0	0	0	0	0	0
– pertrochantär	1	1	0	0	0	0	0	0	0	0	0	0
– subtrochantär	1	1	0	0	0	0	0	0	0	0	0	0
– Femurschaft	2	0	2	0	0	0	0	0	0	0	0	0
– distaler Femur	1	1	0	0	0	0	0	0	0	0	0	0
Knie	46	22	11	8	0	0	0	0	1	1	0	3
Prellung	23	10	5	6	0	0	0	0	0	0	0	2
Distorsion	4	4	0	0	0	0	0	0	0	0	0	0
Offene Weichteilverletzung	8	2	3	1	0	0	0	0	0	1	0	1
Isolierte Innenbandverl.	4	3	0	1	0	0	0	0	0	0	0	0
Vord. Kreuzband und Seitenband	2	1	1	0	0	0	0	0	0	0	0	0
Kombinierte Meniskus- und Bandverletzung	2	1	1	0	0	0	0	0	0	0	0	0
Isolierte Meniskusverl.	1	1	0	0	0	0	0	0	0	0	0	0
Patellaluxation	2	0	1	0	0	0	0	0	1	0	0	0

Unterschenkel	45	10	9	20	0	0	0	1	0	2	1	2
Prellung/Quetschung	18	5	3	10	0	0	0	0	0	0	0	0
Offene Weichteilverletzung	8	0	0	6	0	0	0	1	0	1	0	0
Traumat. Peroneusparese	1	0	1	0	0	0	0	0	0	0	0	0
Fraktur	18	5	5	4	0	0	0	0	0	1	1	2
– Tibiakopf geschlossen	4	2	1	0	0	0	0	0	0	0	0	1
– Tibiaschaft offen	3	0	1	2	0	0	0	0	0	0	0	0
– Unterschenkelschaft	4	0	2	1	0	0	0	0	0	0	1	0
– isolierte Fibulafraktur proximale 2/3	2	0	1	1	0	0	0	0	0	1	0	0
– distaler Unterschenkel	5	3	0	0	0	0	0	0	0	1	0	1
– komplett	1	1	0	0	0	0	0	0	0	0	0	0
– Tibia Aitken I	2	1	0	0	0	0	0	0	0	0	0	1
– Tibia Aitken II	1	1	0	0	0	0	0	0	0	1	0	0
– Pilon	1	0	0	0	0	0	0	0	0	0	0	0
Sprunggelenk	43	19	4	12	2	0	0	1	0	0	0	5
Prellung/Quetschung	10	2	0	6	2	0	0	0	0	0	0	0
Distorsion	15	5	2	2	0	0	0	1	0	0	0	5
Offene Weichteilverletzung	3	0	0	3	0	0	0	0	0	0	0	0
Außenbandruptur	4	4	0	0	0	0	0	0	0	0	0	0
Fraktur	11	8	2	1	0	0	0	0	0	0	0	0
– Innenknöchel	1	1	0	0	0	0	0	0	0	0	0	0
– Weber A	4	3	0	1	0	0	0	0	0	0	0	0
– Weber B	2	0	2	0	0	0	0	0	0	0	0	0
– Weber C	3	3	0	0	0	0	0	0	0	0	0	0
– vorderes Volkmann Dreieck	1	1	0	0	0	0	0	0	0	0	0	0

Tabelle 2 (Fortsetzung)

Verletzung	Unfall-hergang Summe	Sturz vom Pferd	Sturz mit Pferd	Huf-schlag	Pferde-tritt	Pferde-biß	Verletzung am Zaumzeug	Kollision mit Hindernis	Einquetschung durch Pferd	Fall durch Stoß	Kopf-schlag	Sonstiges
Fuß	69	9	4	10	40	0	0	3	0	0	0	3
Prellung/Quetschung	42	2	1	7	29	0	0	2	0	0	0	1
Distorsion Mittelfuß/Zehen	3	1	0	0	1	0	0	1	0	0	0	0
Offene Weichteilverletzung	6	1	0	0	4	0	0	0	0	0	0	1
Luxation Lisfranc-Gel.	1	0	1	0	0	0	0	0	0	0	0	0
Fraktur	17	5	2	3	6	0	0	0	0	0	0	1
– Fußwurzel	4	3	0	1	0	0	0	0	0	0	0	0
– Mittelfuß	4	1	1	1	0	0	0	0	0	0	0	1
– Zehen	8	1	0	1	6	0	0	0	0	0	0	0
– Luxationsfraktur												
Mittelfuß	1	0	1	0	0	0	0	0	0	0	0	0

vor als beim Sturz vom Pferd und Sturz mit Pferd. Augenverletzungen kamen nur beim Hufschlag vor.

Durch Kopfschlag des Pferdes kam es in je 1 Fall zu einem leichten Schädel-Hirn-Trauma, 1 Nasenbeinfraktur, 1 Schädelprellung und in 2 Fällen zu Weichteilverletzungen am Kopf.

Bei dem schweren Schädel-Hirn-Trauma in der Kategorie Sonstiges handelt es sich um den unter 2.3.5.2 beschriebenen tödlichen Unfall durch Mitgeschleiftwerden beim Führen des Pferdes.

Halsverletzungen

Am Hals waren insgesamt sehr wenig Verletzungen lokalisiert. Die häufigste Diagnose war hier die HWS-Distorsion bzw. das Schleudertrauma. 9 von 11 (81,8%) Verletzungen am Hals beim Sturz mit Pferd waren Schleudertraumen. Wirbelfrakturen im Halsbereich waren nur 2mal vertreten.

Fallbeispiel: Beim Sturz mit dem Pferd fiel ein 42jähriger Reiter mit dem Kopf voran auf den leicht ansteigenden Boden. Hierbei zog er sich eine diskoligamentäre Instabilität im Bereich von C5/C6 zu. Diese wurde am Aufnahmetag mit einer interkorporellen Spondylodese mit kortikospongiösem Span und einer H-Platte versorgt. 1 Jahr nach dem Unfall bestand eine mäßiggradige Einschränkung des HWS-Beweglichkeit mit lokalen Beschwerden bei verheilter Spondylodese.

Schulterverletzungen

Bei den Schulterverletzungen überwogen Klavikulafrakturen und Schulterprellungen. Bezogen auf die jeweilige Gesamtzahl von Schulterverletzungen kamen Klavikulafrakturen bei Sturz vom Pferd und Sturz mit Pferd etwa gleichhäufig vor. Da beim Sturz mit Pferd jedoch 16,4% aller Verletzungen im Bereich der Schulter lokalisiert waren, beim Sturz vom Pferd aber nur 8,7%, kann die Klavikulafraktur als typische Fraktur beim Sturz *mit* Pferd angesehen werden.

Akromioklavikulargelenkluxationen (Tossy I–III) kamen beim Sturz vom Pferd und Sturz mit Pferd ebenfalls häufiger vor. Schulterluxationen stellten keine häufige Verletzung bei Sturz vom Pferd und Sturz mit Pferd dar.

Oberarmverletzungen

Während beim Sturz mit Pferd nur 1 einzige Verletzung im Bereich des Oberarmes auftrat, kamen diese beim Sturz *vom* Pferd häufiger vor. Humerusfrakturen, besonders subkapitale Humerusfrakturen und distale Humerusfrakturen, waren hierbei die häufigste Diagnose. Verletzungen des Oberarmes bei anderen Unfallhergängen waren selten.

Ellenbogenverletzungen

Verletzungen im Bereich des Ellenbogens kamen insgesamt selten vor. In den meisten Fällen handelte es sich um Prellungen. Distorsionen, Luxationen und Luxationsfrakturen kamen selten und nur bei Sturz vom Pferd und Sturz mit Pferd vor.

Unterarmverletzungen

Verletzungen am Unterarm traten besonders beim Sturz *vom* Pferd gehäuft auf. An 1. Stelle stehen die Frakturen. Diese waren beim Sturz vom Pferd überwiegend, beim Sturz mit Pferd ausschließlich distal lokalisiert. Die für den Sturz auf die dorsal-flektierte Hand typische distale Radiusfraktur vom Typ Colles mit dorsaler Dislokation des Fragmentes trat beim Sturz vom Pferd am häufigsten auf. Erwähnenswert ist eine zweitgradig offene Monteggia-Fraktur mit primärer Radialisparese nach Pferdebiß.

Handverletzungen

Handverletzungen traten beim Sturz *vom* Pferd häufiger auf als beim Sturz mit Pferd, in den meisten Fällen handelte es sich um Fingerfrakturen oder Prellungen. Einen großen Teil der Handverletzungen stellen die Verletzungen durch Pferdebiß und am Zaumzeug. Bei den Handverletzungen durch Pferdebiß handelte es sich überwiegend um offene Weichteilverletzungen. Bei den Verletzungen am Zaumzeug traten Frakturen und Amputationen sowie Teilamputationen von Fingern gehäuft auf.

Thoraxverletzungen

Thoraxverletzungen bei Sturz vom Pferd, Sturz mit Pferd und Hufschlag waren überwiegend Thoraxprellungen.
Operationspflichtige Thoraxverletzungen kamen nicht vor.

Abdominelle Verletzungen

Verletzungen am Abdomen kamen am seltensten vor. In der Regel handelte es sich um einfache, komplikationslos verlaufende, stumpfe Bauchtraumen ohne Beteiligung innerer Organe. Innere Organe wurden nur in 2 Fällen verletzt, davon verlief der 1 nach Hufschlag tödlich (s. unter 2.3.5.2).

Verletzungen von Rücken-, Brust- und Lendenwirbelsäule

Verletzungen von Rücken, BWS oder LWS kamen besonders beim Sturz *vom* Pferd gehäuft vor. In der Mehrzahl der Fälle handelte es sich um einfache Prellungen. Von den Wirbelfrakturen, die bis auf 1 ausschließlich bei Sturz vom oder mit Pferd passierten, war nur 1 mit neurologischen Ausfällen verbunden.

Fallbeispiel: Bei den Wirbelfrakturen in Abb. 60 handelte es sich um eine dislozierte und instabile LWK-I-Trümmerfraktur mit im Spinalkanal liegendem Knochenfragment unter Mitbeteiligung von BWK-XII und um eine Vorderkantenabsprengung von LWK-I. Dieser Unfall einer 31jährigen Reiterin mit 10 Jahren Reiterfahrung passierte während eines Reitlehrgangs durch einen Gastreitlehrer, als das Pferd beim Einreiten „grundlos Rodeo" ritt. Die Reiterin stürzte seitlich vom Pferd direkt auf das Gesäß. Es wurde eine Korporektomie mit spinaler Dekompression und Fusion von BWK-XII nach LWK-II mit kortikospongiösem Block und 4-Loch-DC-Platte über eine Thorakophrenolumbotomie durchgeführt. 6 Monate nach dem Unfall saß die Patientin wieder auf dem Pferd. Bei unserer Nachuntersuchung 4 Jahre nach dem Unfall war die Patientin beschwerdefrei. Der Fingerspitzenbodenabstand betrug 0 cm.

Verletzungen von Becken und Hüfte

Wie bei den Verletzungen am Rücken stehen auch hier die Prellungen an 1. Stelle. Bezogen auf die Gesamtzahl aller Verletzungen sind Beckenfrakturen beim Sturz *mit* Pferd häufiger als beim Sturz vom Pferd.

Oberschenkelverletzungen

Oberschenkelverletzungen sind beim Sturz *mit* Pferd häufiger. Nach Prellungen und Quetschungen stehen hier die Frakturen an 1. Stelle. Eine Schenkelhalsfraktur durch Hufschlag ist in Abb. 58 abgebildet.

Knieverletzungen

Knieverletzungen durch Sturz vom Pferd, mit Pferd oder Hufschlag sind in der Regel Prellungen. Band- und Meniskusverletzungen sind selten, beschränken sich auf Sturz vom Pferd und mit Pferd und kommen am ehesten bei Voltigierunfällen vor.

Unterschenkelverletzungen

Neben Prellungen, die meistens durch Hufschlag verursacht waren, traten gehäuft Frakturen auf. Alle 3 Tibiaschaftfrakturen waren offen.

Sprunggelenkverletzungen

Die häufigsten Sprunggelenkverletzungen waren beim Sturz vom Pferd die Frakturen, beim Hufschlag hingegen die Prellungen.

Fußverletzungen

Fußverletzungen sind charakteristisch für den Pferdetritt. Hierbei überwiegen zahlenmäßig die Quetschungen.

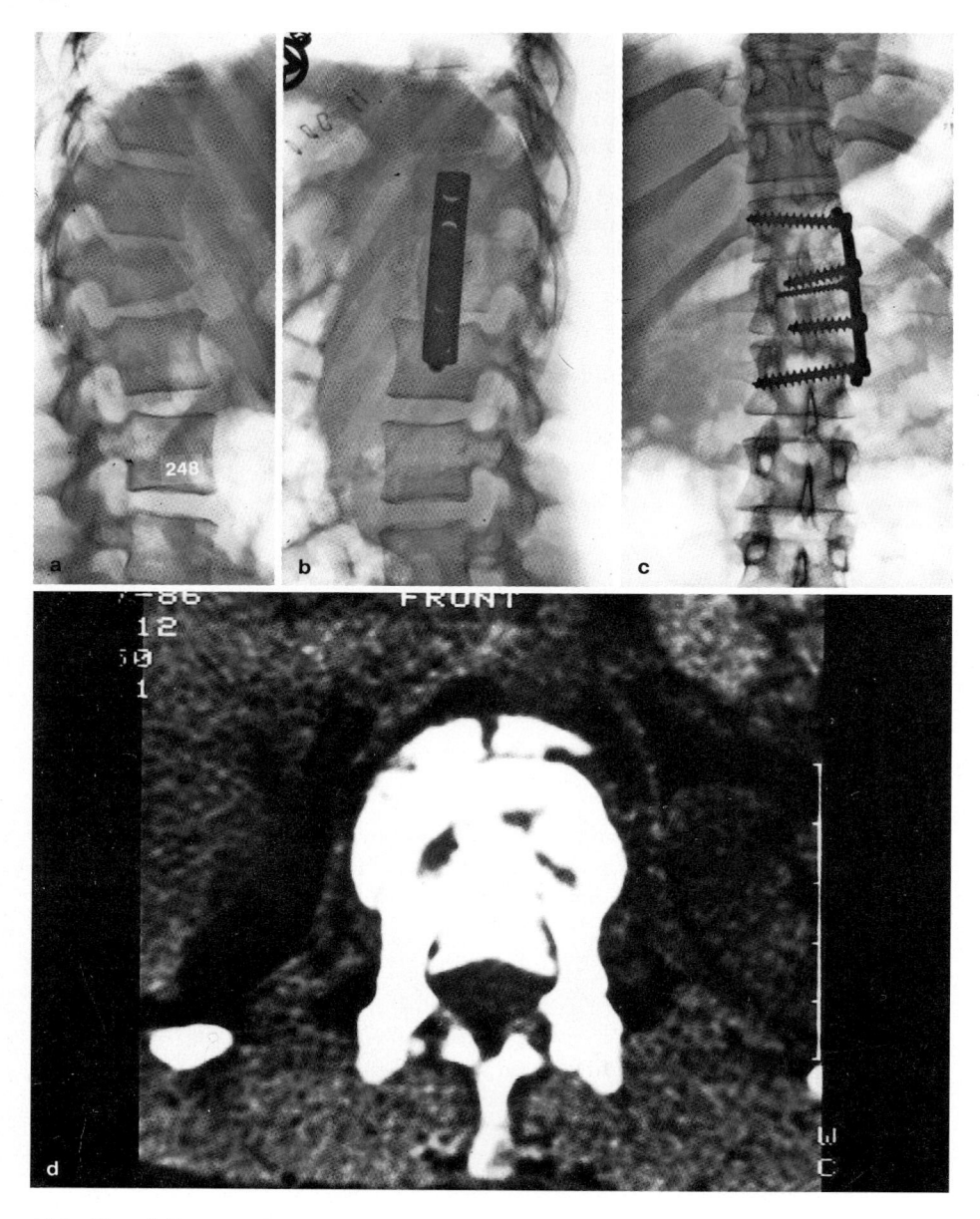

Abb. 60 a–d. Trümmerfraktur des 1. Lendenwirbelkörpers, Fraktur des 12. Brustwirbelkörpers und Vorderkantenabsprengung am 1. Lendenwirbelkörper bei einer 31jährigen Patientin nach Sturz *vom* Pferd auf das Gesäß. **a** Unfallbild. **b** und **c**: Zustand nach Korporektomie und Fusion BWK-XII nach LWK II. **d** Computertomogramm vom Unfalltag, Einengung des Spinalkanals auf Höhe LWK-I durch im Spinalkanal liegendes Knochenfragment

2.3.2.3.2 Kombinierte Verletzungen

Als kombinierte Verletzungen wurden die Verletzungen gewertet, bei denen mehr als eine der 16 Körperregionen

1. Kopf,
2. Hals/Halswirbelsäule,
3. Schulter,
4. Oberarm,
5. Ellenbogen,
6. Unterarm,
7. Hand,
8. Thorax,
9. Abdomen,
10. Rücken/Bruswirbelsäule/Lendenwirbelsäule,
11. Becken/Hüfte,
12. Oberschenkel,
13. Knie,
14. Unterschenkel,
15. Sprunggelenk oder
16. Fuß

verletzt war.

Häufigkeit kombinierter Verletzungen

Die Häufigkeit von Einzelverletzungen und kombinierten Verletzungen sind in Abb. 61 dargestellt.

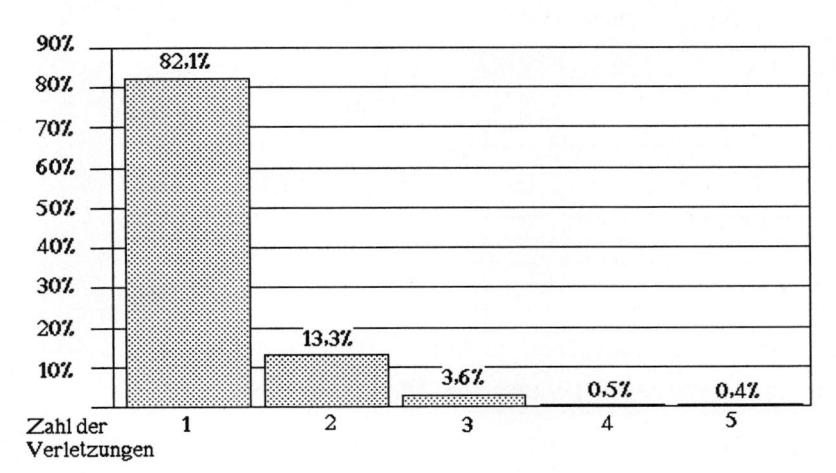

N=765

Abb. 61. Häufigkeit von Einzelverletzungen und kombinierten Verletzungen

Entsprechend dieser Definition handelte es sich bei mehr als 80% aller Verletzungen um Einzelverletzungen. Nur bei 17,9% aller Unfälle waren mehrere verschiedene Körperregionen verletzt.

Typische Verletzungskombinationen für Sturz vom Pferd und Sturz mit Pferd

Um evtl. typische Verletzungskombinationen für Sturz vom Pferd und Sturz mit Pferd herauszufinden, wurde wie folgt verfahren:

Bei allen kombinierten Verletzungen wurde aus den Lokalisationen der jeweiligen Einzelverletzungen alle möglichen Zweierkombinationen gebildet und diese auf ihre Häufigkeit untersucht.

Beispiel: Wenn ein Patient je 1 Verletzung an Kopf, Schulter und Rücken aufwies, wurden die 3 Zweierkombinationen (1) Kopf und Schulter, (2) Kopf und Rücken sowie (3) Schuler und Rücken gewertet.

Die Abb. 62 gibt die Häufigkeit der so erhaltenen Zweierkombinationen in absoluten Zahlen wieder.

Es kommen zahlreiche Verletzungskombinationen in jeweils geringer Häufigkeit vor. 4 Kombinationen kamen mindestens 10mal vor:

1. Kopf und Hals: Es handelte sich um Kopfverletzungen aller Art, die meistens mit Distorsionen der Halswirbelsäule kombiniert waren.

LOKALISATION VERLETZUNG 1 \ LOKALISATION VERLETZUNG 2	KOPF	HALS	SCHULTER	OBERARM	ELLENBOGEN	VORDERARM	HAND	THORAX	ABDOMEN	RÜCKEN/BHS/LWS	BECKEN/HÜFTE	OBERSCHENKEL	KNIE	UNTERSCHENKEL	SPRUNGGELENK	FUß
KOPF		21	15	2	1	3	3	7	3	15	4	3	4	2	2	1
HALS			3				2	2	1	4		2				
SCHULTER				3	2	2	3	6	1	3	3	2	2	1	1	2
OBERARM					1			2			1	1			1	
ELLENBOGEN						1		2		1	3	2				
VORDERARM							2	1	1		1	1				
HAND								2		2	3	1	1	1		
THORAX									3	5	3	1		1		
ABDOMEN										2		2				
RÜCKEN/BHS/LWS											10	2	1	2	1	
BECKEN/HÜFTE												3	1	1		
OBERSCHENKEL													2	2		
KNIE														1	1	
UNTERSCHENKEL																
SPRUNGGELENK																
FUß																

Verletzungskombinationen bei Sturz vom Pferd und Sturz mit Pferd

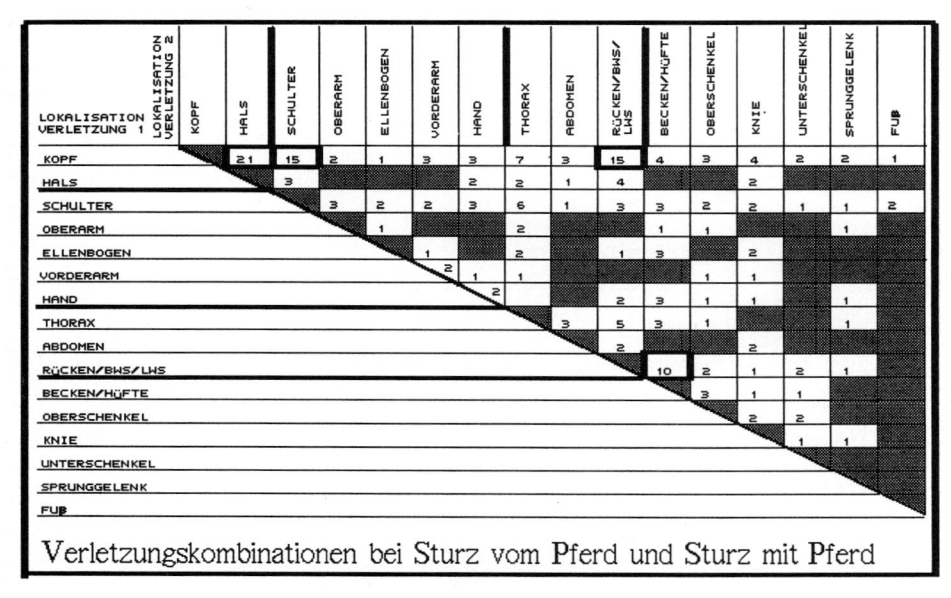

Abb. 62. Kombinierte Verletzungen bei Sturz *vom* Pferd und Sturz *mit* Pferd. Die Zahlen geben die absoluten Häufigkeiten der aus den Kombinationsverletzungen gebildeten Zweierkombinationen an. Fett umrandet sind die 4 häufigsten Zweierkombinationen. Bei den dunkelgrau gefüllten Feldern kamen keine Zweierkombinationen vor

2. *Kopf und Schulter:* Hierbei waren Kopfverletzungen leichterer Art kombiniert mit Schulterprellungen oder Klavikulafrakturen.

3. *Kopf und Rücken/Brustwirbelsäule/Lendenwirbelsäule:* Hierbei waren leichtere Kopfverletzungen kombiniert mit Wirbelsäulen- bzw. Rückenprellungen oder Wirbelfrakturen.

4. *Rücken/Brustwirbelsäule/Lendenwirbelsäule und Becken/Hüfte:* Rückenprellungen oder Wirbelfrakturen in Kombination mit Beckenprellungen waren typisch für diese Zweierkombination.

2.3.2.4 Schweregrad der Verletzungen

Zur Beurteilung des Schweregrades der Verletzungen wurde eine Modifikation des Injury-Severity-Score (ISS) (Baker et al. 1974) aus der Chirurgischen Universitätsklinik Homburg/Saar nach Kossmann et al. (pers. Mitteilung 1990) verwendet.

Zugrundegelegt wurde der Verletzungsbefund, der nach Aufnahme in die Klinik erhoben wurde. Sich evtl. erst im weiteren Verlauf einstellende Komplikationen wurden im Sinne des Scores nicht beachtet.

Für jede Körperregion wurde anhand einer Tabelle, ähnlich der bei der Abbreviated Injury Scale (AIS) (Committee on Medical Apsects of Automotive Safety 1971), ein Punktwert zwischen 1 (leichter) und 6 (maximaler Verletzung) festgesetzt. Die Punktwerte der 3 am schwersten betroffenen Körperregionen wurden quadriert. Die 3 so errechneten Quadratzahlen wurden anschließend addiert, um den ISS-Score zu erhalten.

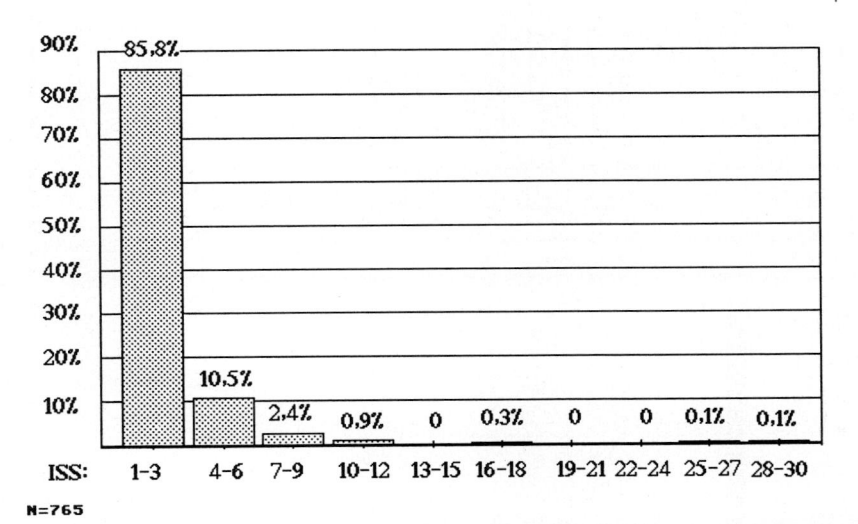

Abb. 63. Schweregrad der Verletzungen nach modifiziertem Injury-severtiy-Score (ISS) bei allen 765 Unfällen

2.3.2.4.1 Allgemein

Bei der überwiegenden Mehrzahl (85,8%) der Verletzungen handelte es sich um leichte Verletzungen mit ISS-Werten zwischen 1 und 3 (Abb. 63). In diese Gruppe fallen z.B. kleinere Schürfungen, Prellungen oder Wunden bis hin zu einfachen peripheren Frakturen ohne wesentlichen Weichteilschaden.

2.3.2.4.2 In Abhängigkeit vom Unfallhergang

Im Vergleich des Schweregrades der Verletzungen für die Unfallhergänge (Abb. 64) mit höheren Fallzahlen zeigt sich, daß beim Sturz *mit* Pferd der größte Anteil an schwereren Verletzungen erreicht wird. Die schwersten Verletzungen ereigneten sich beim Hufschlag und beim Sturz *vom* Pferd. Alle Verletzungen beim Pferdetritt waren leicht (ISS 1–3). Wegen der geringen Fallzahlen sollte kein Vergleich mit den anderen Unfallhergängen durchgeführt werden.

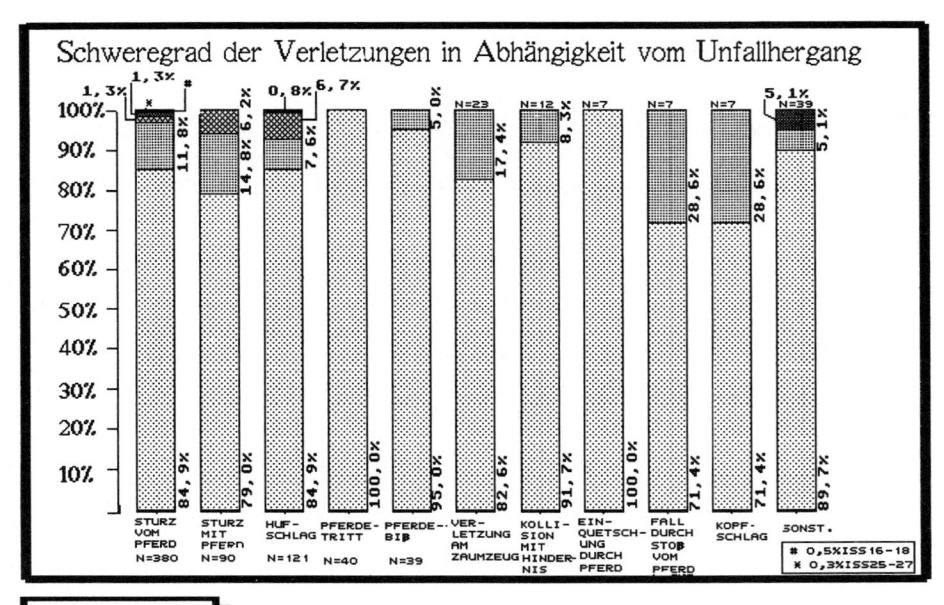

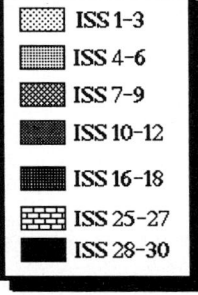

Abb. 64. Schweregrad der Verletzungen nach modifiziertem Injury-severity-Score bei 765 Unfällen in Abhängigkeit vom Unfallhergang

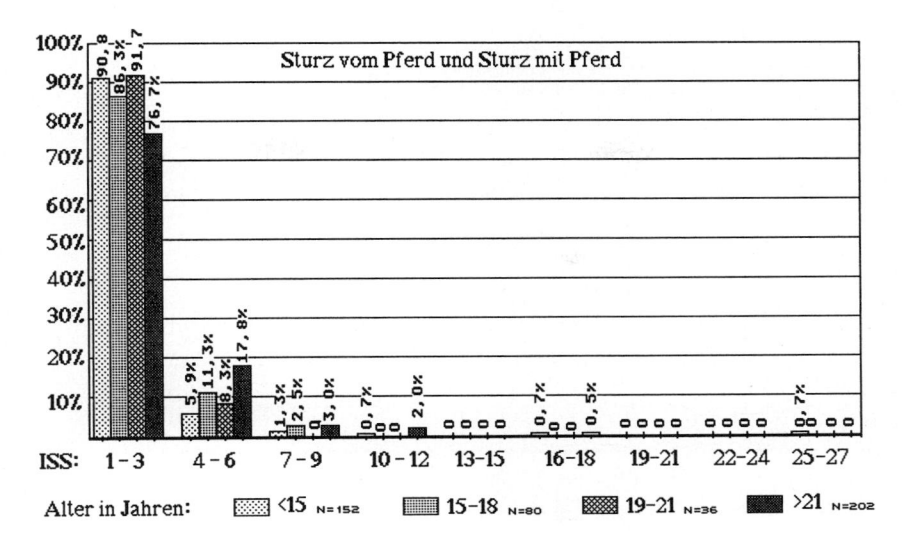

Abb. 65. Schweregrad der Verletzungen nach modifiziertem Injury-severity-Score bei 470 Unfällen durch Sturz *vom* Pferd und Sturz *mit* Pferd in Abhängigkeit vom Alter

2.3.2.4.3 In Abhängigkeit vom Alter des Verletzten

Beim Sturz vom und mit Pferd hatten die Patienten > 21 Jahre schwerere Verletzungen als die Patienten < 21 Jahre (Abb. 65).

2.3.2.4.4 In Abhängigkeit von der Reiterfahrung

Vergleicht man den Schweregrad der Verletzungen bei Sturz vom Pferd und Sturz mit Pferd in Abhängigkeit von der Reiterfahrung des verunfallten Reiters (Abb. 66), fällt auf, daß der Schweregrad der Verletzungen mit zunehmender Reiterfahrung ansteigt.

2.3.2.4.5 In Abhängigkeit von der Durchführung von Sturztraining

Vergleicht man den Schweregrad der Verletzungen beim Sturz vom Pferd oder mit Pferd bei Patienten, die angeblich regelmäßig oder selten ein Sturztraining durchführten, mit dem bei Patienten, die dies nie taten (Abb. 67), kann man keinen bedeutenden Unterschied zwischen den einzelnen Gruppen feststellen.

2.3.2.4.6 In Abhängigkeit vom Aufwärmen des Reiters vor dem Reiten

Reiter, die sich vor dem Reiten aufgewärmt hatten, erlitten etwas weniger häufig schwerere Verletzungen bei Sturz vom Pferd oder Sturz mit Pferd als diejenigen, die sich nicht aufwärmten (Abb. 68). Der Unterschied ist statistisch jedoch nicht signifikant (X^2-Test, α 5%).

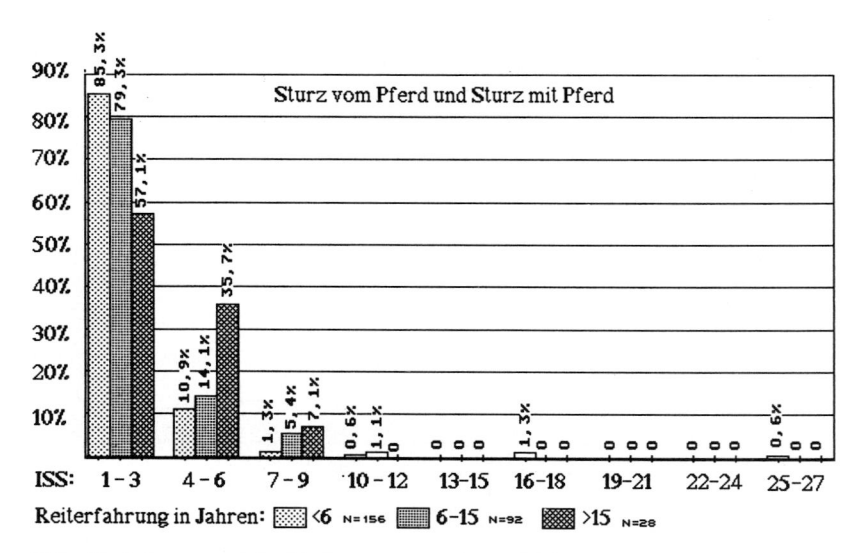

Abb. 66. Schweregrad der Verletzungen nach modifiziertem Injury-severity-Score bei 470 Unfällen durch Sturz *vom* Pferd und Sturz *mit* Pferd in Abhängigkeit von der Reiterfahrung des Reiters

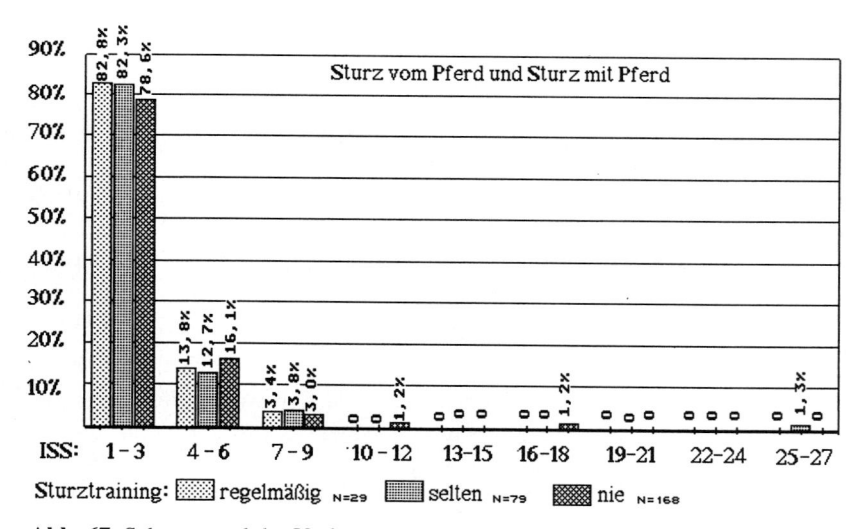

Abb. 67. Schweregrad der Verletzungen nach modifiziertem Injury-severity-Score bei 273 Unfällen durch Sturz *vom* Pferd und Sturz *mit* Pferd in Abhängigkeit von der Durchführung von Sturztraining

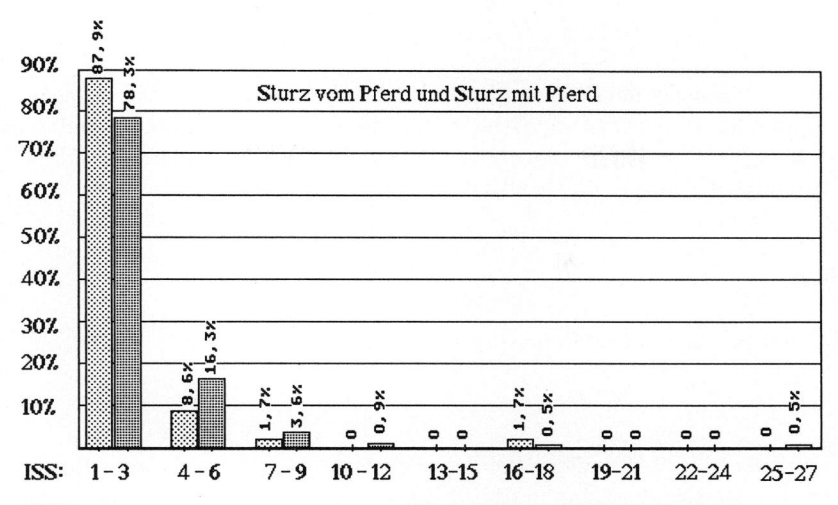

Abb. 68. Schweregrad der Verletzungen nach modifiziertem Injury-severity-Score bei 276 Unfällen durch Sturz *vom* Pferd und Sturz *mit* Pferd in Abhängigkeit vom Aufwärmen des Reiters vor dem Reiten

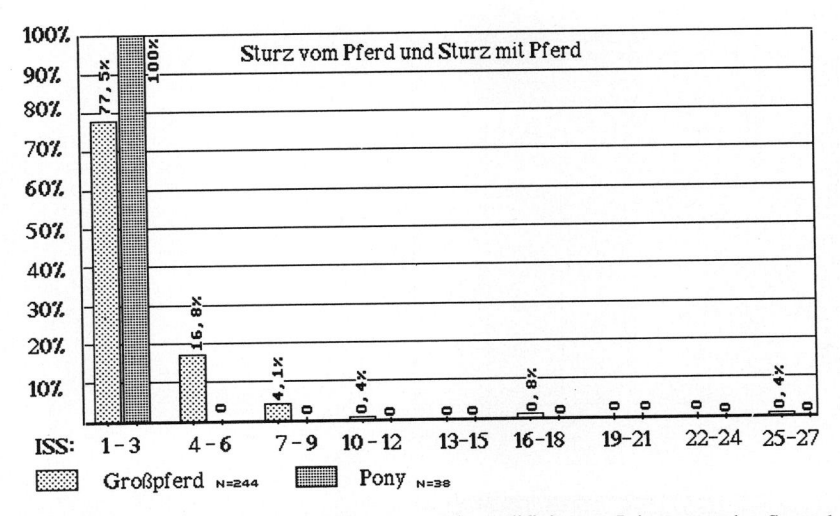

Abb. 69. Schweregrad der Verletzungen nach modifiziertem Injury-severity-Score bei 282 Unfällen durch Sturz *vom* Pferd und Sturz *mit* Pferd in Abhängigkeit vom Reiten eines Großpferdes oder eines Ponys

2.3.2.4.7 In Abhängigkeit vom Reiten eines Großpferdes oder eines Ponys

Im Vergleich der Verletzungen beim Sturz vom oder mit einem Großpferd mit denen beim Sturz vom oder mit einem Pony (Abb. 69) stellt man fest, daß beim Ponyreiten ausschließlich leichte Verletzungen im Bereich ISS 1–3 vorkamen. Bei den Unfällen mit einem Großpferd fielen nur 77,5% aller Verletzungen in diesen Schweregrad.

2.3.3 Therapie

2.3.3.1 Stationäre und ambulante Behandlung

2.3.3.1.1 Häufigkeit stationärer Behandlung

Nur etwas mehr als 1/4 (27,5%) aller Patienten unseres Krankengutes mußte stationär behandelt werden (Einschlußgraphik in Abb. 70).

2.3.3.1.2 Häufigkeit stationärer Behandlung in Abhängigkeit vom Unfallhergang

Untersucht man die Häufigkeit stationärer Behandlung in Abhängigkeit vom Unfallhergang (Abb. 70), stellt man fest, daß beim Sturz *mit* Pferd fast die Hälfte der verunfallten Reiter stationär behandelt werden mußte.

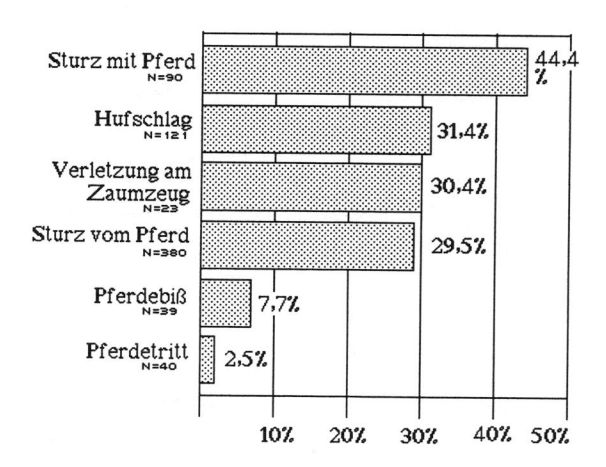

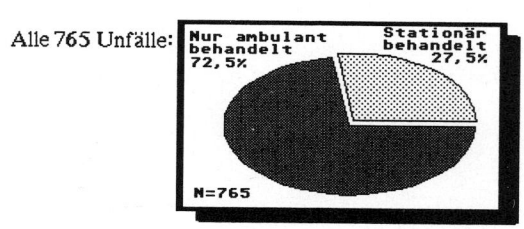

Abb. 70. *Oben*: Häufigkeit stationärer Behandlung in Abhängigkeit vom Unfallhergang. Dargestellt sind nur die 6 häufigsten Typen des Unfallhergangs. *Unten*: Häufigkeit stationärer Behandlung bei allen 765 Unfällen

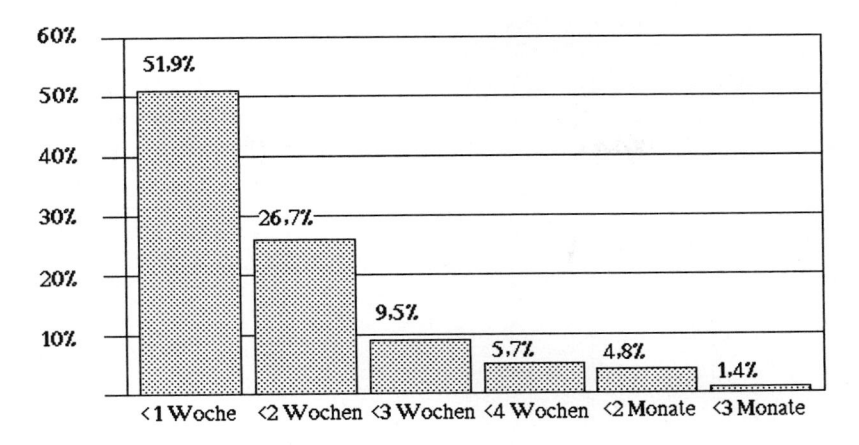

N=210

Abb. 71. Stationäre Behandlungsdauer bei 210 stationär behandelten Patienten

Am seltensten war stationäre Behandlung beim Pferdetritt und beim Pferdebiß notwendig.

2.3.3.1.3 Stationäre Behandlungsdauer

Mehr als die Hälfte der stationär behandelten Patienten konnte das Krankenhaus nach < 7 Tagen Verweildauer wieder verlassen (Abb. 71). Es handelte sich bei diesen Patienten häufig um leichte Schädel-Hirn-Traumen, die nur 1 Tag stationär beobachtet wurden. Eine Verweildauer von mehr als 2 Wochen hatten 21,4% der Patienten.

Die längste stationäre Behandlungsdauer war bei Wirbelfrakturen notwendig.

Fallbeispiel: Mit nahezu 3 Monaten stationärer Behandlung hatte eine 16jährige Freizeitreiterin die längste stationäre Behandlung, nachdem sie beim Ausreiten im Gelände aus hoher Geschwindigkeit vom Pferd gestürzt war und sich neben Schürfungen, Prellungen und einer Kopfplatzwunde auch eine Kompressionsfraktur des 4. Lendenwirbelkörpers zugezogen hatte.

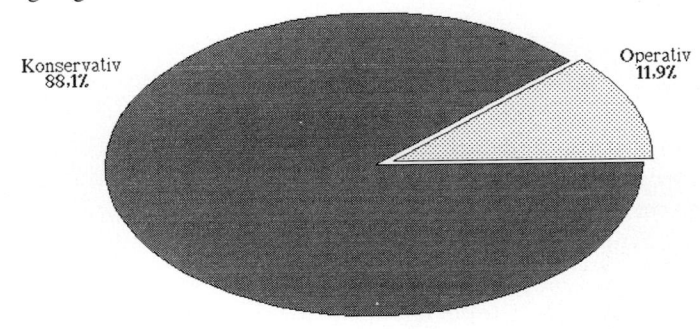

N=765

Abb. 72. Häufigkeit von operativer und konservativer Behandlung bei 765 Unfällen

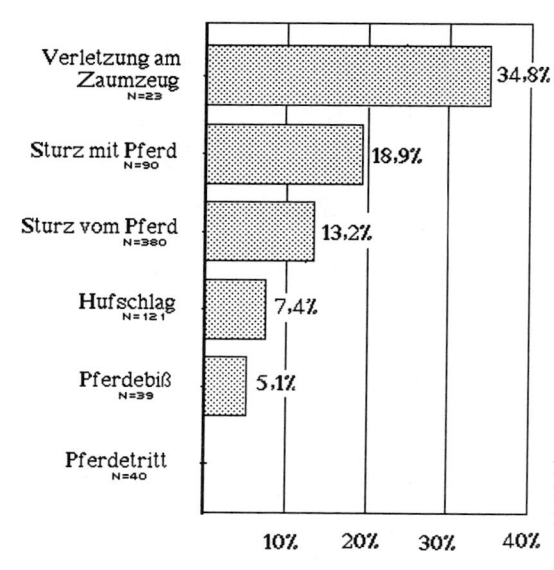

[Bar chart:
- Verletzung am Zaumzeug N=23: 34,8%
- Sturz mit Pferd N=90: 18,9%
- Sturz vom Pferd N=380: 13,2%
- Hufschlag N=121: 7,4%
- Pferdebiß N=39: 5,1%
- Pferdetritt N=40: (no bar)]

Abb. 73. Häufigkeit operativer Behandlung in Abhängigkeit vom Unfallhergang für die 6 häufigsten Typen des Unfallhergangs

2.3.3.2 Operative und konservative Behandlung

2.3.3.2.1 Häufigkeit operativer und konservativer Behandlung

Die überwiegende Mehrzahl (88,1%) der Patienten wurde konservativ behandelt (Abb. 72). Die Notwendigkeit eines operativen Eingriffes ergab sich bei 11,9% der Patienten.

2.3.3.2.2 Häufigkeit operativer Behandlung in Abhängigkeit vom Unfallhergang

Bei den Verletzungen am Zaumzeug mußte in mehr als 1/3 aller Fälle (34,8%) operiert werden (Replantation von amputierten Fingergliedern) (Abb. 73). Beim Sturz *mit* Pferd wurde in 18,9% der Fälle und somit ebenfalls häufig operiert. Bei Hufschlag und Pferdebiß ergab sich nur selten die Notwendigkeit eines operativen Eingriffs.

2.3.4 Verletzungsfolgen

Bei Angaben zur Häufigkeit von fortbestehenden Beschwerden und bleibenden Verletzungsfolgen ist zu beachten, daß aufgrund des langen Untersuchungszeitraumes der zeitliche Abstand zwischen Zeitpunkt des Unfalls und Zeitpunkt der Befragung bzw. Nachuntersuchung von Patient zu Patient unterschiedlich ist. Dieser Abstand betrug im Durchschnitt 6,5 Jahre.

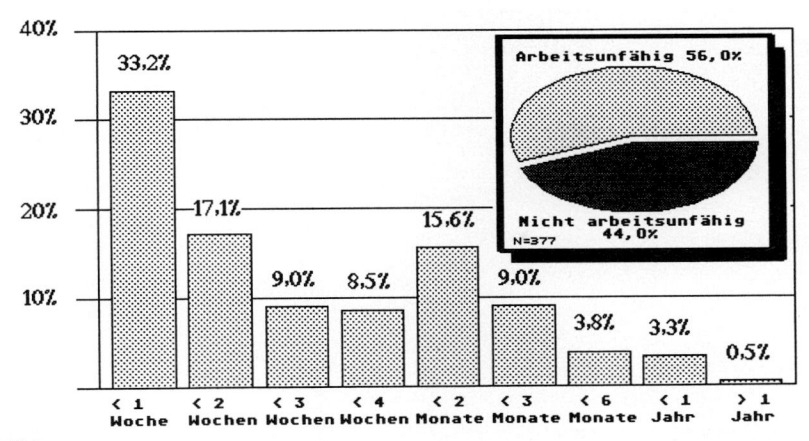

Abb. 74. Dauer von Arbeitsunfähigkeit bzw. Schulunterrichtsbefreiung (nach Fragebogenangaben zu 211 Unfällen). *Einschlußgraphik*: Häufigkeit von Arbeitsunfähigkeit bzw. Schulunterrichtsbefreiung bei 377 Unfällen

2.3.4.1 Arbeitsunfähigkeit

2.3.4.1.1 Häufigkeit von Arbeitsunfähigkeit

56% der Patienten waren aufgrund des Unfalls arbeitsunfähig (Einschlußgraphik in Abb. 74) bzw. vom Schulunterricht befreit.

2.3.4.1.2 Dauer der Arbeitsunfähigkeit

Die Dauer der Arbeitsunfähigkeit bzw. Schulunterrichtsbefreiung (Abb. 74) war bei gut 1/2 der Patienten weniger als 15 Tage. Bei 3,8% der Unfälle ergab sich eine Arbeitsunfähigkeit von > 6 Monaten. Hierbei handelte es sich ausnahmslos um komplizierte Frakturen nach Sturz vom oder mit Pferd, Hufschlag oder Pferdebiß, meistens an den oberen Extremitäten lokalisiert. In den meisten Fällen ergaben sich Komplikationen der Frakturheilung, die z.T. mehrfach stationäre Aufenthalte und operative Eingriffe erforderten.

Fallbeispiele:
1. Bildung einer Infektpseudarthrose bei einer offenen Monteggia-Fraktur nach Pferdebiß.
2. Humerusfraktur nach Sturz vom Pferd, in deren Folge sich eine Reflexdystrophie, eine Oberarmpseudarthrose und eine Einsteifung der benachbarten Gelenke entwickelte.

2.3.4.2 Häufigkeit fortbestehender Beschwerden

Zum Zeitpunkt der Befragung hatten rund 1/4 (26,7%) aller befragten Patienten noch Beschwerden in irgendeiner Form (Abb. 75). Gewertet wurden sämtliche subjektiven

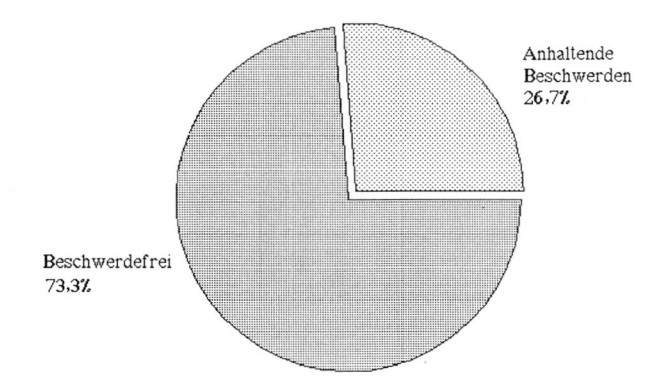

N=409

Abb. 75. Häufigkeit fortbestehender subjektiver Beschwerden (z.B. Schmerzen, Belastungsbeschwerden, Wetterfühligkeit, Parästhesien u.a.) zum Zeitpunkt der Befragung

Beschwerden einschließlich Schmerzen, Belastungsbeschwerden, Wetterfühligkeit oder Parästhesien. Speziell über gelegentlich oder häufig auftretende Schmerzen klagten dabei zum Zeitpunkt der Befragung 14,2% aller Patienten.

2.3.4.3 Befund der bleibenden Verletzungsfolgen

2.3.4.3.1 Häufigkeit bleibender Verletzungsfolgen

Insgesamt konnte bei 31,5% aller befragten Patienten noch eine oder mehrere bleibende Verletzungsfolgen festgestellt werden (Abb. 76).

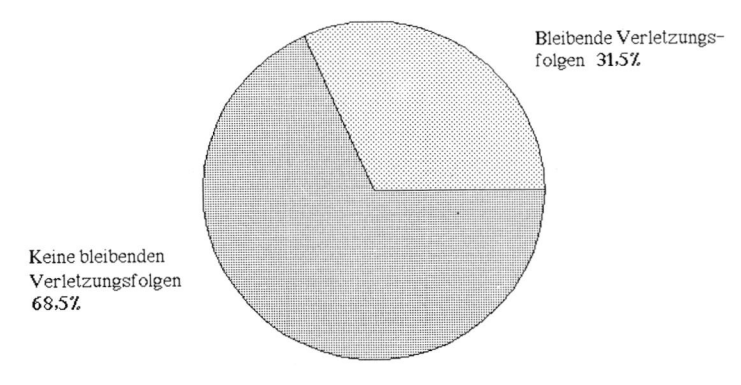

N=429

Abb. 76. Häufigkeit bleibender Verletzungsfolgen nach 429 Unfällen, zu den Fragebögen vorlagen

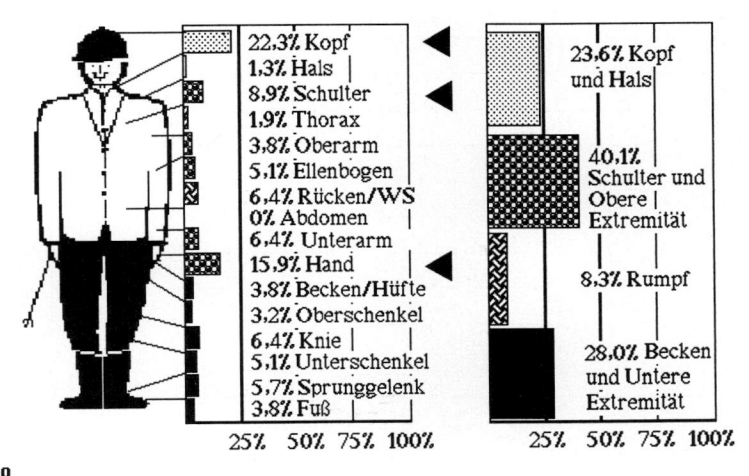

Abb. 77. Lokalisation der 160 festgestellten Verletzungsfolgen bei 135 Patienten mit bleibenden Verletzungsfolgen

2.3.4.3.2 Lokalisation der Verletzungsfolgen

Am häufigsten waren die bleibenden Verletzungsfolgen im Bereich von Kopf, Hand und Schulter lokalisiert (Abb. 77). 40,1% der bleibenden Verletzungsfolgen entfielen auf Schultern und obere Extremitäten.
 Im Vergleich mit der Lokalisation der ursprünglichen Verletzungen (Abb. 46) fällt auf, daß verhältnismäßig viele Verletzungsfolgen im Bereich von Ellenbogen, Hand, Knie und Sprunggelenk lokalisiert waren.
 Verhältnismäßig wenig bzw. keine Verletzungsfolgen gab es im Bereich von Thorax, Abdomen und Fuß.

2.3.4.3.3 Art der Verletzungsfolgen

Die häufigste noch feststellbare Verletzungsfolge waren mit 20% Narben als unmittelbare Verletzungs- oder Operationsfolgen (Abb. 78). Häufig war das Gesicht betroffen.
 Entsprechend der hohen Zahlen von Verletzungsfolgen im Bereich der Gelenke waren – meist geringgradige – Bewegungseinschränkungen die zweithäufigste Unfallfolge (6,8%). Hand und Ellenbogen waren häufiger betroffen. Neurologische Störungen ließen sich bei 3,8% der Befragten feststellen. Mehrfach kamen Funktionsstörungen im Bereich von Hirnnerven (Gesichts-, Gehör- und Geruchssinn) nach Schädel-Hirn-Traumen und Störungen von Sensibilität und Motorik nach Verletzungen der oberen Extremität vor.
 Fallbeispiel: Eine 16jährige Rennreiterin mit 10jähriger Reiterfahrung stürzte beim Training für ein Rennen von einem durchgehenden Pferd. Hierbei erlitt die Patientin ein Schä-

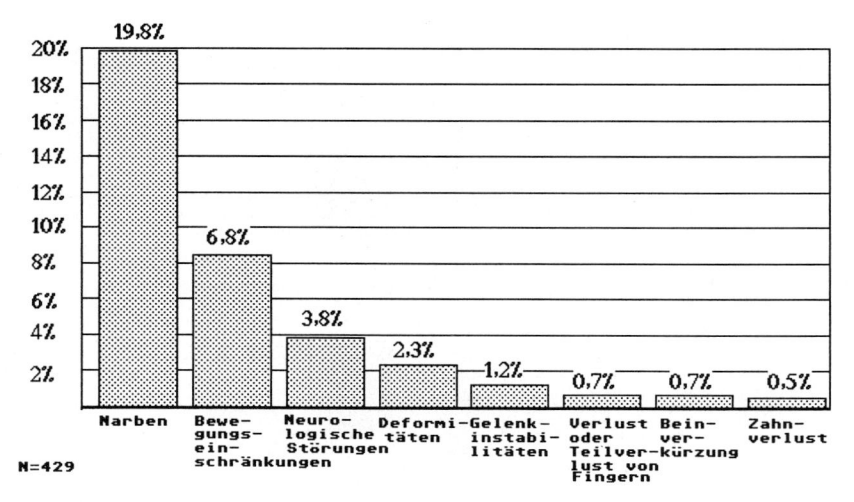

Abb. 78. Art der Verletzungsfolgen bezogen auf die Gesamtzahl von 429 befragten Patienten

del-Hirn-Trauma 2. Grades mit parietaler in die Basis reichender Schädelfraktur. Als bleibende Unfallfolge fehlt der Patientin 3 Jahre nach dem Unfall der Geruchssinn.

Seltener vorkommende Dauerfolgen waren Deformitäten am Skelett, Gelenkinstabilitäten, Verlust oder Teilverlust von Fingergliedern, Beinverkürzung oder Zahnverlust.

2.3.4.4 Minderung der Erwerbsfähigkeit

Sofern dem Fragebogen der Patienten nicht eine bereits aufgrund des Unfalls bestehende Minderung der Erwerbsfähigkeit (MdE) entnommen werden konnte, wurde aufgrund der festgestellten Verletzungsfolgen eine Einschätzung der Minderung der Erwerbsfähigkeit vorgenommen.

Auch hier beziehen sich die Angaben nur auf den Teil des Krankengutes, von dem ein Fragebogen vorlag.

Bei fast jedem 10. Patienten ließ sich eine Minderung der Erwerbsfähigkeit feststellen (Einschlußgraphik in Abb. 79).

Die Minderung der Erwerbsfähigkeit betrug bei 46,2% dieser Patienten bis zu 10%, bei ebensovielen 10–20% (Abb. 79).

Nur bei 7,7% der Patienten konnte eine Minderung der Erwerbsfähigkeit von mehr als 20% festgestellt werden.

2.3.4.5 Häufigkeit von Unfällen mit bleibenden Verletzungsfolgen in Abhängigkeit von Unfallhergang

Verletzungen am Zaumzeug gehen am häufigsten mit bleibenden Unfallfolgen einher (57,9%) (Abb. 80). An 2. Stelle steht der Pferdebiß (50,0%), wobei es sich hierbei

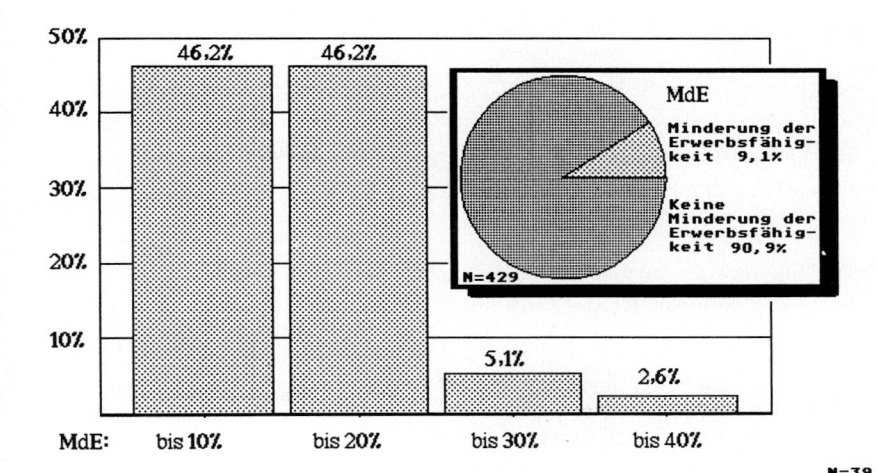

Abb. 79. Minderung der Erwerbsfähigkeit (MdE) in % bei 39 Unfällen, bei denen eine MdE bereits bekannt war oder eingeschätzt wurde. *Einschlußgraphik*: Häufigkeit einer Minderung der Erwerbsfähigkeit infolge des Unfalls

überwiegend um Narben handelte. Der Hufschlag hat mit 47,1% bedeutend häufiger bleibende Verletzungsfolgen als Sturz *vom* (26,9%) oder *mit* (25,8%) Pferd, bei denen sich etwa gleich häufig bleibende Verletzungsfolgen ergaben. Bleibende Unfallfolgen nach einem Pferdetritt kamen nicht vor.

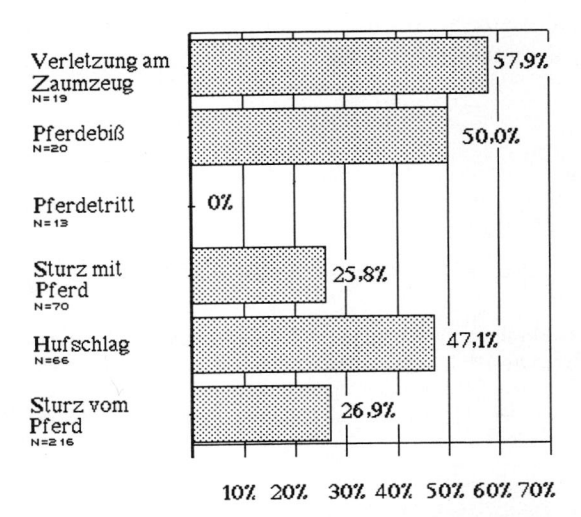

Abb. 80. Häufigkeit von Unfällen mit bleibenden Verletzungsfolgen in Abhängigkeit vom Unfallhergang für die 6 häufigsten Unfallhergänge

2.3.5 Tödliche Unfälle

2.3.5.1 Häufigkeit

Von den 765 behandelten Unfällen verliefen 2 tödlich. Somit verstarben 0,26% der verunfallten Reiter an den Folgen des Reitunfalls.

2.3.5.2 Kasuistik

Fall 1

Unfallhergang: Ein 14jähriger Junge führte ein Pferd am Zügel. Das Pferd scheute, der Junge verfing sich dabei im Zügel und wurde vom Pferd ca. 70 m auf der Straße mitgeschleift, bis er gegen ein parkendes Auto geschleudert wurde.

Verletzungen: Schädel-Hirn-Trauma 3. Grades mit okzipitaler Kalottenfraktur, Kontusionsherden, z.T. mit Einblutung und Hirnödem. Zusätzlich Aitken-I-Fraktur der Tibia.

Therapie und Verlauf: Der Junge wurde auf der Intensivpflegeabteilung beatmet und mit antikonvulsiver und ausschwemmender Therapie versorgt. Im weiteren Verlauf kam es zu einer zunehmenden Verschlechterung des neurologischen Status mit hochgradigem Hirnödem und Massenverschiebung. Eine Operation war bei diesem massiven Hirnödem nicht möglich. Wegen einer sich einstellenden Hypernatriämie wurde eine Hämodialyse durchgeführt. Es entwickelte sich eine progrediente Kreislaufdepression. Der Tod trat 4 Tage nach dem Unfall ein.

Anmerkung: Daß ein derartiger Unfall kein Einzelfall darstellt und nicht unbedingt mit dem jugendlichen Alter des Verletzten erklärt werden kann, zeigt die in Abb. 81 wiedergegebene Zeitungsmeldung über einen ähnlichen Pferdesportunfall mit Todesfolge. Dieser Fall stammt nicht aus unserem Krankengut.

Fall 2

Unfallhergang: Eine 39jährige Frau führte bei der Pause während einer Reitjagd das Pferd eines Bekannten. Dabei näherte sie sich einer Gruppe anderer unruhiger Pferde. Von diesen keilte eines aus, die Frau wurde vom Hufschlag an Thorax und Abdomen getroffen.

Verletzungen: Stumpfes Bauchtrauma mit Leberzertrümmerung und Abriß großer Lebervenen. Rippenserienfrakturen V–VII.

Therapie und Verlauf: Infolge Massenblutung mußte während der sofort eingeleiteten Operation bereits eine intrathorakale Herzmassage durchgeführt werden. Das Leben der Patientin konnte nicht erhalten werden. Die Möglichkeit einer operativen Wiederherstellung der Leber war aufgrund der ausgedehnten Zerstörung beider Leberlappen und der Zerreißung großer Lebervenen nicht möglich.

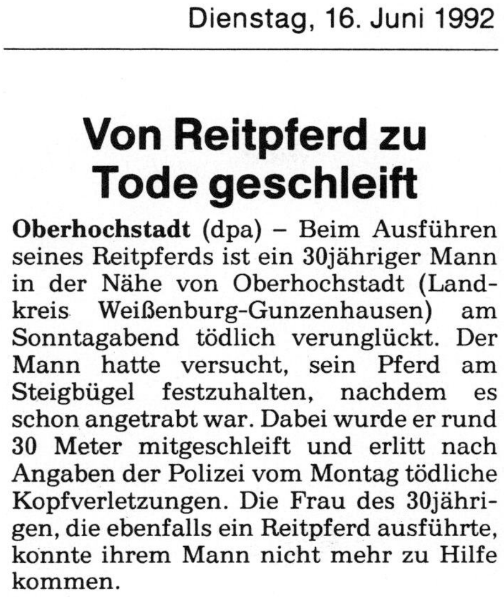

Dienstag, 16. Juni 1992

Von Reitpferd zu Tode geschleift

Oberhochstadt (dpa) – Beim Ausführen seines Reitpferds ist ein 30jähriger Mann in der Nähe von Oberhochstadt (Landkreis Weißenburg-Gunzenhausen) am Sonntagabend tödlich verunglückt. Der Mann hatte versucht, sein Pferd am Steigbügel festzuhalten, nachdem es schon angetrabt war. Dabei wurde er rund 30 Meter mitgeschleift und erlitt nach Angaben der Polizei vom Montag tödliche Kopfverletzungen. Die Frau des 30jährigen, die ebenfalls ein Reitpferd ausführte, konnte ihrem Mann nicht mehr zu Hilfe kommen.

Abb. 81. „Von Reitpferd zu Tode geschleift" (Süddeutsche Zeitung vom 16.6.1992)

2.3.6 Unfallpsychologie

2.3.6.1 Unfallschuld

Im Fragebogen mußten sich die Befragten zur Schuldfrage äußern. Beachtenswert ist, daß sich mehr als 1/3 aller Befragten zumindest z.T. am Unfall selbst schuldig fühlte. An 2. Stelle steht das eigene Pferd (Abb. 82). Anderen Reitern, anderen Pferden oder Fremdpersonen wurde nur selten die Schuld zugewiesen. Materialversagen spielte bei den Unfällen keine große Rolle. Von zahlreichen Befragten (18,3%) wurden jedoch keine klaren Aussagen zur Unfallschuld gemacht.

2.3.6.2 Vermeidbarkeit des Unfalls

Im Nachhinein hielten fast 2/3 (64,4%) der Befragten den Unfall für vermeidbar (Abb. 83).

2.3.6.3 Änderung des Reitverhaltens nach dem Unfall

2.3.6.3.1 Reitpause nach dem Unfall

Jeder 5. Reiter nahm den Reitunfall zum Anlaß, um mit dem Reiten ganz aufzuhören (Einschlußgraphik in Abb. 84).
 Von den Reitern, die nach dem Unfall weiter geritten haben, saß rund 1/4 bereits innerhalb von 1 Woche wieder im Sattel. Länger als 3 Monate warteten 17,4% der befragten Patienten (Abb. 84).

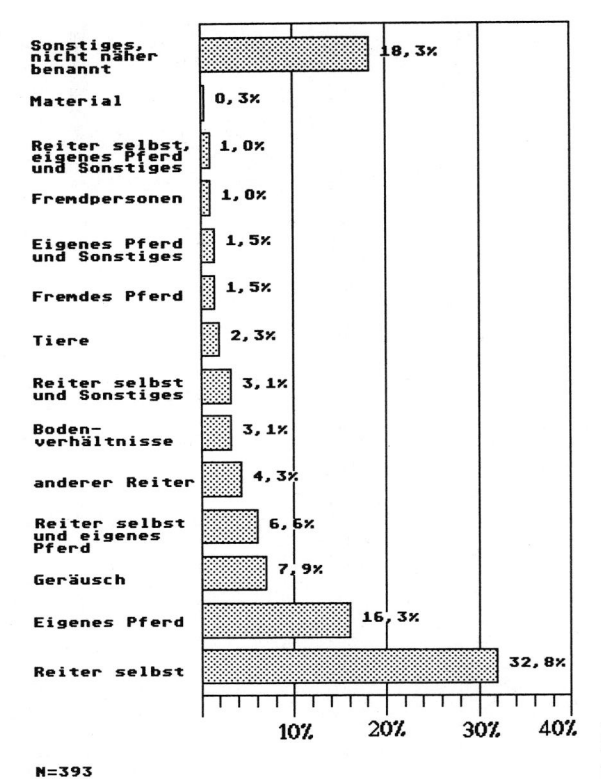

Abb. 82. Unfallschuld nach Fragebogenangaben der verunfallten Reiter zu 393 Unfällen

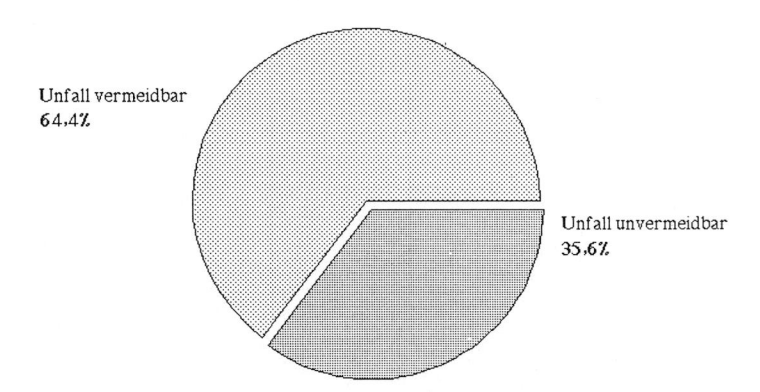

Abb. 83. Vermeidbarkeit des Unfalls nach Meinung von 390 befragten Patienten im Nachhinein

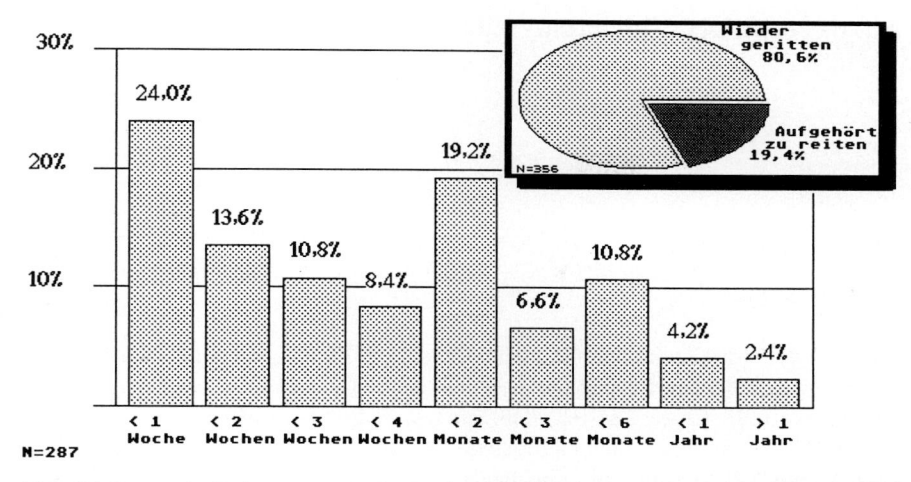

Abb. 84. Dauer der Reitpause nach dem Unfall nach Fragebogenangaben zu 287 Unfällen. *Einschlußgraphik*: Anteil der Patienten, die den Unfall zum Anlaß nahmen, um mit dem Reiten dauerhaft aufzuhören (nach Fragebogenangaben zu 356 Unfällen)

2.3.6.3.2 Sicherheitsbewußtsein

Angesichts der großen Zahl von selbstverschuldeten und vermeidbaren Unfällen stellt sich abschließend die Frage, ob die verunfallten Reiter aus dem Unfall Lehren gezogen und ihr Sicherheitsbewußtsein verändert haben (Abb. 85).

Von den Reitern, die nach dem Unfall den Reitsport nicht aufgaben, trat bei 56,6% keine Verhaltensänderung ein. Nur 43,0% gaben an, nach dem Unfall vorsichtiger geworden zu sein.

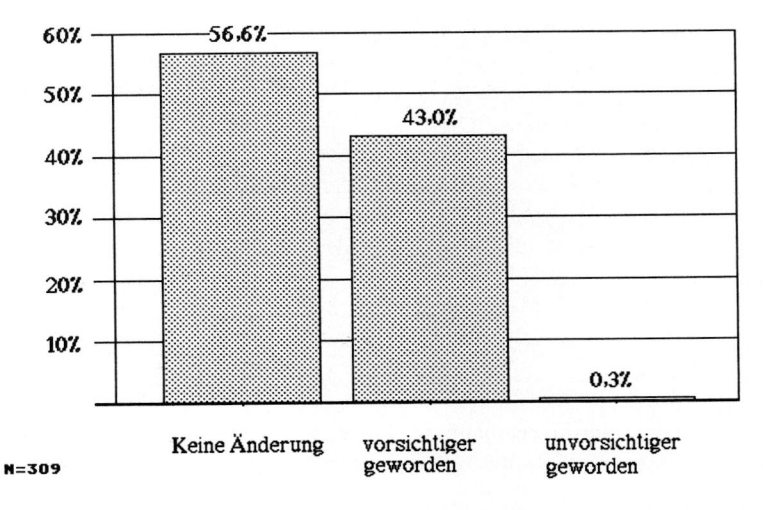

Abb. 85. Änderung des Sicherheitsbewußtseins nach dem Unfall (nach Fragebogenangaben zu 309 Unfällen)

3 Auswertung der Videoanalyse bei Springturnieren

3.1 Fragestellung

Die vielfältigen Möglichkeiten für einen Unfall im Pferdesport sind in Abschn. 2 (Auswertung des eigenen Krankengutes, klinische Studie und Fragebogenaktion) ausführlich dargestellt. Es zeigte sich, daß Sturz *vom* Pferd mit 49,7% und Sturz mit Pferd mit 11,8% gemeinsam den häufigsten Unfallhergang (61,5%) darstellen.

Genauere Angaben zum Unfallmechanismus ließen sich retrospektiv mit der Fragebogenaktion nur in begrenztem Umfang erheben. Fragen zum Unfallmechanismus wurden nur in wenigen der zurückerhaltenen Fragebögen beantwortet. Gründe hierfür sind:

1. Das Unfallereignis läuft so schnell ab, daß der Reiter als beteiligte Person den genauen Ablauf des Sturzes einschließlich seiner eigenen, zum Großteil reflektorisch bedingten Reaktionen nicht genau vor Augen hat.
2. Details des Sturzereignisses waren den Reitern zum Zeitpunkt der Befragung nicht mehr in Erinnerung, obwohl sie für den Ablauf des Sturzes und die hieraus resultierenden Verletzungen durchaus von Bedeutung wären.
3. Die Erfassung des Sturzablaufes mit Multiple-choice-Fragen ist nur sehr begrenzt möglich. Mit offenen Fragen sind aufgrund deskriptiver Probleme keine statistisch auswertbaren Angaben zum Sturzablauf zu erhalten.

Dennoch zeigte sich bei der Auswertung der wenigen Fragen, mit denen auch im Fragebogen sinnvoll retrospektiv Angaben zum Sturzablauf erfaßt werden konnten, daß es interessante Unterschiede im Sturzereignis gibt. Diese Unterschiede haben Auswirkungen auf das Verletzungsrisiko.

Es schien uns daher sinnvoll, das Sturzereignis auf andere Weise genauer zu untersuchen. Es sollte geprüft werden, ob sich Stürze in irgendeiner Form typisieren lassen und ob bestimmte Details im Sturzablauf Rückschlüsse auf bestimmte Verletzungsrisiken zulassen. Die Biomechanik der vorkommenden Verletzungen sollte veranschaulicht werden.

3.2 Material und Methodik

Um ergänzende Aussagen zum Sturzablauf zu tätigen, wurden Videoaufnahmen von 536 Stürzen bei mittelschweren bis schweren Springturnieren genauer untersucht.

Die Videoaufzeichnungen wurden uns von Fernsehanstalten von professionellen Videounternehmen und von Privatpersonen zum Teil kostenlos überlassen, z.T. bei diesen erworben.

Unfälle beim Springreiten machten mit 10% einen Großteil der an unserer Klinik behandelten Reitunfälle aus. Da nur von mittelschweren bis schweren Springturnieren in ausreichendem Umfang Videomaterial zu beschaffen war, haben wir unsere Untersuchungen zum Sturzablauf bewußt auf diese Unfälle bei Springturnieren beschränkt. Anhand der Unfälle bei dieser Teildisziplin des Pferdsports sollen exemplarisch genauere Angaben zum Sturzablauf gemacht werden. Es muß jedoch bedacht werden, daß es sich somit um selektiertes Material handelt, sowohl hinsichtlich der Reitsportteildisziplin Springen als auch hinsichtlich der Qualifikation der Reiter.

Die Videoaufnahmen von jedem Sturz wurden mit einem Videorecorder mit Einzelbild- und Zeitlupenfunktion in Einzelbildsequenzen zerlegt und genauestens hinsichtlich des Sturzablaufes untersucht. Die Informtionen zu jedem Sturz wurden elektronisch gespeichert und computerunterstützt ausgewertet.

Zur Illustration wurden beispielhafte Stürze mit einem speziellen Polaroidsystem als farbite Bildschirmphotos dokumentiert und mit einem Schwarzweißvideoprinter zu Papier gebracht.

3.3 Ergebnisse

3.3.1 Phaseneinteilung

Die Analyse der 536 Stürze ließ die folgende Phaseneinteilung erkennen (Abb. 86).

1. Vorphase

Obwohl der eigentliche Sturz von Reiter oder/und Pferd noch nicht in Gang gekommen ist, greifen hier bereits Einflüsse, die sich auf den weiteren Ablauf des Sturzes auswirken.

Solche Einflüsse kommen vom Reiter, vom Pferd und aus der Umwelt.

Einflüsse von Reiter und Pferd sind beispielsweise Gangart und Geschwindigkeit oder die Sitzposition des Reiters. Meistens sind diese Einflüsse vom Reiter gewollt.

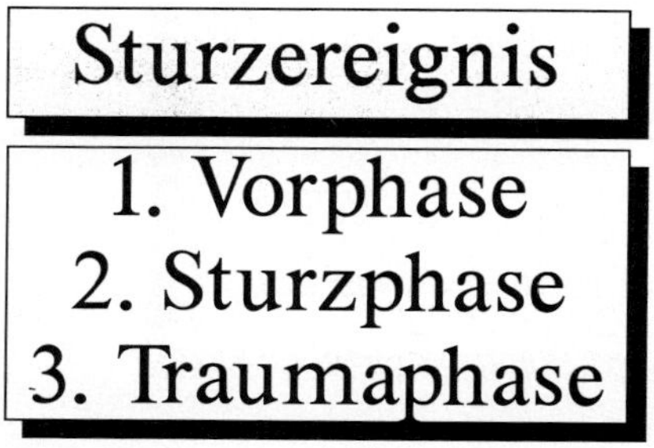

Sturzereignis
1. Vorphase
2. Sturzphase
3. Traumaphase

Abb. 86. Phaseneinteilung des Sturzereignisses

Ein Beispiel für ungewollte Einflüsse ausgehend von Pferd und/oder Reiter wäre ein falsch angerittenes Hindernis.

Wichtige Umwelteinflüsse sind beispielsweise Geräusche, andere Tiere oder eine plötzliche Änderung der Bodenverhältnisse. Diese treten plötzlich und ungewollt auf und führen meistens zu einer unbeabsichtigten Reaktion von Pferd oder/und Reiter.

Als Folge eines oder mehrerer Einflüsse kommt es dann zum eigentlichen Auslöser für den Sturz. Beispielsweise sind das Verweigern des Pferdes vor dem Hindernis, das Hängenbleiben des Pferdes am Hindernis, das Ausrutschen, Steigen und Buckeln des Pferdes.

2. Sturzphase

Nach dem Auslöser ändern Pferd oder/und Reiter den eigentlich beabsichtigten, regulären Bewegungsablauf. Ab diesem Moment beginnt die Sturzphase.

Auch hier sind als Unfallhergang grundsätzlich der Sturz *vom* Pferd und der Sturz *mit* Pferd zu unterscheiden.

Anhand des Verhaltens des Reiters zu Beginn der Sturzphase lassen sich *3 verschiedene Sturzmechanismen* differenzieren (Abb. 87), die im folgenden als Initialphase bezeichnet werden:

Initialphase 1: Initial freie Flugbahn

Bei der *initital freien Flugbahn* löst sich der Reiter relativ früh vom Pferd. Der Reiter stürzt ungehindert in die Richtung der beschleunigend wirkenden Kraft, ohne daß dabei eine aktive oder passive Richtungsänderung oder Energieminderung stattfindet. Die initial freie Flugphase kann sowohl beim Sturz *vom* Pferd als auch beim Sturz *mit*

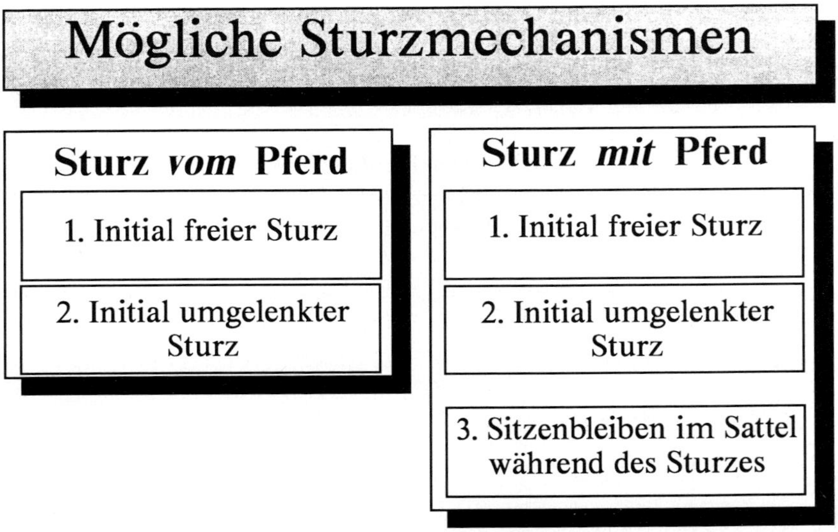

Mögliche Sturzmechanismen

Sturz *vom* Pferd	**Sturz *mit* Pferd**
1. Initial freier Sturz	1. Initial freier Sturz
2. Initial umgelenkter Sturz	2. Initial umgelenkter Sturz
	3. Sitzenbleiben im Sattel während des Sturzes

Abb. 87. Mögliche Sturzmechanismen bei Springturnieren, *links* beim Sturz *vom* Pferd, *rechts* beim Sturz *mit* Pferd

Pferd stattfinden. Beim Sturz *mit* Pferd bleibt der Reiter allerdings meistens noch länger im Sattel sitzen, bevor er sich vom Pferd löst.

Initialphase 2: Initial umgelenkte Flugbahn

Bei der *initial umgelenkten Flugbahn* erfolgt durch aktive Einflußnahme des Reiters eine Richtungsänderung und meist auch eine Energieminderung im Sturzgeschehen. In der Regel geschieht dies dadurch, daß sich der Reiter reflektorisch am Pferdehals oder am Zaumzeug festhält. Auch dieser Sturzmechanismus ist sowohl beim Sturz *vom* Pferd als auch beim Sturz *mit* Pferd möglich.

Initialphase 3: Sitzenbleiben des Reiters im Sattel beim Sturz mit Pferd

Der 3. Sturzmechanismus kommt nur beim Sturz *mit* Pferd vor: Der *Reiter bleibt* während des gesamten Sturzes im Sattel *sitzen*, während das Pferd zu Boden stürzt.

Je nach Umfang der aktiven, gewollten Einflußnahme des Reiters erscheinen Abschnitte der Sturzphase mehr oder weniger koordiniert und unkoordiniert.

3. Traumaphase

In der Traumaphase bestehen für den Reiter ein oder mehrere Verletzungsrisiken. Als gefährdendes Moment hierbei wirken z.B. die Landung des Reiters auf dem Boden, die Kollision des Reiters mit einem Hindernis oder der Sturz des Pferdes auf den Reiter. Sturz und Traumaphase sind nicht immer streng gegeneinander abgrenzbar, z.B. bei der Kollision des Reiters mit dem Hindernis während der Sturzphase. Häufig schließt sich in diesen Fällen noch ein 2. Trauma an, z.B. die Landung des Reiters auf dem Boden.

Einzelheiten zu den einzelnen Phasen werden im folgenden dargestellt.

3.3.2 Untersuchung der Sturzphasen

3.3.2.1 Vorphase

3.3.2.1.1 Auslöser für den Sturz

Das eigentliche Sturzereignis beginnt am Ende der Vorphase mit dem Auslöser für den Sturz. Die Abb. 88 gibt die Häufigkeitsverteilung der verschiedenen Auslöser bei den untersuchten Videoaufnahmen von Stürzen bei Springturnieren wieder.

Bei der Mehrzahl aller Stürze war das zu überspringende *Hindernis in irgendeiner Form als Auslöser für den Sturz* wirksam: Am häufigsten (39,7%) war das Hängenbleiben des Pferdes am Hindernis während des Sprungs (Abb. 89). Das plötzliche Stoppen des Pferdes vor dem Hindernis (Abb. 90) war mit 30,8% der zweithäufigste, das plötzliche Abdrehen des Pferdes vor dem Hindernis (Abb. 91) mit 17,5% der dritthäufigste Auslöser; nimmt man beide unter dem Begriff „Verweigern des Pferdes vor dem Hindernis" zusammen, stellen sie mit 48,3% sogar den häufigsten Auslöser

Auslöser für den Sturz — Häufigkeitsverteilung:

- Hängenbleiben am Hindernis: 39,7%
- Plötzliches Stoppen vor dem Hindernis: 30,8%
- Plötzliches Abdrehen vor dem Hindernis: 17,5%
- Ausrutschen in der Kurve: 4,5%
- Nicht regelrechte Landung des Pferdes nach dem Sprung: 4,1%
- Steigen: 0,9%
- Buckeln: 0,9%
- Sonstiges: 1,5%

N=536

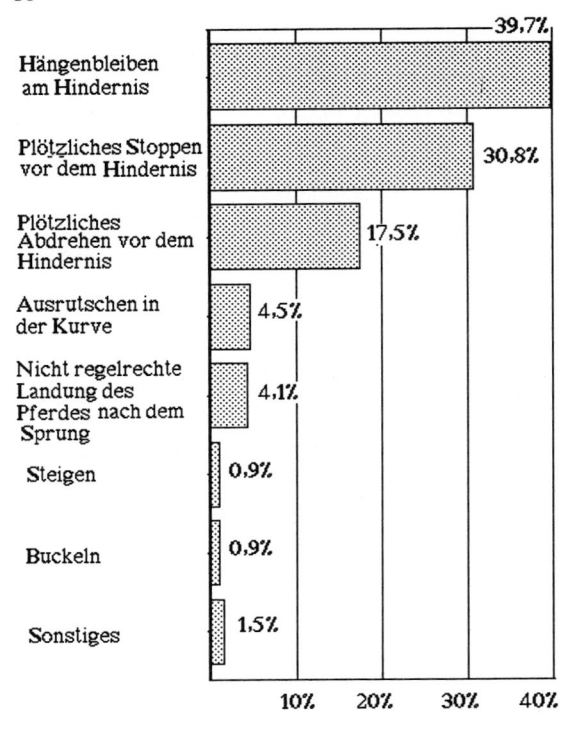

Abb. 88. Auslöser für den Sturz – Häufigkeitsverteilung bei 536 Unfällen bei Springturnieren

für einen Sturz dar. Die nicht regelrechte Landung des Pferdes nach dem Sprung über ein Hindernis war mit 4,1% relativ selten Auslöser für einen Sturz.

Vor den Auslösern für den Sturz, bei denen in der Regel *kein Hindernis als mitverursachend* angesehen werden kann, war bei Springturnieren mit 4,5% nur das Ausrutschen des Pferdes beim Reiten einer Kurve von zahlenmäßiger Bedeutung (Abb. 92). Auslöser wie das Steigen (Abb. 93) oder Buckeln des Pferdes kamen mit je 0,9% bei Springturnieren extrem selten vor.

3.3.2.2 Sturzphase

Nach Wirksamwerden des Auslösers ändern Pferd oder/und Reiter den ursprünglich beabsichtigten Bewegungsablauf. In diesem Moment beginnt die Sturzphase.

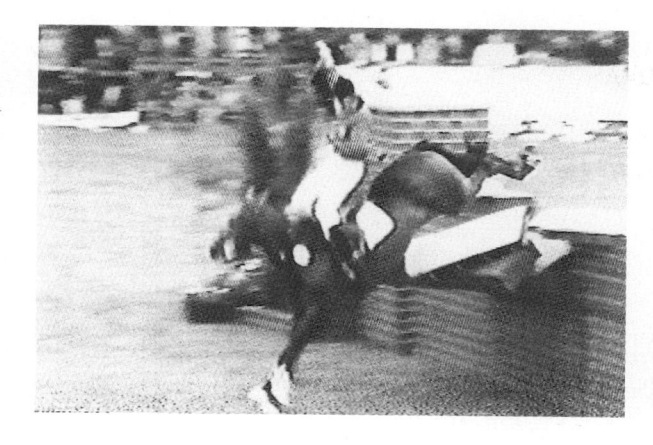

Abb. 89. Hängenbleiben des Pferdes am Hindernis als Auslöser für den Sturz (Videoprint)

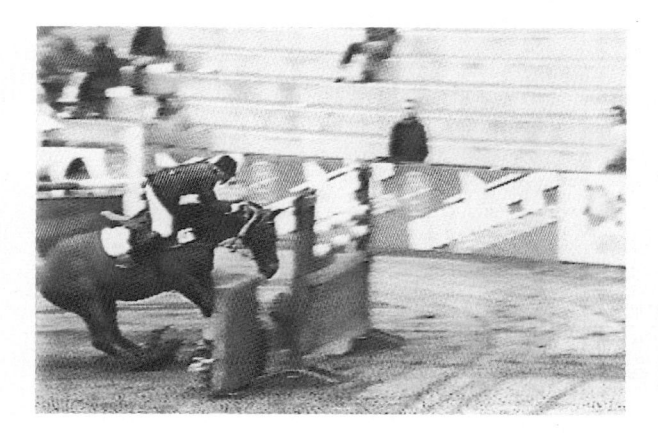

Abb. 90. Plötzliches Stoppen des Pferdes vor dem Hindernis (Refusieren) als Auslöser für den Sturz (Videoprint)

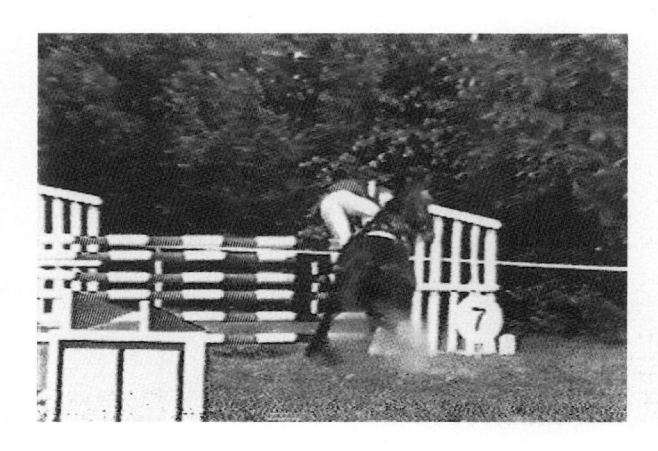

Abb. 91. Plötzliches Abdrehen des Pferdes vor dem Hindernis (Ausbrechen) als Auslöser für den Sturz (Videoprint)

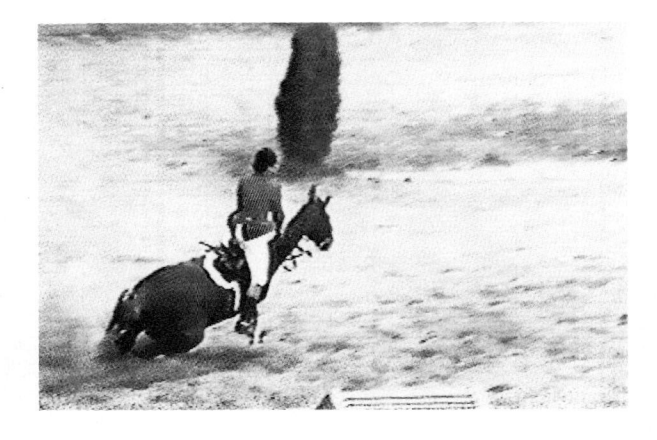

Abb. 92. Ausrutschen des Pferdes beim Reiten einer Kurve („Beine verlieren") als Auslöser für den Sturz (Videoprint)

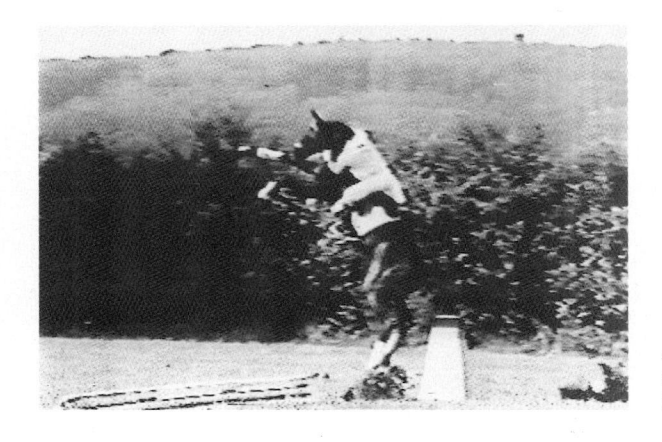

Abb. 93. Steigen des Pferdes als Auslöser für den Sturz (Videoprint)

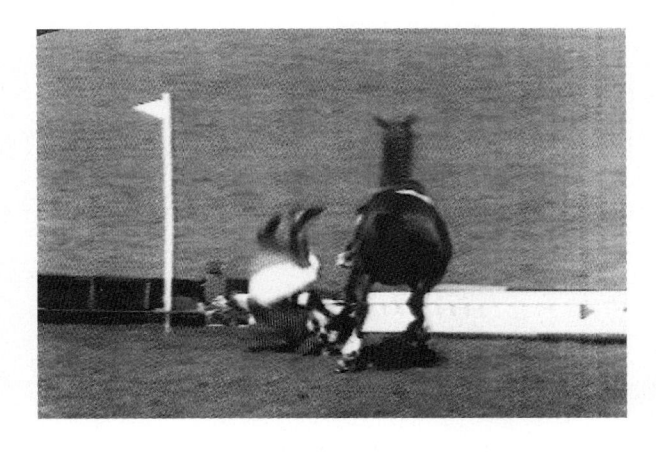

Abb. 94. Unfallhergang: Sturz *vom* Pferd (Videoprint)

3.3.2.2.1 Unfallhergang

Unfallhergang allgemein

Grundsätzlich ist zunächst der Sturz *vom* Pferd (Abb. 94) vom Sturz *mit* Pferd (Abb. 95) zu unterscheiden. Fast 3/4 (71,8%) der untersuchten Stürze bei Springturnieren waren Stürze vom Pferd (Abb. 96).

Unfallhergang in Abhängigkeit vom Auslöser

In Abb. 97 ist die Häufigkeit von Sturz vom Pferd und Sturz mit Pferd in Abhängigkeit vom jeweiligen Auslöser für den Sturz dargestellt.

Beim plötzlichen Abdrehen des Pferdes vor dem Hindernis, beim Buckeln und beim Steigen kam ausschließlich der Sturz *vom* Pferd vor. Auch plötzliches Stoppen des Pferdes vor dem Hindernis und nicht regelrechte Landung nach dem Sprung führte in der Mehrzahl der Fälle (92,1% bzw. 72,7%) zum Sturz vom Pferd.

Der Sturz *mit* Pferd ist charakteristisch beim Ausrutschen des Pferdes beim Reiten einer Kurve (100%). Beim Hängenbleiben am Hindernis kommen Sturz vom Pferd und Sturz mit Pferd gleich häufig vor.

3.3.2.2.2 Sturzrichtung

Bei der Analyse der Stürze hinsichtlich der dominierenden Sturzrichtung ergibt sich die Verteilung nach Abb. 98.

Die Mehrzahl der Stürze ereignete sich *nach vorne* (85,1%). Stürze nach vorne waren besonders typisch nach dem plötzlichen Stoppen des Pferdes vor dem Hindernis oder nach dem Hängenbleiben des Pferdes am Hindernis (Abb. 99).

An 2. Stelle, aber mit nur 12,7% deutlich weniger häufig, standen Stürze mit dominierender Sturzrichtung *zur Seite*. Bei allen seitwärts gerichteten Stürzen war jedoch auch eine ausgeprägte Bewegungskomponente nach vorne festzustellen. Seitwärts gerichtete Stürze kamen vor allem nach dem plötzlichen Abdrehen des Pferdes vor dem Hindernis (Abb. 100) oder beim Ausrutschen des Pferdes in der Kurve vor.

Stürze mit dominierender Sturzrichtung *rückwärts* waren mit 2,2% extrem selten (Abb. 101). Diese Stürze sind typisch beim Steigen des Pferdes, kamen aber in seltenen Fällen auch beim plötzlichen Stoppen des Pferdes vor dem Hindernis vor.

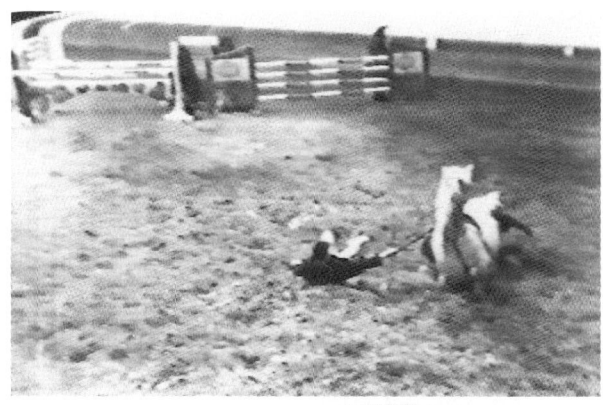

Abb. 95. Unfallhergang: Sturz *mit* Pferd (Videoprint)

Sturz vom Pferd 71,8%

Sturz mit Pferd 28,2%

N=536

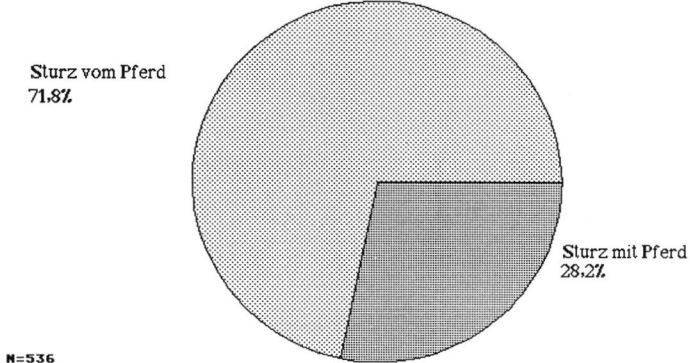

Abb. 96. Unfallhergang: Häufigkeit von Sturz *vom* Pferd und Sturz *mit* Pferd bei 536 Unfällen bei Springturnieren

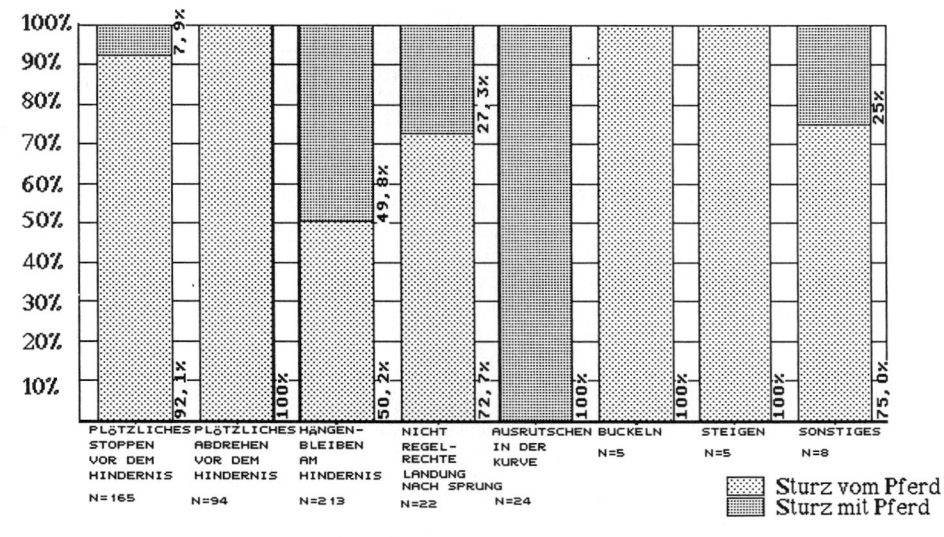

	PLÖTZLICHES STOPPEN VOR DEM HINDERNIS N=165	PLÖTZLICHES ABDREHEN VOR DEM HINDERNIS N=94	HÄNGEN-BLEIBEN AM HINDERNIS N=213	NICHT REGEL-RECHTE LANDUNG NACH SPRUNG N=22	AUSRUTSCHEN IN DER KURVE N=24	BUCKELN N=5	STEIGEN N=5	SONSTIGES N=8
Sturz vom Pferd	92,1%	7,9% / 100%	50,2% / 49,8%	72,7% / 27,3%	100%	100%	100%	75,0% / 25%

Abb. 97. Häufigkeit der Unfallhergänge Sturz *vom* Pferd und Sturz *mit* Pferd in Abhängigkeit vom Auslöser für den Sturz bei 536 Unfällen bei Springturnieren

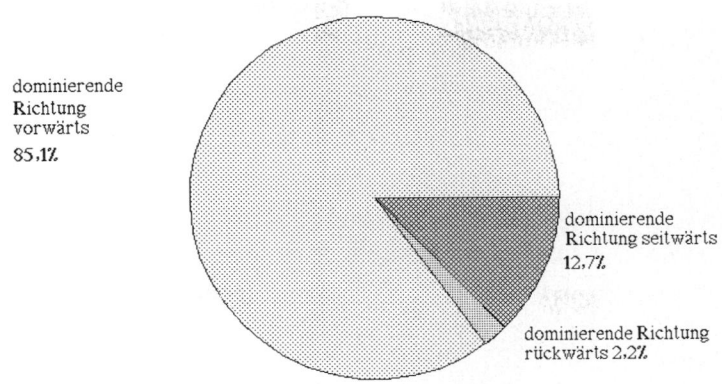

dominierende
Richtung
vorwärts
85,1%

dominierende
Richtung seitwärts
12,7%

dominierende Richtung
rückwärts 2,2%

N=536

Abb. 98. Dominierende Sturzrichtung bei 536 Unfällen bei Springturnieren

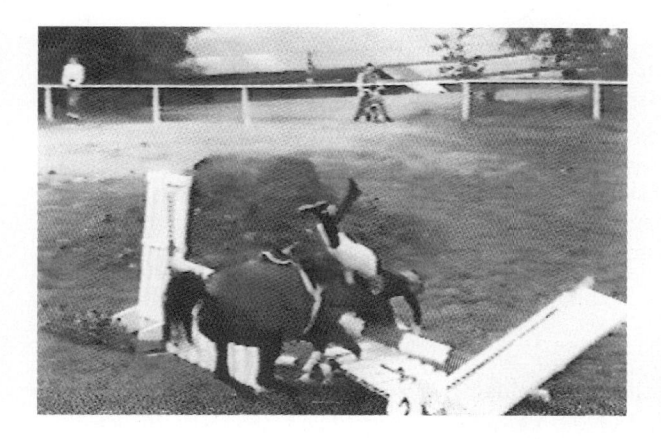

Abb. 99. Dominierende Sturzrichtung vorwärts. Auslöser: Hängenbleiben des Pferdes am Hindernis (Videoprint)

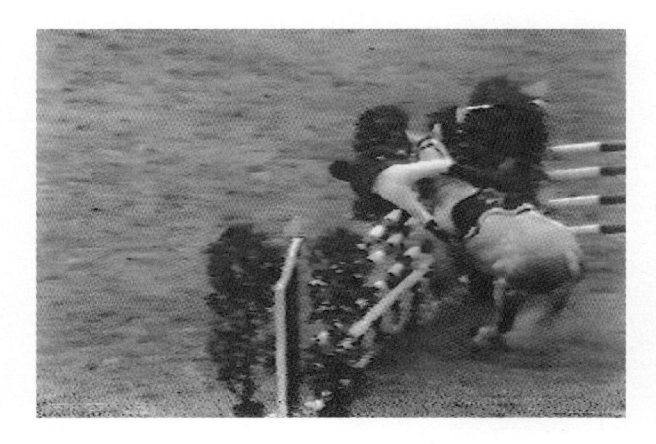

Abb. 100. Dominierende Sturzrichtung seitwärts mit Komponente nach vorne. Auslöser: Plötzliches Abdrehen des Pferdes vor dem Hindernis (Videoprint)

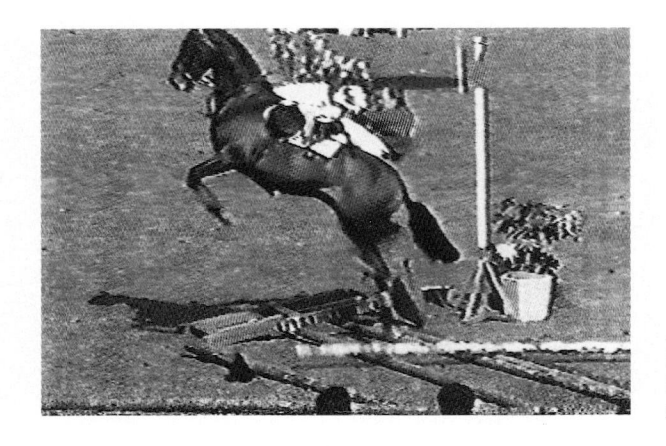

Abb. 101. Dominierende Sturzrichtung rückwärts. Auslöser: Steigen des Pferdes (Videoprint)

3.3.2.2.3 Initialphase des Sturzes

Allgemein

Die Einteilung in Stürze mit initial freier Flugbahn, Stürze mit initial umgelenkter Flugbahn und Stürze mit Pferd, bei denen der Reiter im Sattel sitzen bleibt, wurde unter 3.1 bereits erläutert. Die Abb. 102 gibt die entsprechende Häufigkeitsverteilung wieder.

Stürze mit initial umgelenkter Flugbahn (Abb. 103 und 104) sind mit 60,4% am häufigsten. Es folgen Stürze mit initial freier Flugbahn (28%) (Abb. 105 und 106) und Stürze, bei denen der Reiter im Sattel sitzen bleibt (11,6%) (Abb. 107).

In Abhängigkeit vom Auslöser

Untersucht man die Stürze auf ihre Initialphase in Abhängigkeit vom jeweiligen Auslöser für den Sturz, ergibt sich die Verteilung entsprechend Abb. 108 und 109.

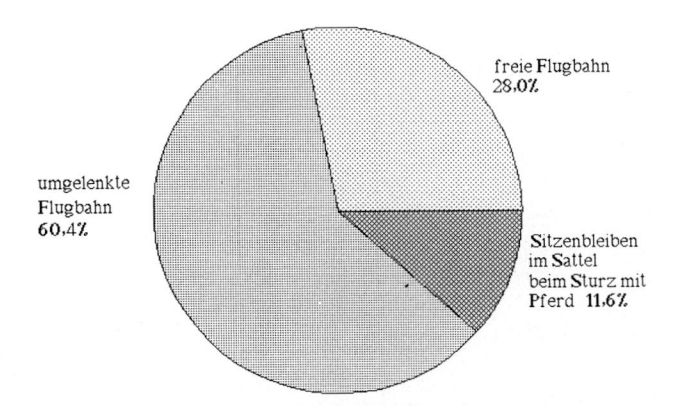

Abb. 102. Initialphase des Sturzes bei 536 Unfällen bei Springturnieren

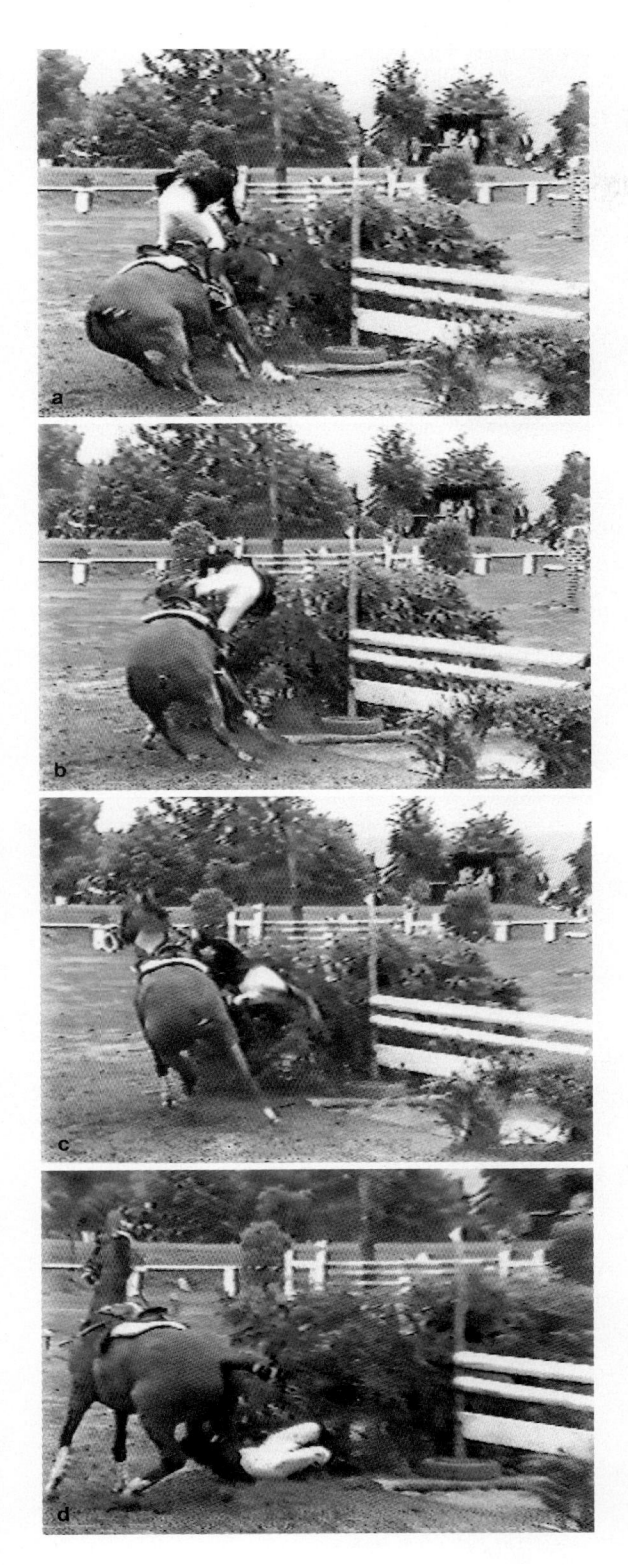

Abb. 103 a–d. Initial *umgelenkte* Flugbahn beim Sturz *vom* Pferd. Auslöser: Plötzliches Abdrehen des Pferdes vor dem Hindernis. Der Reiter hält sich am Zaumzeug fest und lenkt seine Flugbahn dadurch um. Verletzungsgefahr im Bereich von Becken und Rücken (Videoprints)

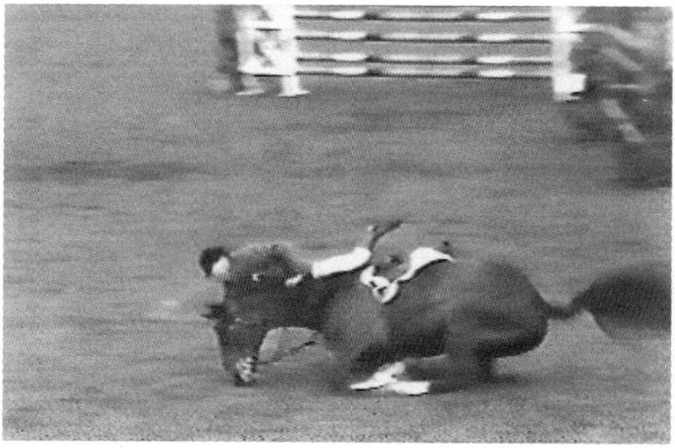

Abb. 104. Initial *umgelenkte* Flugbahn beim Sturz *mit* Pferd. Der Reiter hält sich am Pferdehals fest, während das Pferd zu Boden geht (Videoprint)

Die *initial freie Flugbahn* ist sowohl beim Sturz *vom* Pferd als auch beim Sturz *mit* Pferd am häufigsten, wenn das Pferd am Hindernis hängenbleibt (28% bzw. 57,5%).

Die *initial umgelenkte Flugbahn* kommt beim Sturz *mit* Pferd insgesamt seltener vor als beim Sturz *vom* Pferd. Die umgelenkte Flugbahn ist charakteristisch für den Sturz *vom* Pferd beim plötzlichen Abdrehen des Pferdes vor dem Hindernis (88,3%).

Das *Sitzenbleiben im Sattel* während des Sturzes ist typisch für den Sturz mit Pferd beim Reiten einer Kurve (75%).

In Abhängigkeit vom Unfallhergang

Die Häufigkeit der verschiedenen Initialphasen beim Sturz vom Pferd und beim Sturz mit Pferd ist in Abb. 110 dargestellt.

Die *initial freie Flugbahn* ist mit 44,4% beim Sturz *mit* Pferd doppelt so häufig wie beim Sturz vom Pferd (21,6%). Die *initial umgelenkte Flugbahn* ist mit 78,4% charakteristisch für den Sturz *vom* Pferd. Das *Sitzenbleiben im Sattel* kann definitionsgemäß nur beim Sturz *mit* Pferd vorkommen.

3.3.2.2.4 Kollision des Reiters mit einem Hindernis

Allgemein

Fast bei 1/3 (30,3%) aller Stürze kollidierte der Reiter während des Sturzes mit einem Hindernis (Abb. 111).

Meistens (95,7%) handelte es sich dabei um Hindernisse, die sich bei einem Anprall lösen (Abb. 112). Nur selten (4,3%) prallte der Reiter gegen feste Hindernisse, beispielsweise die Bande der Reitbahn.

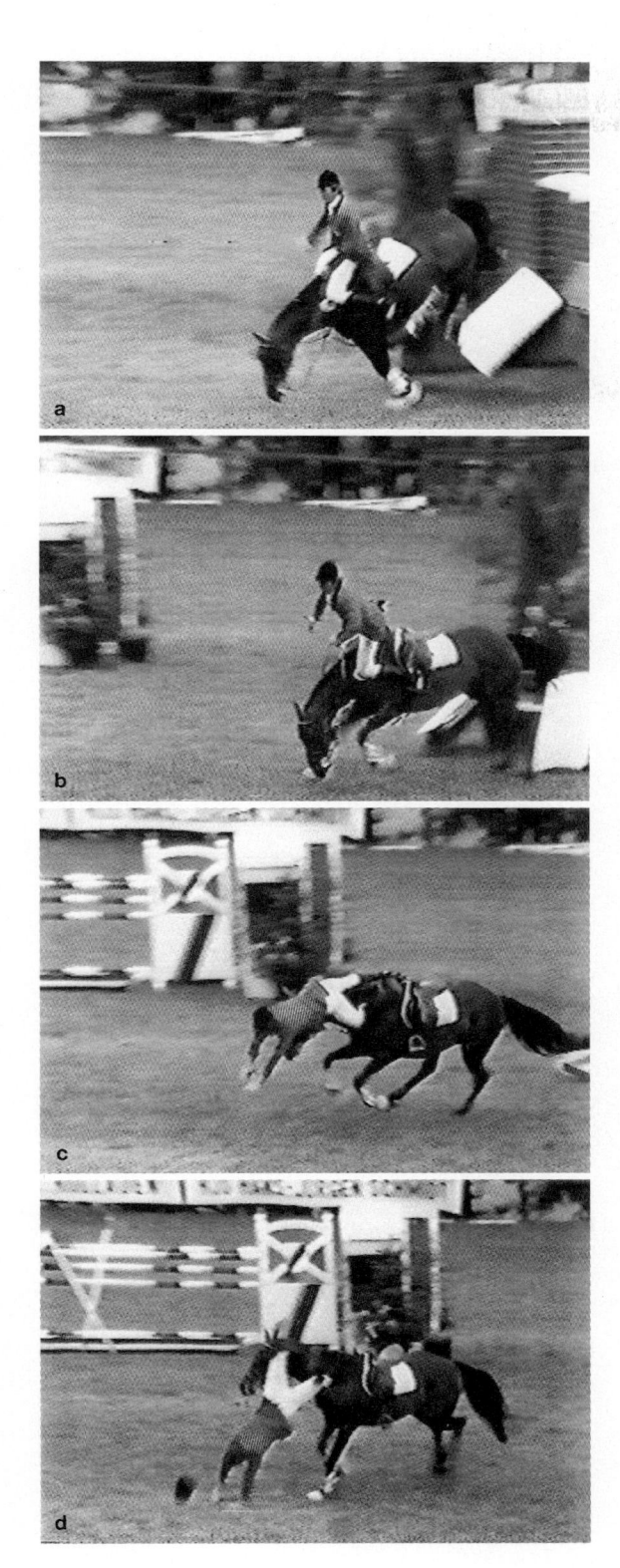

Abb. 105 a–d

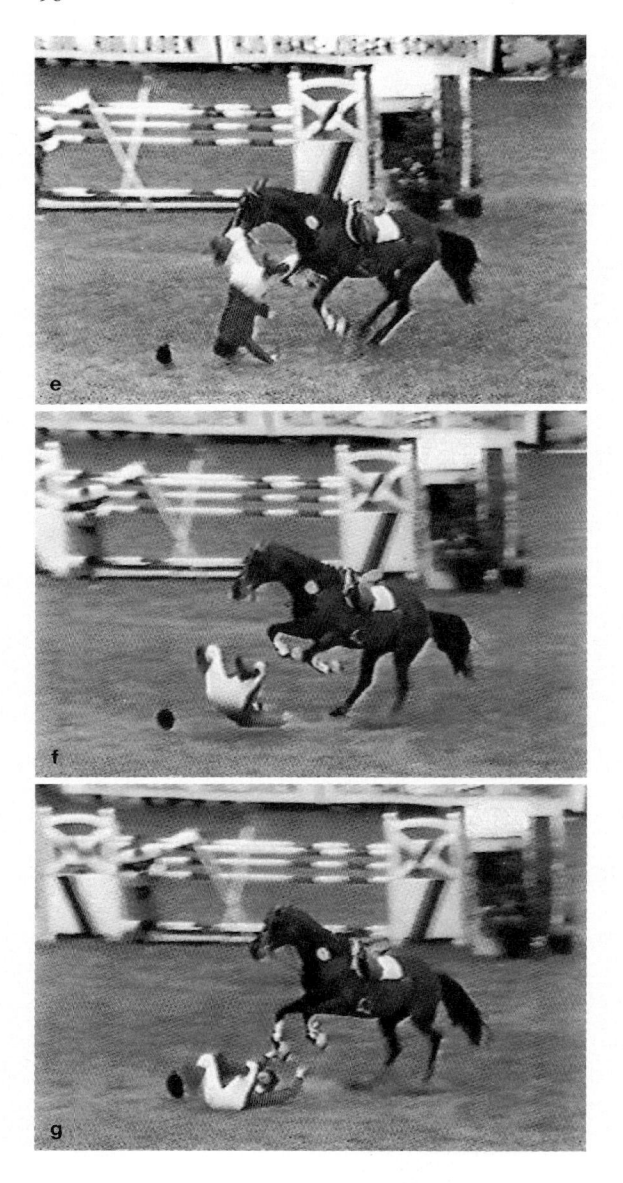

Abb. 105 a–g. Initial *freie* Flugbahn beim Sturz *vom* Pferd. Auslöser: Hängenbleiben des Pferdes am Hindernis. Charakteristisches Vorstrecken der Arme als Abfangbewegung, trotzdem noch Trauma im Kopf- und Halsbereich. Anschließend geschicktes Abrollen auf den Rücken. Beachte den bereits vor Aufkommen des Reiters auf dem Boden verlorenen Kopfschutz (Videoprint)

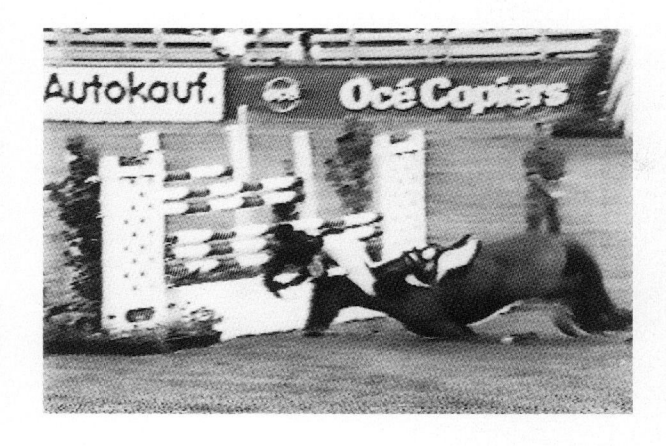

Abb. 106. Initial *freie* Flugbahn beim Sturz *mit* Pferd. Wie bei den meisten Stürzen mit Pferd löst sich der Reiter erst relativ spät vom Pferd. Die freie Flugbahn wird sehr früh durch die Kollision des Reiters mit einem Hindernis beendet. Gefährdet sind Kopf und Halsbereich (Videoprint)

In Abhängigkeit vom Auslöser

Charakteristisch ist die Kollision des Reiters mit einem Hindernis nach einem Sturz *vom* Pferd, der durch plötzliches Stoppen des Pferdes vor dem Hindernis (58,7% Kollisionen) (Abb. 113) oder plötzliches Abdrehen des Pferdes (57,4% Kollisionen) (Abb. 114) verursacht wurde (Abb. 115). Erfolgte nach dem Hängenbleiben des Pferdes am Hindernis eine Kollision des Reiters mit einem Hindernis, so handelte es sich dabei stets um das Hindernis, das dem gerade übersprungenen Hindernis im Parcours folgte.

In Abhängigkeit von der Initialphase

Eine Kollision des Reiters mit einem Hindernis während des Sturzes kam am häufigsten bei Stürzen mit initial umgelenkter Flugbahn vor (37,8%) (Abb. 116).
 Äußerst selten waren Kollisionen des Reiters mit einem Hindernis bei Stürzen mit Pferd, bei denen der

3.3.2.2.5 Verlust des Kopfschutzes während des Sturzes

Wie die Abb. 117 zeigt, hielt der Kopfschutz nur bei 63% aller Stürze während des Sturzes am Kopf fest (Abb. 118). Eine sichere Unterscheidung verschiedener Helmtypen konnte dabei nicht vorgenommen werden. Üblicherweise wird bei Springturnieren jedoch ein einfacher Reiterhelm verwendet, der wegen der Grußvorschriften bei Springturnieren in der Regel nicht oder nur mit einem einfachen Gummiband am Kopf befestigt wird.

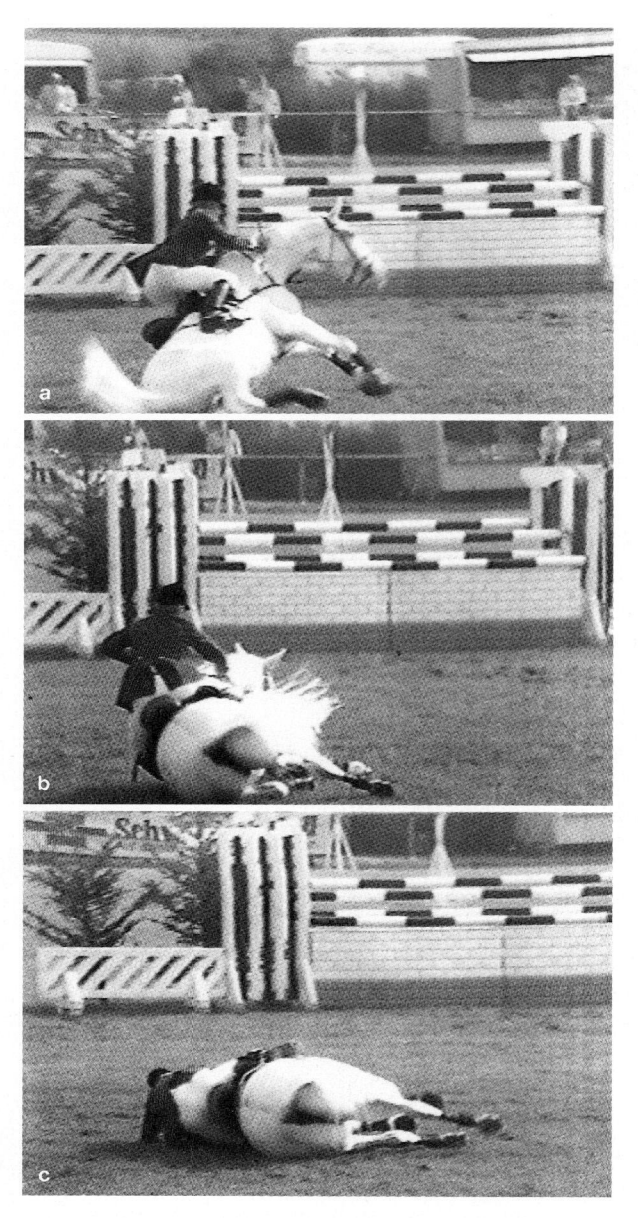

Abb. 107 a–c. Sitzenbleiben des Reiters im Sattel beim Sturz *mit* Pferd. Auslöser: Ausrutschen des Pferdes beim Reiten einer Kurve. Verletzungsgefahr im Bereich der unteren Extremitäten (Videoprints)

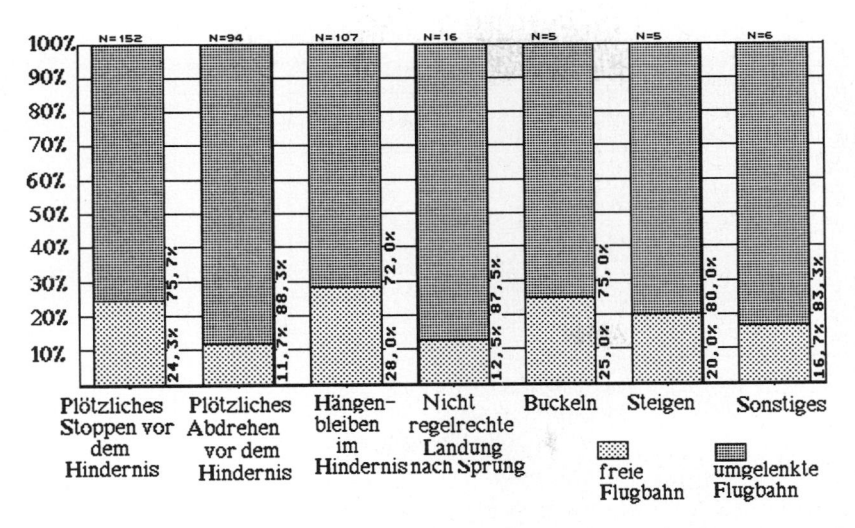

Abb. 108. Initialphase bei 385 Stürzen *vom* Pferd bei Springturnieren in Abhängigkeit vom Auslöser für den Sturz

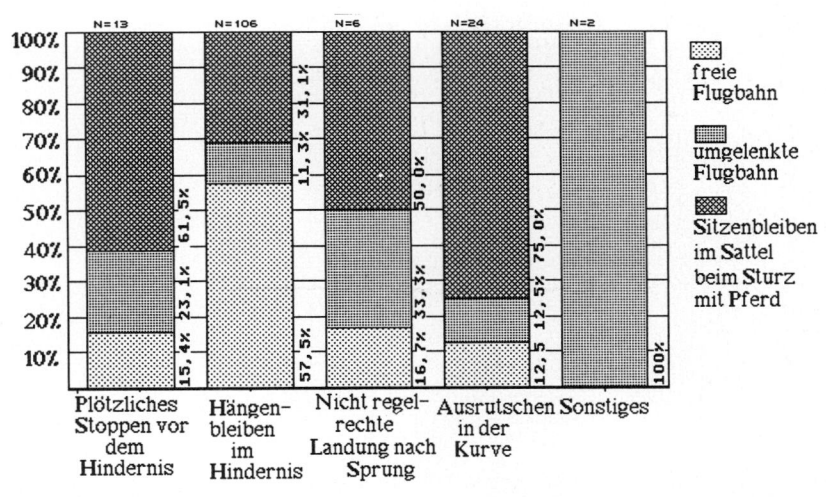

Abb. 109. Initialphase bei 151 Stürzen *mit* Pferd bei Springturnieren in Abhängigkeit vom Auslöser für den Sturz

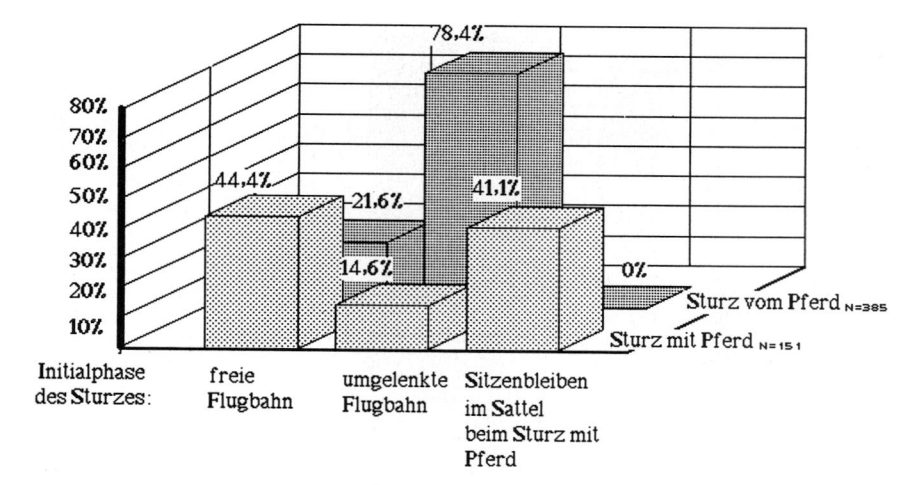

Abb. 110. Initialphase der Stürze bei Springturnieren in Abhängigkeit vom Unfallhergang. *Hintere Reihe*: Initialphase bei 385 Stürzen *vom* Pferd. *Vordere Reihe*: Initialphase bei 151 Stürzen *mit* Pferd

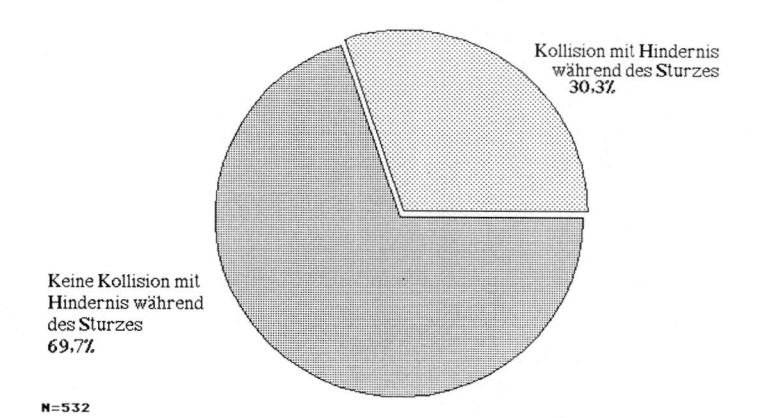

Abb. 111. Häufigkeit einer Kollision des Reiters mit einem Hindernis während des Sturzes bei 532 in dieser Hinsicht beurteilbaren Unfällen bei Springturnieren

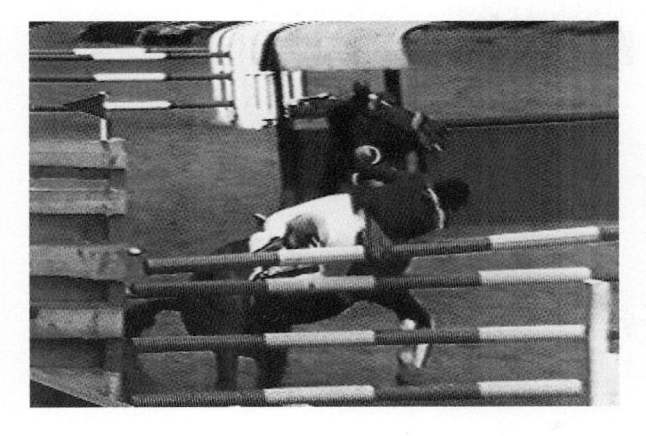

Abb. 112. Kollision des Reiters mit einem Hindernis während des Sturzes vom Pferd mit initial umgelenkter Flugbahn. Auslöser: Plötzliches Abdrehen des Pferdes vor dem Hindernis. Anprall im Bereich von Becken und Oberschenkel (Videoprint)

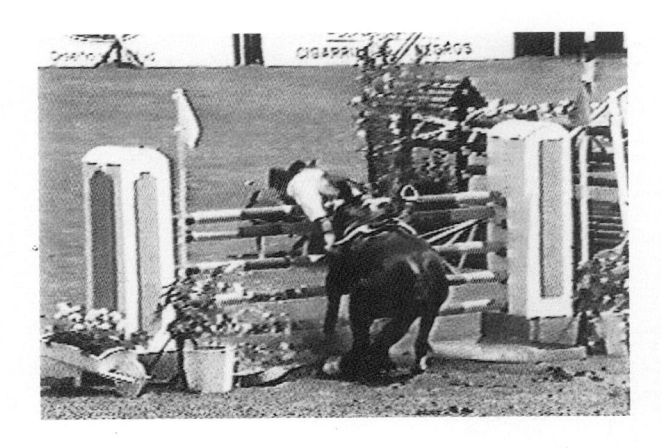

Abb. 113. Kollision des Reiters mit einem Hindernis während des Sturzes vom Pferd. Auslöser: Plötzliches Stoppen des Pferdes vor dem Hindernis. Anprall im Bereich der unteren Extremitäten

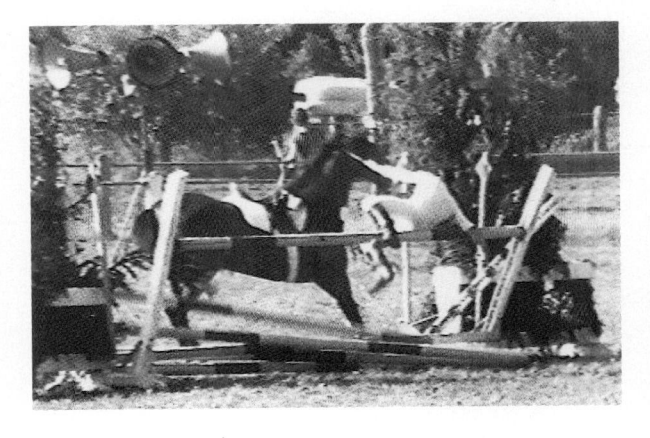

Abb. 114. Kollision des Reiters mit einem Hindernis während des Sturzes vom Pferd mit initial umgelenkter Flugbahn. Auslöser: Plötzliches Abdrehen des Pferdes vor dem Hindernis. Anprall im Bereich von Becken und Oberschenkel (Videoprint)

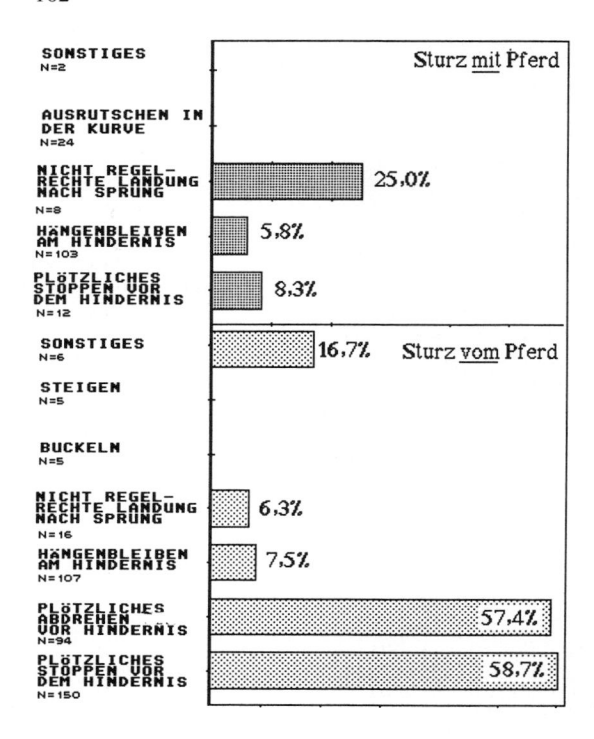

Abb. 115. Häufigkeit einer Kollision des stürzenden Reiters mit einem Hindernis während des Sturzes in Abhängigkeit vom Auslöser für den Sturz. *Oben*: Sturz *mit* Pferd. *Unten*: Sturz *vom* Pferd. Zugrundegelegt sind 532 in dieser Hinsicht auswertbare Unfälle bei Springturnieren

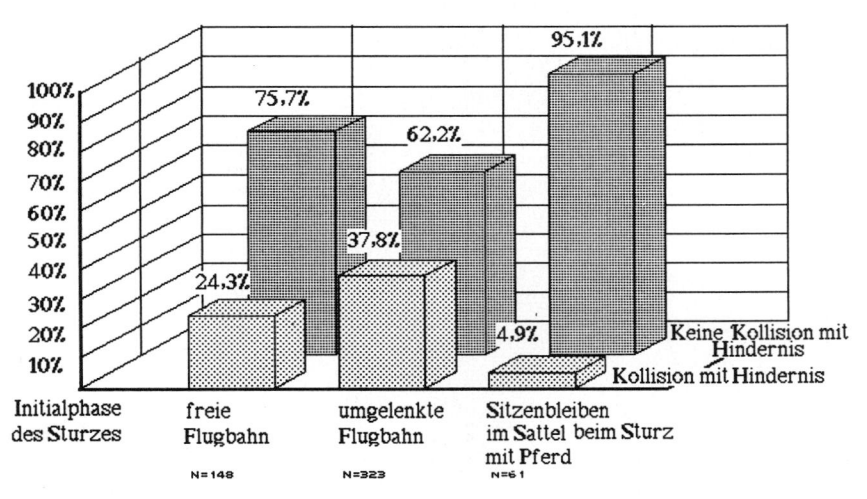

Abb. 116. Häufigkeit einer Kollision des stürzenden Reiters mit einem Hindernis in Abhängigkeit von der Initialphase des Sturzes bei 532 in dieser Hinsicht auswertbaren Unfällen bei Springturnieren

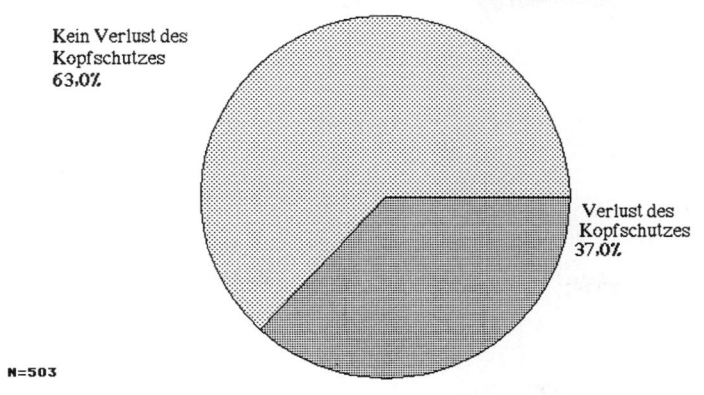

Abb. 117. Häufigkeit des Verlustes des Kopfschutzes bereits während des Sturzes bei 503 in dieser Hinsicht auswertbaren Unfällen bei Springturnieren

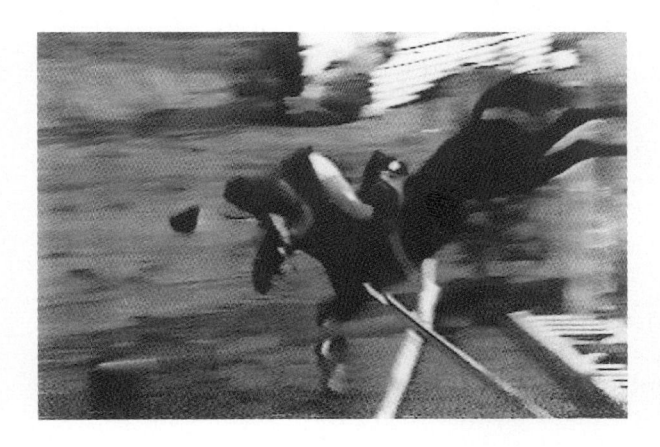

Abb. 118. Verlust des Kopfschutzes bereits zu Beginn des Sturzes, kurz nachdem das Pferd am Hindernis hängengeblieben ist (Videoprint)

3.3.2.3 Traumaphase

3.3.2.3.1 Gefährdendes Moment

Während des Sturzes können ein oder mehrere gefährdende Momente traumatisierend auf den Reiter einwirken. Bei den analysierten Videoaufnahmen konnte bei 53,5% aller Stürze und somit am häufigsten eine Gefährdung des Reiters durch den Sturz auf den Boden festgestellt werden (Abb. 119). An 2. Stelle folgte mit 19,1% die Kollision des Reiters mit dem Hindernis. An 3. Stelle (8,0%) lag die Kombination beider zuvor genannter Ursachen.

Obwohl es sich bei 28,2% aller analysierten Videoaufnahmen um Stürze mit dem Pferd handelte, konnte eine wirkliche Gefährdung des Reiters durch das stürzende Pferd relativ selten beobachtet werden: Nur bei 3,8% aller Unfälle bestand Verletzungsgefahr durch den Sturz auf den Boden und das nachstürzende Pferd, nur bei 0,4% durch das stürzende Pferd allein.

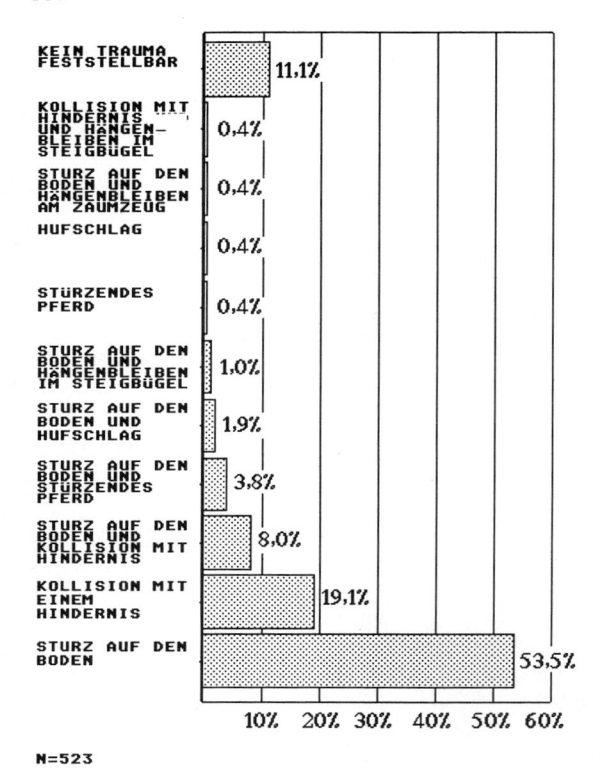

KEIN TRAUMA FESTSTELLBAR	11,1%
KOLLISION MIT HINDERNIS UND HÄNGEN- BLEIBEN IM STEIGBÜGEL	0,4%
STURZ AUF DEN BODEN UND HÄNGENBLEIBEN AM ZAUMZEUG	0,4%
HUFSCHLAG	0,4%
STÜRZENDES PFERD	0,4%
STURZ AUF DEN BODEN UND HÄNGENBLEIBEN IM STEIGBÜGEL	1,0%
STURZ AUF DEN BODEN UND HUFSCHLAG	1,9%
STURZ AUF DEN BODEN UND STÜRZENDES PFERD	3,8%
STURZ AUF DEN BODEN UND KOLLISION MIT HINDERNIS	8,0%
KOLLISION MIT EINEM HINDERNIS	19,1%
STURZ AUF DEN BODEN	53,5%

N=523

Abb. 119. Gefährdendes Moment bei 523 in dieser Hinsicht auswertbaren Stürzen bei Springturnieren

Ebenfalls sehr selten bestanden bei den Unfällen bei Springturnieren andere Verletzungsrisiken, beispielsweise durch Hufschlag (Abb. 120), Hängenbleiben im Steigbügel (Abb. 121) oder Hängenbleiben im Zaumzeug (Abb. 122).

Bei 11,1% der untersuchten Stürze war überhaupt keine Gefährdung des Reiters feststellbar, wenn Reiter sehr geschickt im Stehen (Abb. 123) oder Laufen oder mit gekonnten Abrollbewegungen landeten.

3.3.2.3.2 Gefährdete Körperregionen

Allgemein

Bei den untersuchten 536 Stürzen konnten wir 679mal ein potentielles Verletzungsrisiko für eine Körperregion abschätzen.

Die Abb. 124 zeigt die entsprechende Verteilung. Mit 31,5% waren am häufigsten Schulter und oder Extremitäten gefährdet. An 2. Stelle folgte der Rumpfbereich (Thorax, Abdomen, Rücken/BWS/LWS) mit 26,5%.

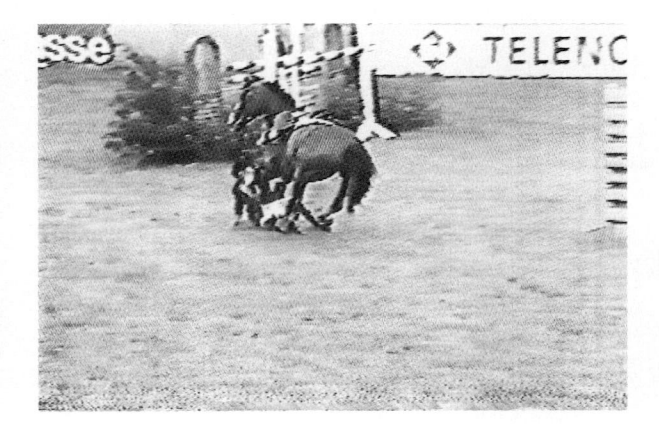

Abb. 120. Beim Sturz vom Pferd kam dieser Reiter vor den Hufen des weitergaloppierenden Pferdes zu liegen, daher Gefährdung durch Sturz auf den Boden und Hufschlag (Videoprint)

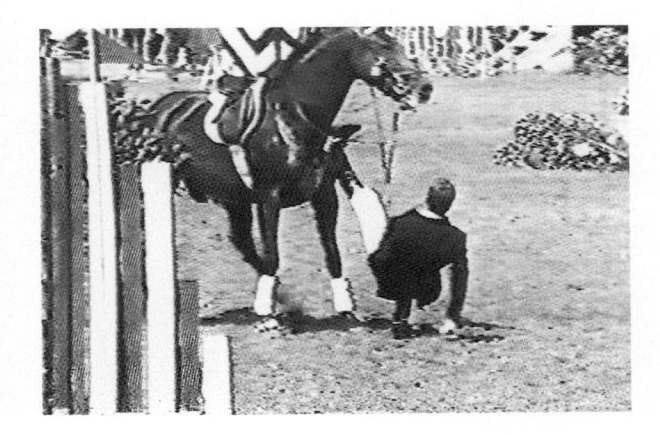

Abb. 121. Hängenbleiben des Reiters im Steigbügel nach Sturz vom Pferd (Videoprint)

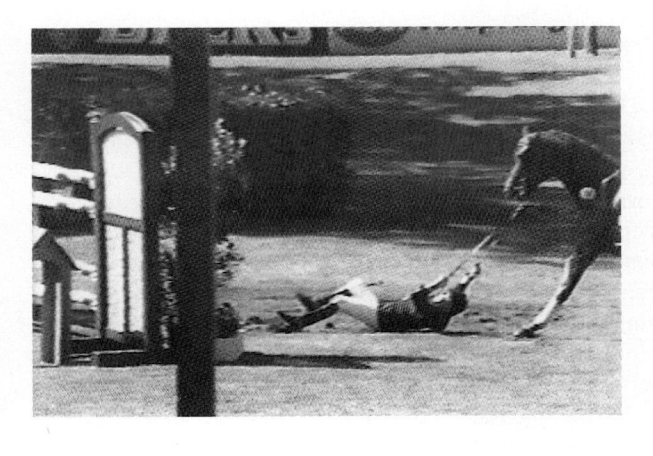

Abb. 122. Hängenbleiben des Reiters im Zaumzeug nach Sturz vom Pferd. Das Pferd schleift den am Boden liegenden Reiter rückwärts hinter sich her (Videoprint)

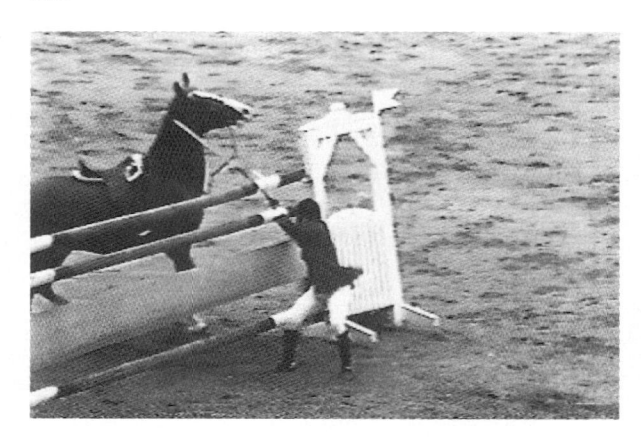

Abb. 123. Geschickte Landung des Reiters im Stehen nach initial umgelenktem Sturz über das Hindernis (Videoprint)

Kopf und Hals 19,6%

Schulter und Obere Extremität 31,5%

Rumpf 26,5%

Becken und Untere Extremität 22,4%

N=679

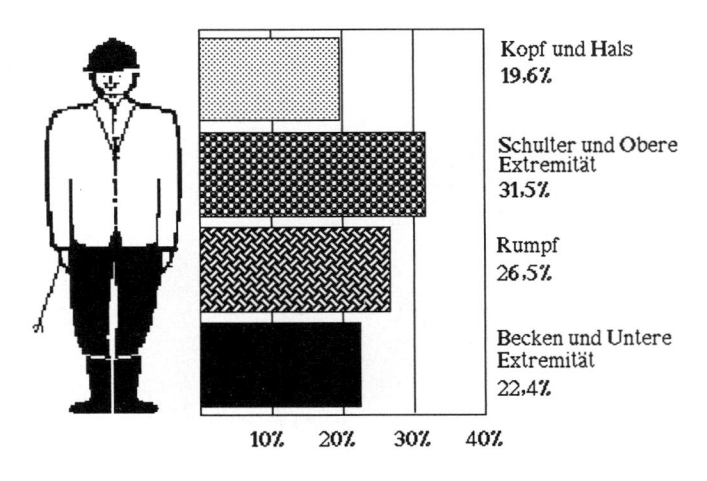

Abb. 124. Gefährdete Körperregion bei 536 Stürzen bei Springturnieren mit insgesamt 679 Verletzungsrisiken

In Abhängigkeit vom Unfallhergang

Unter Berücksichtigung des Unfallhergangs (Sturz *vom* Pferd bzw. Sturz *mit* Pferd) ergaben sich bei der Einschätzung des Verletzungsrisikos für die untersuchten Stürze bei Springturnieren veschiedene Verteilungen (Abb. 125).

Beim *Sturz vom Pferd* wurde mit 33,3% am häufigsten eine Gefährdung im Rumpfbereich (Thorax, Abdomen, Rücken/BWS/LWS) festgestellt. Es handelte sich hierbei häufig um relativ leichte Anpralltraumen gegen das Hindernis oder um Kompressionstraumen der Wirbelsäule durch Landung im Sitzen (Abb. 126).

Durch geschickte „Landungen" des Reiters im Stehen oder Laufen ergab sich in zahlreichen Fällen allenfalls ein geringes Verletzungsrisiko für die unteren Extremitäten. Erstaunlich ist, daß bei der Videoanalyse der Unfälle bei Springturnieren das geschätzte Verletzungsrisiko für die unteren Extremitäten beim Sturz *vom* Pferd hö-

▓ Kopf und Hals   ▓ Schulter und Obere   ▓ Rumpf   ■ Becken und Untere
                    Extremität   Extremität

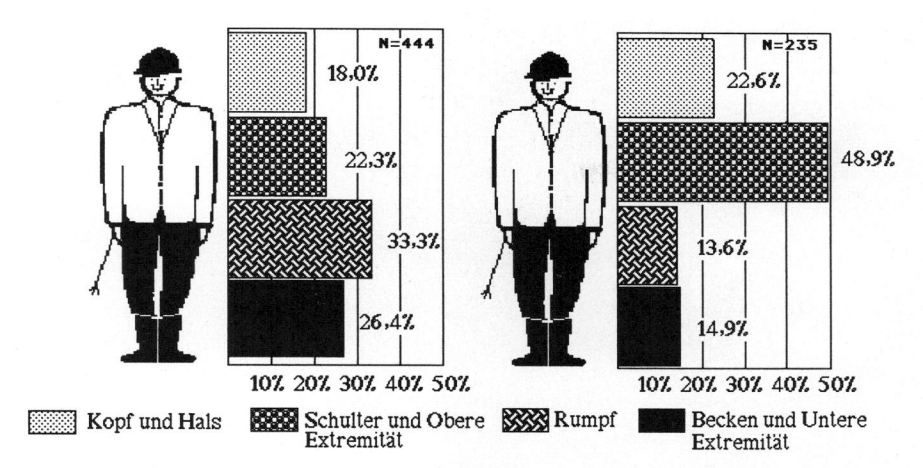

Abb. 125. Gefährdete Körperregion in Abhängigkeit vom Unfallhergang. *Links*: 444 Verletzungsrisiken durch Sturz *vom* Pferd. *Rechts*: 235 Verletzungsrisiken durch Sturz *mit* Pferd. Zugrundegelegt sind 536 Stürze bei Springturnieren

her ist als beim Sturz *mit* Pferd. Dies steht im Widerspruch zu den Ergebnissen unserer klinischen Studie.

Beim *Sturz mit Pferd* erwiesen sich Schulter und obere Extremitäten mit 48,9% als am häufigsten gefährdete Körperregionen (Abb. 127). Besonders häufig bestand dabei ein Verletzungsrisiko für die Schulter. Beim Sturz *vom* Pferd waren Schulter und obere Extremitäten nur mit 22,3% betroffen, die Verletzungsgefahr bestand dabei in der Regel für periphere Abschnitte der oberen Extremitäten (Abb. 128).

Eine Verletzungsgefahr für Kopf und Hals war beim Sturz *mit* Pferd (22,6%) (Abb. 129) nur geringfügig häufiger festzustellen als beim Sturz *vom* Pferd (18,0%).

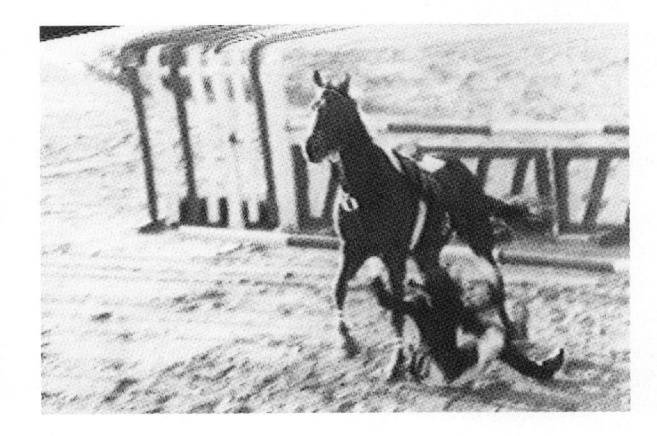

Abb. 126. Verletzungsgefahr für die Wirbelsäule durch Kompression bei der Landung des Reiters im Sitzen nach Sturz *vom* Pferd (Videoprint)

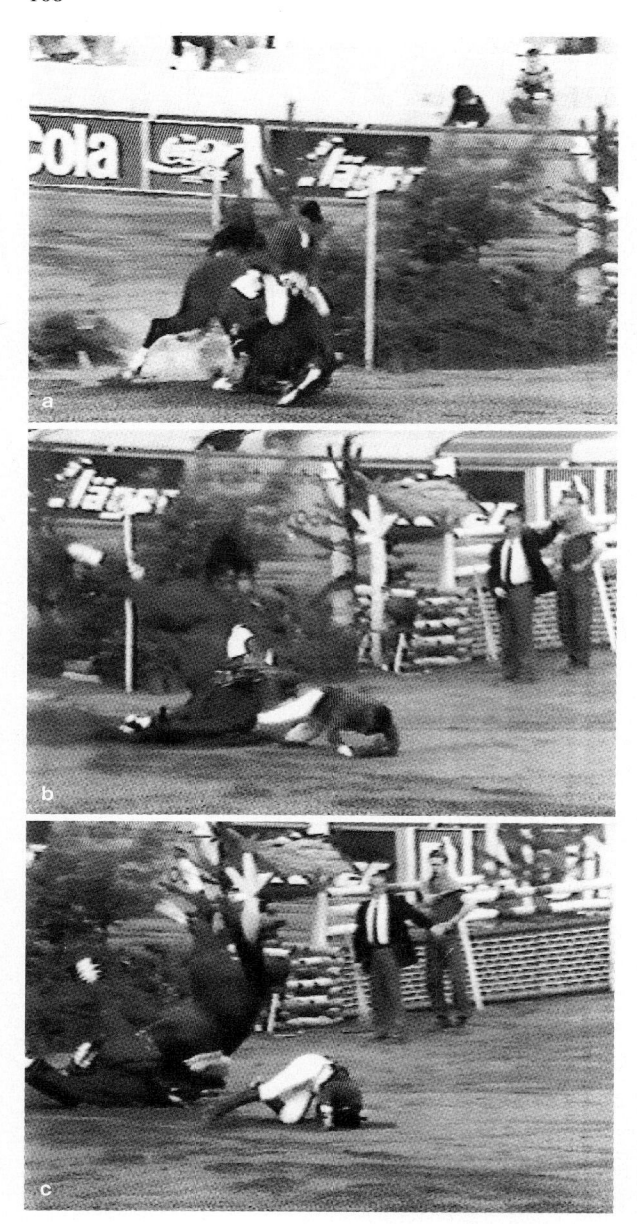

Abb. 127 a–c. Verletzungsgefahr im Bereich der oberen Extremitäten, der Schulter und am Kopf beim Sturz *mit* Pferd (Videoprint)

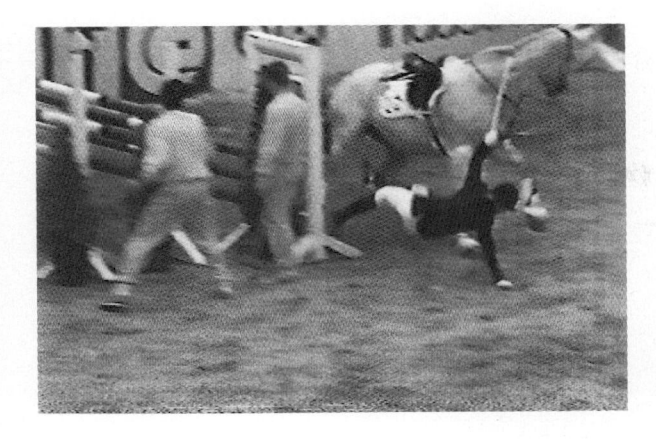

Abb. 128. Verletzungsgefahr im Bereich der oberen Extremität beim Sturz *vom* Pferd (Videoprint)

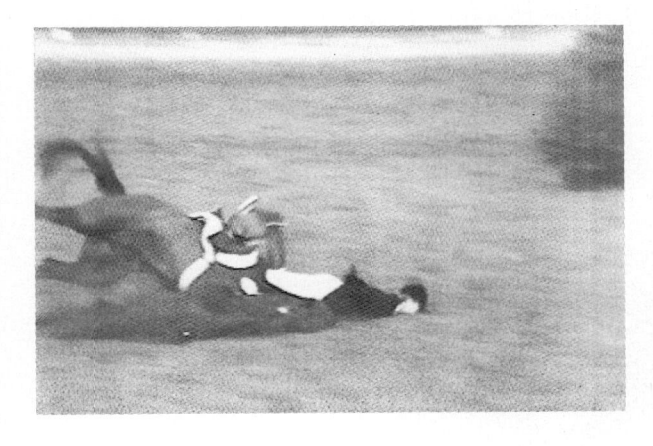

Abb. 129. Verletzungsgefahr für Kopf, insbesondere Gesicht, und Halswirbelsäule beim Sturz *mit* Pferd (Videoprint)

In Abhängigkeit von der Initialphase

Bei der *initial freien Flugbahn* bestand das größte Verletzungsrisiko für die Körperregionen Schulter und obere Extremitäten (44,1%) (Abb. 130) sowie Kopf und Hals (27,3%). Eine Gefährdung für die oberen Extremitäten bestand vor allem durch das reflektorische Vorstrecken der Arme als Abfangbewegungen (Abb. 131). Eine Gefährdung für den Kopf ergab sich bei Stürzen, bei denen der Reiter keine Abfangbewegungen ausführte und dann häufig ungehindert auf den Boden oder gegen ein Hindernis prallte.

Bei der *initial umgelenkten Flugbahn* hingegen bestand am häufigsten eine Verletzungsgefahr im Rumpfbereich (34,6%) (Abb. 132) sowie im Bereich von Becken und unteren Extremitäten (31,7%) (Abb. 133), da die umgelenkte Flugbahn häufig zu einem Anprall mit diesen Körperregionen gegen das Hindernis führte.

Blieb der Reiter beim Sturz mit Pferd *im Sattel sitzen*, ergab sich einerseits eine Gefährdung von Schulter und oberen Extremitäten (42,7%), andererseits von Becken und unteren Extremitäten (27,1%).

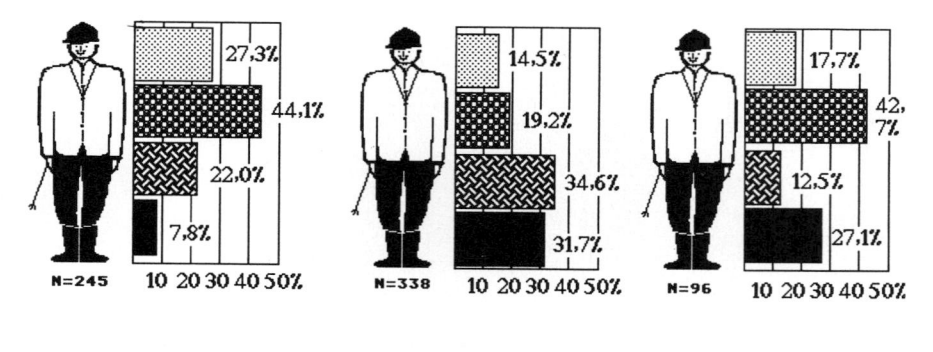

Kopf und Hals   Schulter und Obere Extremität   Rumpf   Becken und Untere Extremität

Abb. 130. Gefährdete Körperregion in Abhängigkeit von der Initialphase des Sturzes. *Links*: Freie Flugbahn. *Mitte*: Umgelenkte Flugbahn. *Rechts*: Sitzenbleiben im Sattel beim Sturz mit Pferd. Zugrundegelegt sind 536 Stürze bei Springturnieren mit 679 Verletzungsrisiken

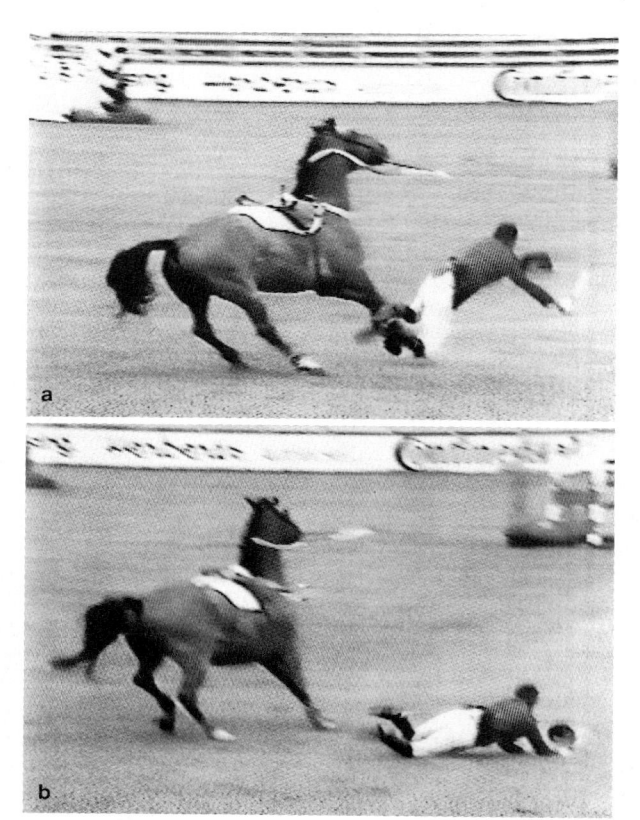

Abb. 131 a, b. Vorstrecken der Arme als Abfangbewegung beim Sturz vom Pferd mit inital freier Flugbahn (Videoprint)

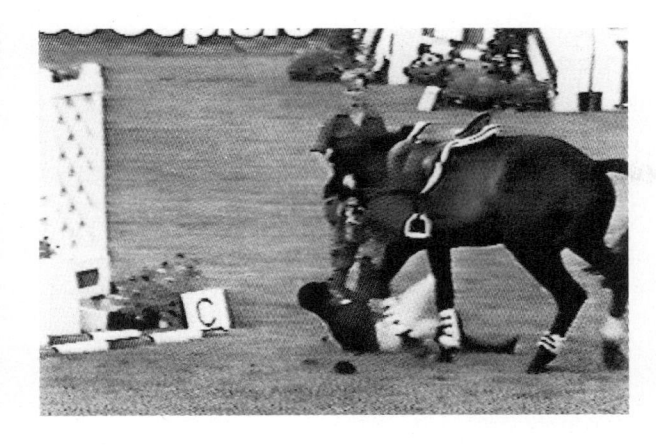

Abb. 132. Sturz auf den Rücken nach initial umgelenkter Flugbahn (Videoprint)

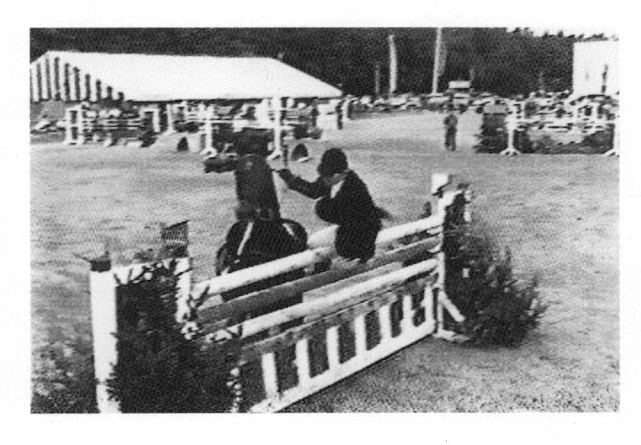

Abb. 133. Gefährdung im Bereich der unteren Extremitäten durch Kollision des Reiters mit einem Hindernis nach initial umgelenkter Flugbahn (Videoprint)

In Abhängigkeit vom gefährdeten Moment

Die unterschiedliche Verteilung der gefährdeten Körperregionen in Abhängigkeit von dem beim jeweiligen Sturz gefährdenden Moment ist in Abb. 134 dargestellt.

Bei den Stürzen, bei denen eine *Gefährdung des Reiters allein durch den Sturz des Reiters auf den Boden* erfolgte, waren in den meisten Fällen Schulter und obere Extremitäten gefährdet (40,2%). Mit 24,9% an 2. Stelle folgen Stürze, bei denen ein Verletzungsrisiko für Thorax, Abdomen und Rücken/BWS/LWS besteht.

In den Fällen, bei denen ausschließlich eine *Gefährdung durch die Kollision des Reiters mit einem Hindernis* bestand, beim Aufkommen des Reiters auf dem Boden jedoch keine Gefährdung mehr anzunehmen war, wurden am häufigsten Becken und untere Extremitäten (34,8%) als gefährdet eingestuft (Abb. 135, 136).

Bei 8% aller Stürze bestand eine *Gefährdung des Reiters durch die Kollision mit einem Hindernis und durch anschließenden Sturz auf den Boden*. Bei diesen Stürzen wird der Ablauf des Sturzes in aller Regel entscheidend durch das Hindernis beeinflußt, das die Bewegung des stürzenden Reiters nach seinem Anprall umlenkt (Abb. 137). Bei den Stürzen, bei denen eine Verletzungsgefahr durch Kollision des Reiters

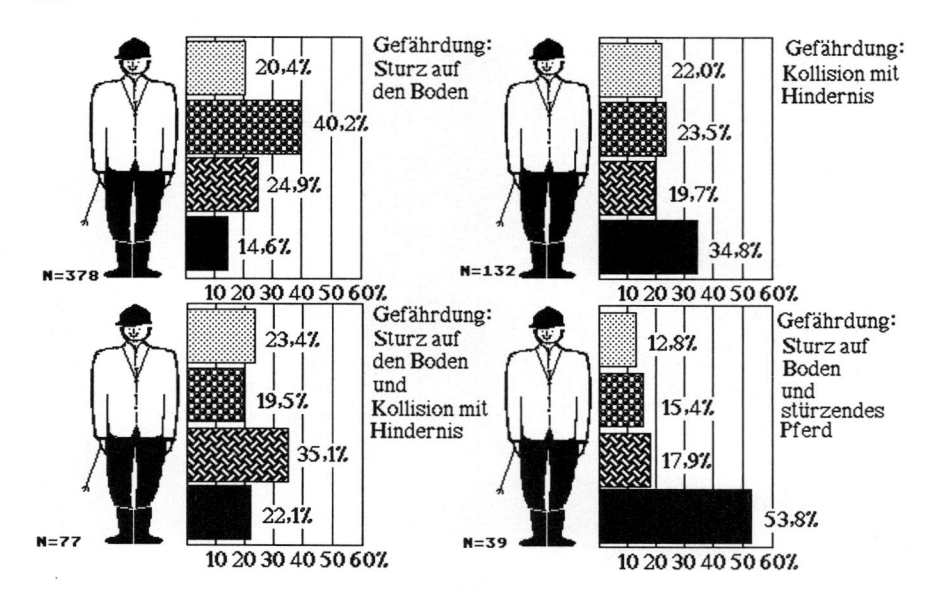

Abb. 134. Gefährdete Körperregion in Abhängigkeit vom gefährdenden Moment. Ausgewertet wurden nur die 4 häufigsten gefährdenden Momente bei der Videoanalyse der Unfälle bei Springturnieren

mit einem Hindernis und durch anschließenden Sturz auf den Boden festgestellt wurde, waren am häufigsten Thorax, Abdomen und Rücken/BWS/LWS (35,1%) gefährdet.

Kam zu der *Gefährdung durch den Sturz des Reiters auf den Boden* noch eine *Gefährdung durch das auf den Reiter stürzende Pferd* hinzu, überwog die Verletzungsgefahr für Becken und untere Extremitäten (53,8%) (Abb. 138 und 139).

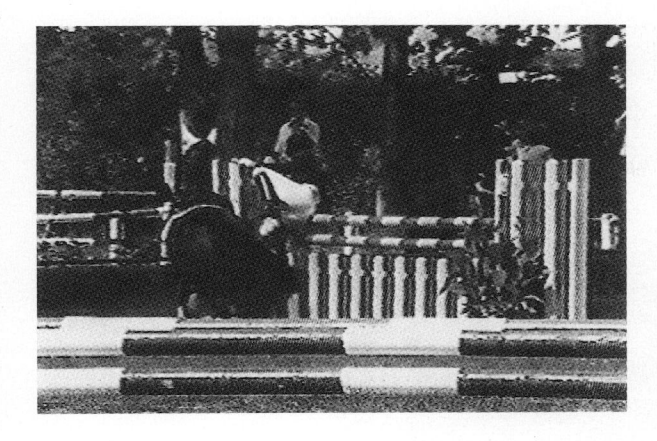

Abb. 135. Gefährdung im Beckenbereich bei Kollision des Reiters mit dem Hindernis nach initial umgelenkter Flugbahn beim Sturz vom Pferd (Videoprint)

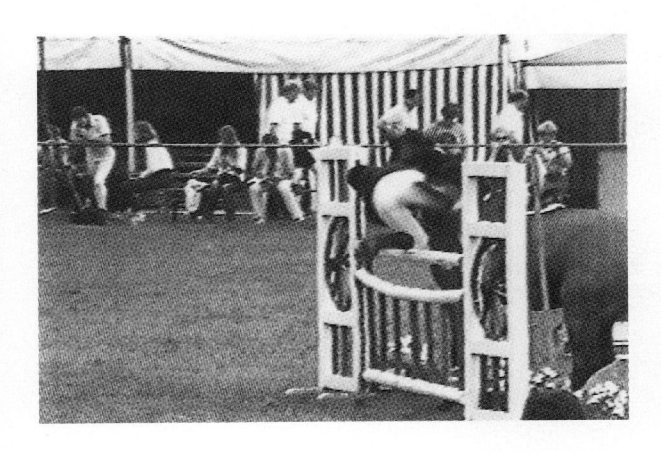

Abb. 136. Gefährdung im Bereich Knie und Unterschenkel bei Kollision des Reiters mit dem Hindernis nach initial umgelenkter Flugbahn beim Sturz vom Pferd (Videoprint)

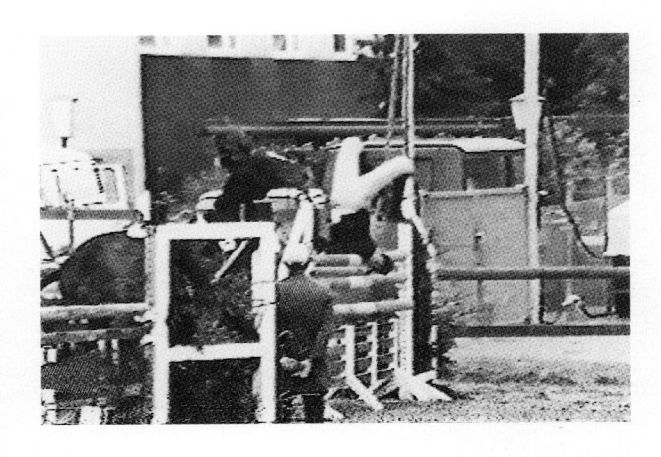

Abb. 137. Gefährdung von Kopf, Schulter und Wirbelsäule durch Kollision des Reiters mit einem Hindernis beim Sturz vom Pferd

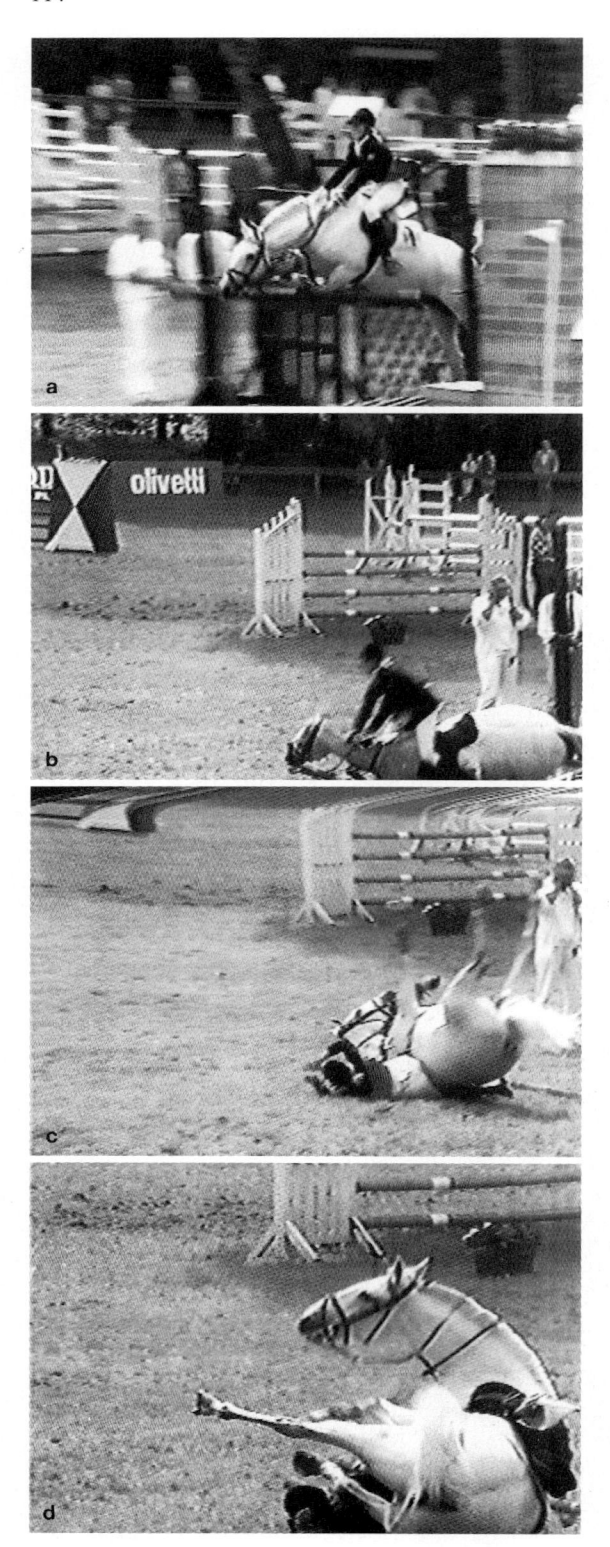

Abb. 138 a–d. Gefährdung im Bereich von Becken und unteren Extremitäten. Der Reiter kommt beim Sturz *mit* dem Pferd unter dem stürzenden Pferd zu liegen (Videoprints)

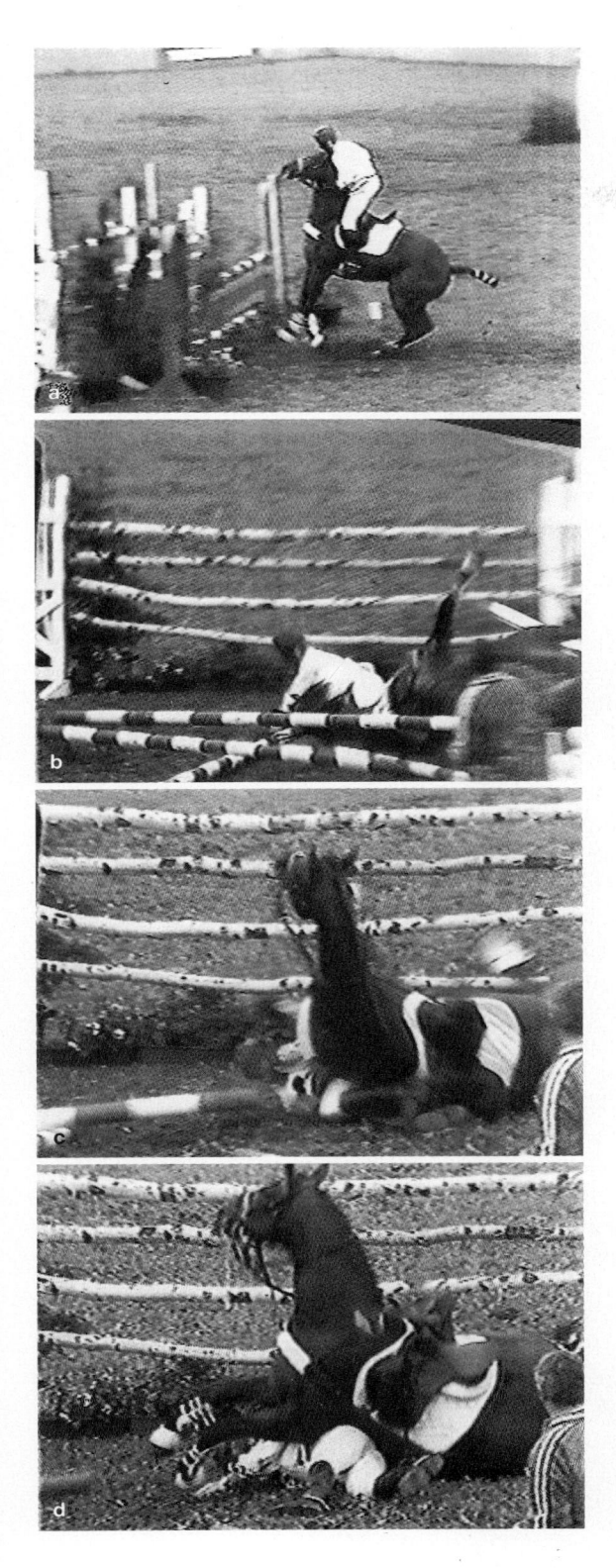

Abb. 139 a–d. Gefährdung im Bereich von unteren Extremitäten, Becken, Thorax und Abdomen beim Sturz *mit* Pferd. Der Reiter kommt unter dem stürzenden Pferd zu liegen

4 Diskussion

4.1 Klinische Studie und Fragebogenaktion

4.1.1 Anamnestische Angaben

4.1.1.1 Reiter

Mit wachsender Popularität des Pferdesports und steigenden Mitgliederzahlen in der Deutschen Reiterlichen Vereinigung auf das 1,7fache zwischen 1975 und 1989 (Deutsche Reiterliche Vereinigung 1989, 1990) stieg auch die Zahl der an der Chirurgischen Universitätsklinik Homburg/Saar behandelten Pferdesportunfälle auf das Doppelte. Mit durchschnittlich 49,3 Pferdesportunfällen pro Jahr wurde rein statistisch pro Woche 1 Reitunfall versorgt. Eine zahlenmäßige Bedeutung läßt sich Pferdesportunfällen somit nicht absprechen.

Jugendliche Reiterinnen stellten, wie in den meisten Untersuchungen, auch bei uns den Großteil des Krankengutes dar. Der Vergleich der Alters- und Geschlechtsverteilung unseres Krankengutes mit der der Mitglieder der Deutschen Reiterlichen Vereinigung bundesweit und der der Reiter im Landessportverband für das Saarland zeigte eine weitgehende Übereinstimmung. Die etwas geringeren Unfallzahlen in der Altersgruppe über 21 Jahren lassen sich möglicherweise dadurch erklären, daß in dieser Altersgruppe bei der Deutschen Reiterlichen Vereinigung oder beim Landessportverband Reiter registriert sind, die Reiten nicht mehr so aktiv wie die jüngeren Mitglieder betreiben können. Zusätzlich ist zu vermuten, daß ältere und somit in der Regel erfahrene Reiter weniger häufig Unfälle haben. Harrisons (1984) Ergebnisse, der bevorzugt ältere Männer von Reitunfällen betroffen sah, können auf die starke Selektion seines Krankengutes auf Unfälle speziell bei Fuchsjagden zurückgeführt werden. Das bevorzugt höhere Alter der Patienten in Steinbrücks Untersuchung (1980) läßt sich möglicherweise dadurch erklären, daß die Orthopädische Universitätsklinik Heidelberg über ein stärker vorselektiertes Krankengut verfügt als die Chirurgische Universitätsklinik Homburg, die gleichzeitig die Funktion eines Stadtkrankenhauses wahrnimmt und somit das ganze Spektrum der vorkommenden Verletzungen erfaßt.

Das bis zu 4fache Überwiegen der verunfallten Reiterinnen gegenüber den Reitern im Alter zwischen 11 und 25 Jahren kann darauf zurückgeführt werden, daß gerade in diesem Alter sehr viele Mädchen und junge Frauen mit dem Reiten beginnen.

Angesichts der Tatsache, daß 8,4% der Patienten zum Zeitpunkt ihres Unfalls jünger als 11 Jahre waren, drängt sich der Verdacht auf, daß kleine Kinder, besonders im richtigen Umgang mit dem Pferd, überfordert sein könnten. In der ehemaligen Deutschen Demokratischen Republik gab es mit der Anordnung über die Touristik mit Reit- und Zugtieren strenge Bestimmungen hinsichtlich des Alters: Kinder bis zum 4.

Lebensjahr durften überhaupt nicht reiten. Kinder bis zum 7. Lebensjahr durften nur auf am kurzen Zügel geführten Tieren reiten. Kinder bis zum 14. Lebensjahr durften nur auf besonders ruhigen, vom Leiter der Touristikstation ausgewählten Reittieren reiten (Gesetzblatt der Deutschen Demokratischen Republik 1974). Andererseits trägt eine frühe Gewöhnung von Kindern an das Pferd sicherlich dazu bei, die oft unberechenbar bleibenden Verhaltensweisen des Pferdes als Lebewesen besser vorherzusehen. Gerade jüngste Skandale über das Barren[4] von Pferden zeigen, daß Pferde von vielen Reitern weniger als Lebewesen und Sportpartner sondern mehr als Sportgerät begriffen werden.

Hinsichtlich der Reiterfahrung der Patienten korrelieren unsere Ergebnisse gut mit denen von Dittmer u. Wübbena (1977), wonach der Großteil der Patienten nur wenig Reiterfahrung hatte. Für unser Krankengut konnte eine fast kontinuierliche Abnahme der Unfallzahlen mit zunehmender Reiterfahrung festgestellt werden. Natürlich ist die Zahl der Reiter mit wenig Reiterfahrung größer als die der Reiter mit viel Reiterfahrung. Dennoch sprechen die Ergebnisse dafür, daß Reiter mit weniger Reiterfahrung häufiger verunfallen. Demgegenüber hatte in Bixby-Hammets Untersuchung (1987) mehr als die Hälfte der Reiter eine Reiterfahrung von mehr als 5 Jahren, 45% der Unfälle passierten jedoch Reitern mit der niedrigsten Leistungsklasse. Die Ergebnisse werden von Bixby-Hammet dadurch erklärt, daß Reiterfahrung nicht unbedingt mit tatsächlichem Können einhergehen müsse.

Angesichts der Tatsache, daß allein 1/5 (19,3%) der in dieser Studie befragten Patienten eine Reiterfahrung von bis zu 1 Jahr hatte, stellt sich die Frage, ob sich nicht zahlreiche Unfälle durch bessere Ausbildung und Überwachung der Reitanfänger von vornherein hätten vermeiden lassen.

Im Gegensatz zu unseren Ergebnissen beschreibt Bixby-Hammet (1987), Ärztin im Safety Committee of the United States Pony Clubs und Cochairman of the American Medical Equestrian Association, die geringste Unfallhäufigkeit bei den Reitern mit weniger als einem Jahr Reiterfahrung. Ihre Ergebnisse sprechen für die anerkannt guten Sicherheitsstandards bei US-Pony-Clubs, bei denen das Sicherheitsverhalten sogar Eingang in die Plazierung bei Wettkämpfen findet.

Die Tatsache, daß Reiten eine sehr zeitintensiv ausgeübte Sportart ist, muß bei der Beurteilung der Gefährlichkeit des Reitsports im Vergleich mit der Unfallhäufigkeit anderer Sportarten berücksichtigt werden. Zwar steigt mit der Zahl der Wochenstunden auch die Exposition und damit das Unfallrisiko, andererseits verringert regelmäßiges Reiten und die Gewöhnung an das Pferd sicherlich das Unfallrisiko. Diese Annahme wird durch die äußerst geringe Zahl der behandelten Berufsreiter (0,7%) und berufsbedingt mit Pferden beschäftigter Personen (6,1%) bestätigt, die ausgesprochen viel reiten bzw. mit Pferden beschäftigt und somit viel exponiert sind. Angesichts von fast 2/3 behandelter Freizeitreiter (64,5%) stellt die überwiegende Mehrzahl der Reitunfälle einen typischen Freizeitunfall dar. Die Bedeutung von Unfällen mit Pferden als Arbeitsunfälle ist mit 6,3% gering. Beim Umgang mit Pferden sollten Nicht-

---

[4] Beim „Barren" werden Pferde während des Sprunges durch gezielte Schläge mit Stangen gegen schmerzempfindliche Stellen an Vorderhand oder Hinterhand dazu gebracht, höher zu springen. Nach Ansicht von Tierschützern ist Barren Tierquälerei.

reiter (2,3%), die überhaupt nicht an die Verhaltensweisen von Pferden gewöhnt sind, besonders vorsichtig sein.

Bedenklich ist, daß sich fast 1/4 (24,5%) der befragten Reiter als riskante Reiter einstufen und somit ein offensichtlich bewußtes Unfallrisiko in Kauf nahmen.

In der bisher veröffentlichten Literatur finden sich keine Angaben zur Reitausbildung der behandelten Patienten. Obwohl über 70% der befragten Reiter unseres Krankengutes ihre Ausbildung bei einem hauptberuflichen (41,8%) oder nebenberuflichen (30,0%) Reitlehrer hatten, bewerteten fast 60% die Qualität ihrer Ausbildung nur als durchschnittlich oder schlecht und stellten damit ihren Lehrern kein gutes Zeugnis aus. Im Vergleich der Ausbildung durch haupt- und nebenberuflichen Reitlehrer nahm die Bewertung der Qualität drastisch ab. Dr. W. Hölzel, Ausbildungsleiter der Deutschen Reitschule in Warendorf und anerkannter Fachbuchautor, bemängelte 1983 in einem Fernsehinterview mit H. von der Tann das schlechte Ausbildungsniveau junger Reitlehrer. Dieses zeige sich in einer Durchfallquote bei der Bereiterprüfung von 1/3 aller Kandidaten. Gründe hierfür sah Hölzel in einer Verkürzung der Lehrzeit für Auszubildende mit Abitur, mittlerer Reife oder abgeschlossener Berufsausbildung und in Ausbildungsmängeln einschließlich der Ausnutzung Auszubildender als billige Arbeitskräfte. Robson (1979) kritisierte ähnliche Zustände in Großbritannien: Finanzprobleme, Steuer- und Versicherungsprobleme zwingen Reitställe häufig dazu, Teenager als Aushilfskräfte einzustellen, die als Reitlehrer völlig ungeeignet seien. Auch Bixby-Hammet (1987) kritisiert das mangelnde Können vieler amerikanischer Reitlehrer und fordert die Einführung eines Zertifikates für Reitausbilder. Hierbei fordert sie als Kriterium für die Beurteilung von Reitlehrern u.a. auch die Unfallhäufigkeit ihrer Reitschüler und das persönliche Sicherheitsverhalten des Reitlehrers. Eine gute Ausbildung, die das Wissen um und die Reaktionen auf z.T. unvermeidbare Risiken einschließt, erscheint als essentieller Bestandteil einer Prävention von Unfällen im Pferdesport. Dennoch ist die Zahl derer in unserem Krankengut, die sich das Reiten ausschließlich auf eigene Faust beibrachten, mit 7,2% erschreckend hoch vertreten. Diese Form der „Ausbildung" wurde am schlechtesten bewertet. Am überzeugtesten von ihrer Ausbildung waren die Reiter, die mehrere verschiedene Ausbildungswege miteinander kombinierten.

Neben einer guten Ausbildung kommt einigen anderen Faktoren Bedeutung für die Prävention von Unfällen zu.

Im Falle eines Unfalls reagiert geschickter, wer durch Betreiben von Ausgleichssport körperlich fit ist. Leider betrieb nur rund die Hälfte (48,0%) der befragten Reiter Ausgleichssport.

Das reflektorische Reaktionsverhalten des Reiters ist an das gewohnte Normalverhalten des Pferdes angepaßt. Weicht das Verhalten des Pferdes jedoch vom Normalverhalten ab, reicht das reflektorische Reaktionsverhalten des Reiters häufig nicht aus, um einen Sturz zu verhindern. Daß eine aktive Einflußnahme des erfahrenen Reiters auf den Ablauf eines Sturzes möglich ist, war auf den von uns analysierten Videoaufnahmen (Abb. 105) immer wieder eindrucksvoll zu sehen. Die Ansicht von Kricke (1980), daß auch ein erfahrender Reiter auf den Ablauf eines einmal eingetretenen Sturzes keinen Einfluß mehr nehmen kann, ist falsch. Im Gegenteil scheint es sinnvoll, gezielt das richtige Verhalten beim Sturz zu trainieren. Bei Judokämpfern und Fallschirmspringern sind spezielle Fallübungen durchaus üblich. Krause (1973),

Goulden (1975) und Pounder (1984) betonten ebenfalls die Notwendigkeit von Sturzübungen beim Reiten. Auch bei US-Pony-Clubs gehören Fallübungen zum Trainingsprogramm (DeBenedette 1989). Von den im Rahmen dieser Arbeit befragten Reitern hatten jedoch, wenn überhaupt, nur 10,5% regelmäßig ein Sturztraining durchgeführt. Für den langsamen und mittelschnellen Sturz vom Pferd sollte der Reiter trainieren, seine Flugbahn initial so umzulenken, daß er auf den Beinen im Laufen oder Stehen landet und durch das Umlenken der Flugbahn Energie aus dem Sturz herauszunehmen. Auf diese Art vom Pferd abzusteigen, läßt sich auch beim normalen Reitvorgang ohne echten Sturz üben. Natürlich ist darauf zu achten, nicht vor die Hufe des Pferdes zu kommen. Für den schnellen Sturz sind Fall- und Abrollübungen auf weichem Grund (ähnlich Judorolle) geeignet. Für den Sturz mit Pferd erscheint wichtig, sich möglichst frühzeitig im Ablauf des Sturzes vom Pferd zu lösen, ohne unter dem stürzenden Pferd zu liegen zu kommen. Das häufig beobachtete Verhalten von Reitern, auf jeden Fall den Kontakt zum Pferd zu halten, wirkt sich beim Sturz mit dem Pferd gefährlich aus. Gefördert wird dieses Verhalten zweifelsohne auch durch die §§ 503 und 513 der Leistungsprüfungsordnung (Deutsche Reiterliche Vereinigung 1990), die den Sturz des Reiters mit Strafpunkten bemessen: In der Hoffnung, daß sich das Pferd wieder fängt, bevor es Strafpunkte wegen des Sturzes des Pferdes gibt, wozu Schulter- und Hüftpartie gleichzeitig Boden oder/und Hindernis berühren müssen, bleibt der Reiter lieber auf dem Pferd sitzen, statt zur eigenen Sicherheit früher abzuspringen.

Auf Jahrmärkten sieht man gelegentlich Maschinen, bei denen Rodeoreiten simuliert wird. Durch ein Luftkissen rings um die Maschine und sofortiges Abschalten der Maschine ist die reitende Person beim Sturz gut geschützt. Zwar fehlt bei diesen Maschinen die für viele Stürze beim Reiten typische Bewegungskomponente nach vorne. Dennoch sind solche Maschinen geeignet, um besonders den Reitanfänger mit der Situation des buckelnden Pferdes und des Sturzes auf harmlose Art und Weise vertraut zu machen. Auch Nichtreiter haben ihren Spaß dabei. Ein gewisses Verletzungsrisiko besteht jedoch auch beim „Reiten" auf solchen Maschinen (Seager et al. 1981; Williamson et al. 1982). Die Art von Sturztraining, sofern es diesen Namen überhaupt verdient, wie es von einigen wenigen Reitern aus unserem Krankengut angeblich regelmäßig betrieben wurde, scheint in der ausgeführten Form nicht sehr effektiv zu sein, denn im Schweregrad der Verletzungen ließ sich kein nennenswerter Unterschied feststellen, egal ob ein Sturztraining angegeben wurde oder nicht.

Sowohl für das kontinuierliche Training der beim Reiten nötigen motorischen Fähigkeiten als auch zur unmittelbaren Vorbereitung auf die bevorstehende Reitstunde gibt es spezielle gymnastische Übungsprogramme für Reiter (z.B. Chmiel 1987). Wie bei jeder anderen Sportart sollten auch beim Reiten solche Lockerungsübungen durchgeführt werden, wenn auch der Erfolg von Lockerungsübungen nicht sicher im verringerten Schweregrad der Verletzungen nachgewiesen werden konnte. Den 20% der Reiter, die sich vor dem Reiten in dieser Form aufwärmten, darf ein größeres Sicherheitsbewußtsein unterstellt werden.

Neben den bisher genannten aktiven Maßnahmen zur Sicherheit, gibt es jedoch auch eine Reihe möglicher passiver Sicherheitsmaßnahmen.

Beim Sturz vom Pferd und beim Sturz mit Pferd waren rund 1/4 aller Verletzungen am Kopf lokalisiert. In anderen Untersuchungen wurden z.T. noch bedeutend mehr Kopfverletzungen festgestellt. Bedenklich erscheint daher die Tatsache, daß insgesamt weniger als die Hälfte (46,6%) aller befragten Patienten zum Zeitpunkt des Unfalls einen Kopfschutz trugen. Die Notwendigkeit der Verwendung eines adäquaten Kopfschutzes wurde auch von allen anderen Autoren in den Vordergrund ihrer Empfehlungen zur Prävention gestellt.

Die Wirksamkeit eines Kopfschutzes, der während des Sturzes am Kopf festhält, konnte bei unseren Patienten eindeutig gezeigt werden: 31,3% aller Patienten, die zum Zeitpunkt des Unfalls keinen Kopfschutz trugen, hatten Kopfverletzungen. Dagegen hatten nur 14,4% der Patienten, die einen Kopfschutz trugen und diesen nicht bereits während des Sturzes verloren, Kopfverletzungen. Auffällig war die besonders große Häufigkeit von Kopfverletzungen (57,1%) bei Patienten, die zwar einen Kopfschutz trugen, diesen aber bereits während des Sturzes verloren. Diese erklärt sich dadurch, daß bei einem heftigen Sturz, bei dem Verletzungsgefahr für den Kopf besteht, besonders ein unzureichend befestigter Helm auch leichter verloren geht. Ein verlorener Helm kann den Kopf nicht vor Verletzungen schützen. Hieraus ergibt sich die Notwendigkeit, den verwendeten Reiterhelm gut am Kopf zu fixieren. Darüber hinaus dürfte bei vielen Unfällen die Wirkung eines Kopfschutzes so gut sein, daß Kopfverletzungen ganz vermieden werden und sich diese Reiter erst gar nicht in ärztliche Behandlung begeben müssen. Solche Unfälle werden naturgemäß in einer Untersuchung wie dieser nicht erfaßt, so daß die Wirksamkeit eines Kopfschutzes sicher größer ist als 14,4% Helmträger mit Kopfverletzungen vermuten lassen. Viele der auch bei Helmträgern vorkommenden Kopfverletzungen wären ohne Kopfschutz sicherlich schwerer gewesen. Von besonderer Bedeutung ist dabei, daß der Gehirnschädel, der sich weitgehend durch einen Kopfschutz schützen läßt, nach Ergebnissen von Blümel u. Pfeiffer (1977) noch häufiger als der Gesichtsschädel bei Unfällen mit Pferden betroffen ist.

Natürlich kann ein Kopfschutz keinen 100%igen Schutz gewähren: So sind Verletzungsrisiken im Bereich des Gesichtsschädels auch mit Helm kaum gemindert, während der Hirnschädel gut geschützt wird. Über Verletzungen von Reitern speziell im Gesichtsbereich berichten Blümel u. Pfeiffer (1977), Re et al. (1984), Hill et al. (1985) und Özsoy et al. (1985).

Bereits dem einfachen Reiterhelm ohne Beriemung (Abb. 140), der von 26,9% der Helmträger verwendet wurde, kann eine minimale Schutzwirkung nicht abgesprochen werden.

Der einfache Reiterhelm ohne Beriemung muß aber in Anbetracht der Tatsache, daß 40,8% der Helme dieser Art während des Unfalls nicht am Kopf festhielten, als unzureichender Kopfschutz angesehen werden.

Eine Befestigung des einfachen Reiterhelms reduziert die Zahl der während des Sturzes verlorenen Helme bereits auf 13,8%!. Der einfache Reiterhelm mit Befestigung am Kinn ist daher als absolut notwendiges Minimum an passiven Sicherheitsmaßnahmen anzusehen.

Nach § 49 der Leistungsprüfungsordnung (LPO) der Deutschen Reiterlichen Vereinigung (1990) ist vor dem Start bei einem Reitturnier „der Gruß der Teilnehmer vor den Richtern grundsätzlich vorgeschrieben". Dieser Vorschrift wird aus altherge-

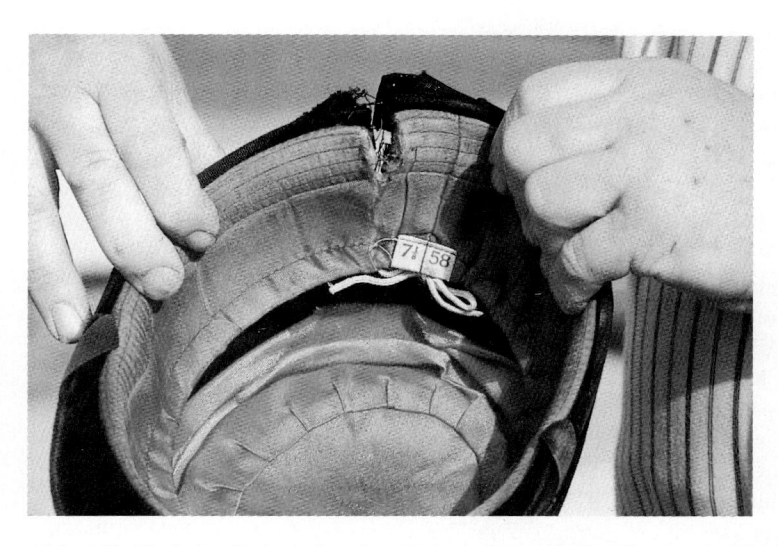

Abb. 140. Einfacher Reiterhelm eines Reiters, der nach dem Sturz vom Pferd noch einen Hufschlag gegen den Kopf erhielt. Der Helm ist durch alle Schichten gebrochen. Der Reiter selbst kam jedoch ohne Kopfverletzung davon

brachter Tradition auch heute noch üblicherweise dadurch entsprochen, daß der Reiter beim Einreiten in den Parcours die Reitkappe zum Gruß hebt. Daher wird bei Turnieren in der Regel nur ein einfacher Reiterhelm ohne Beriemung verwendet, der der Vorschrift nach Tragen einer splittersicheren Sturzkappe in allen Leistungsprüfungen, bei denen Hindernisse zu überwinden sind, und in allen Rennen gemäß § 68 LPO genügt. Nur bei Geländeritten, der Teilprüfung Gelände bei Vielseitigkeitsprüfungen sowie in Gelände- und Jagdpferdeprüfungen ist die Reitkappe mit Drei- bzw. Vierpunktbefestigung vorgeschrieben. Im selben Paragraphen wird für alle übrigen Leistungsprüfungen eine „zum Anzug passende Kopfbedeckung – Jagdkappe, runder Hut oder Zylinder – vorgeschrieben", von denen sicherheitstechnisch kein Nutzen zu erwarten ist. Dabei scheint das nach außen so harmlos aussehende Dressurreiten, für das dieser LPO-Paragraph zutrifft, keineswegs harmlos zu sein, wenn man bedenkt, daß 10,7% der in dieser Arbeit untersuchten Unfälle beim Dressurreiten passierten, in der Untersuchung von Dittmer u. Wübbena (1977) sogar 21%. In Anbetracht der Vorbildfunktion und Idolwirkung der Turnierreiter für viele jugendliche Reiter sollten die entsprechenden Paragraphen der LPO in diesen Punkten überarbeitet werden, auch wenn die tatsächliche Unfallhäufigkeit für erfahrene Turnierreiter sicherlich geringer ist als beim unerfahrenen Reiter. In den USA haben einige Reitorganisationen für Reiter unter 18 einen Kopfschutz mit Kinnriemen für alle Springveranstaltungen zur Vorschrift gemacht (The American Horse Shows Association, zit. nach Barone u. Rodgers 1989). Die Verbreitung von Helmen mit solider Beriemung könnte auch dadurch gefördert werden, daß die Verwendung für Turniere vorgeschrieben und der

Verlust des Kopfschutzes während des Turniers mit Strafpunkten bzw. Disqualifikation bewertet würde.

Auch auf den Aufklärungspostern der Deutschen Reiterlichen Vereinigung (1982–1989) tragen zwar alle Reiter einen einfachen Reiterhelm, aber längst nicht alle sind am Kinn befestigt. Im Umgang mit dem Pferd wird auf den Postern kein Helm getragen.

Für die Befestigung des einfachen Reiterhelms am Kinn gibt es verschiedene Möglichkeiten: Von den meisten Reitern bevorzugt wird ein einfaches Gummiband. Einen besseren Halt am Kopf gewährt eine mindestens 18 mm breite Beriemung, die das Kinn großräumig, gabelförmig umfaßt, wie sie in DIN 33951 vorgesehen ist.

Dabei bleibt die Kinnspitze frei. In der DIN-Norm wird die Befestigung des Reiterhelms um die Kinnspitze sicherheitstechnisch abgelehnt, da der Kinnriemen zu fest angezogen werden müsse, um nicht zu verrutschen.

Da die Deutsche Norm für Reiterhelme (Deutsches Institut für Normung 1988) erst 1988 geschaffen wurde, wurden entsprechende Reiterhelme von unseren Patienten im Untersuchungszeitraum 1975–1989 selten verwendet.

Nicht nur gemessen an der geringen Zahl der verlorenen Helme (3,8%) stellen solide gebaute Helme nach Art der Military- und Jockeyhelme zweifellos den wirksamsten Kopfschutz unter den gängigen Reiterhelmen dar.

Bernhang u. Winslett (1983) berichten über Tests von Reiterhelmen beim National Operating Committee on Standards for Athletic Equipement (NOCSAE) Wayne State University Michigan und bei der Snell Foundation California. Die übliche samtbedeckte, gepolsterte Plastikreiterkappe ohne Kinnriemen besteht deren Tests nicht.

In Großbritannien existieren seit 1963 Normen der British Standards Institution (1963, 1969, 1984) für Reiterhelme (BS 3686, 4472, 6473). In einem kritischen Vergleich der Belastbarkeit dieser Helme mit der von Radfahrhelmen oder Motorradhelmen konnten Mills u. Whitlock (1989) die ungenügende Schutzwirkung der Reiterhelme vor allem bei seitlichen Belastungen zeigen. Da Radfahrhelme bei besserer Schutzwirkung mit 0,4–0,5 kg noch deutlich weniger wiegen als solide Jockeyhelme (0,8–1,2 kg), empfiehlt Mills eine Verbesserung der Reiterhelme.

Angesichts der Tatsache, daß mehr als 1/3 (35,3%) der befragten Reiter Komfortgründe für das Nichttragen eines Kopfschutzes angaben, stellt eine Gewichtsreduktion wirksamer Helme sicherlich eine Maßnahme zur Verbesserung der Akzeptanz von Reiterhelmen dar. Wenn auch von den befragten Reitern nicht ausdrücklich genannt, ist sicherlich auch eine Verbesserung des Designs empfehlenswert. Die Zahl der Reiter, die spontan und offensichtlich unvorbereitet einen Ausritt vornahmen und deshalb keinen oder keinen passenden Reiterhelm parat hatten, war mit 28,2% auffällig hoch. Hier wären die Reitställe gefordert, stets eine genügend große Auswahl an Reiterhelmen verschiedener Größe bereitzustellen. 3% der Befragten sahen gar eine Gefährdung durch das Tragen eines Kopfschutzes. Diese liegt v.a. im starr mit dem Helm verbundenen Schirm, der sich im Boden verfangen kann, wenn der Reiter mit dem Gesicht über den Boden rutscht, und so zu ruckartigen Belastungen der Halswirbelsäule führen kann. Abhilfe könnten flexible Verbindungen oder Sollbruchstellen zwischen Schirm und Helm schaffen.

Bei Unfällen, die im Umgang mit dem Pferd passiert sind, lag die Zahl der Helmträger noch deutlicher unter der beim Reiten. Der Hufschlag stellt den zweithäufigsten Unfallhergang (15,8%) dar. Dabei kamen fast ebensoviele Kopfverletzungen (33,9%) wie Verletzungen der unteren Extremitäten (38,4%) und sogar mehr Kopfverletzungen als beim Sturz vom Pferd (28,7%) vor. 42% aller Frakturen durch Hufschlag waren am Schädel lokalisiert. Daher muß in letzter Konsequenz auch beim Umgang mit dem Pferd das Tragen eines Kopfschutzes empfohlen werden. Mit der gleichen Selbstverständlichkeit, mit der Reiter auch vor oder nach dem Reiten nach gängigem Modeverständnis gutaussehende Reitstiefel tragen, sollte für Reiter auch der Kopfschutz zum üblichen Outfit gehören. Auch die American Academy of Pediatrics empfiehlt den Helm beim Umgang mit dem Pferd (Bixby-Hammet 1983). Hierbei ergeben sich jedoch erneute Probleme bei der Konstruktion von Reiterhelmen, da die Beanspruchungen beim Hufschlag andersartig, oft stärker und kleinflächiger sind als beim Sturz. Muwanga u. Dove (1985) bezweifeln die Möglichkeit, einen akzeptablen Kopfschutz zu konstruieren, der den Beanspruchungen auch beim Hufschlag standhält.

Reitstiefel ermöglichen mit ihrer glatten Sohle ein rasches Lösen des Reiters aus dem Bügel im Falle eines Sturzes und verhindern so das gefürchtete Mitgeschleiftwerden. Der Absatz verhindert, daß der Fuß durch den Bügel durchschlüpft. Der feste hohe Schaft bietet außerdem beim Sturz, beim Hufschlag und beim Pferdetritt einen gewissen Schutz.

Da trotz des Tragens von Reitstiefeln ein schnelles Freikommen aus den Steigbügeln nicht immer gewährleistet ist, empfiehlt sich die Verwendung von Steigbügeln mit Auslösemechanismen. Skibindungsähnliche Auslösemechanismen werden auch im Radsport statt herkömmlicher Pedalhaken verwendet. Erstaunlich war, daß von unseren Patienten beim Sturz so gut wie nie über Mitgeschleiftwerden im Steigbügel berichtet wurde.

Handschuhe stellen beim Sturz vom Pferd einen Schutz der Hand vor Weichteilverletzungen dar.

4.1.1.2 Pferd

Nicht nur der Reiter, sondern auch das Pferd hat Einfluß auf Art und Häufigkeit von Unfällen.

Bei der überwiegenden Mehrzahl (86,2%) der Unfälle war ein Großpferd am Unfallgeschehen beteiligt. Da nicht bekannt ist, wieviele Großpferde und wieviele Ponys tatsächlich geritten wurden, lassen sich vergleichende Angaben über evtl. unterschiedliche Unfallhäufigkeiten beim Reiten von Großpferden bzw. von Ponys nicht machen. Danielsson u. Westlin (1973) stellten für Stürze vom Großpferd und vom Pony dasselbe Verletzungsmuster fest. Im Vergleich des Schweregrades der Verletzungen beim Sturz vom Pferd und Sturz mit Pferd zeigt sich in unserem Krankengut ein auffällig geringer Schweregrad der Verletzungen beim Sturz vom oder mit dem Pony. Ohne genaue Zahlen anzugeben, bemerkten hingegen Gierup et al. (1976), daß Kinder beim Ponyreiten eine Tendenz zu schweren Verletzungen aufwiesen. Als Begründung gibt Gierup an, daß Ponys eigensinniger und wenig leicht zu handhaben seien und schnellere und ungleichmäßigere Bewegungen ausführen. Diese Begründung ist jedoch nicht ausreichend, um einen höheren Schweregrad der Verletzungen zu erklären, wäre allenfalls zur Erklärung einer höheren Unfallhäufigkeit mit Ponys geeignet. Nach Ingemarsons et al. (1989) Untersuchung über tödliche Reitunfälle ereignete sich die Mehrzahl der tödlichen Unfälle mit Großpferden. Nachdem mit unserer Untersuchung erstmals konkretes Zahlenmaterial zum Schweregrad der Verletzungen zur Verfügung steht, kann in Anbetracht der hohen Zahl verunfallter junger Reitanfänger aus medizinischer Sicht dazu geraten werden, kleine Kinder zuerst den Sattel eines Ponys besteigen zu lassen. Reitdidaktische Überlegungen sind eine andere Angelegenheit.

Interessant ist, daß mehr als 20% aller Unfälle mit einem Pferd passierten, das der Verunfallte noch nie zuvor geritten hatte. Diese Situation dürfte nicht sehr häufig vorkommen und scheint daher hinsichtlich der Unfallhäufigkeit von besonderer Relevanz zu sein. Bei Gierup et al. (1976) waren bei weniger als 30% der Unfälle Pferde in Privatbesitz beteiligt. Die Vertrautheit von Pferd und Reiter – 61,8% der Befragten gaben an, ihr Pferd häufig geritten zu haben – bietet natürlich andererseits keine Sicherheitsgarantie gegen Unfälle mit Pferd.

Nur die Hälfte (50,1%) der befragten Reiter hatte das Pferd vor dem Reiten durch sog. „gymnastische Vorbereitung" auf den Ritt vorbereitet. Auch dies gehört zum sicherheitsbewußten Verhalten. Die meisten Unfälle ereigneten sich wie in Özsoys et al. (1985) Untersuchung in den Nachmittags- und frühen Abendstunden, also nach Schulschluß bzw. Feierabend. Nach ihren Alltagspflichten wollen die meisten Reiter eben schnell und ohne lange Vorbereitungen zum eigentlichen Reitvergnügen kommen.

4.1.1.3 Umstände und Zeit des Unfalls

Von April bis Oktober, also in der Zeit, in der am meisten geritten wird, ereigneten sich am meisten Unfälle (73,0%). Interessant ist, daß das Maximum der Unfallzahlen im Mai (12,0%), also zu Beginn der Reitsportsaison liegt. Die Ergebnisse dieser Studie erscheinen plausibel, widersprechen jedoch den Erkenntnissen von Dittmer u. Wübbena (1977), Klasen (1981) und Harrison (1984), die zu Beginn der Reitsportsaison keine erhöhten Unfallzahlen feststellten; Whitlock et al. (1987) konnten gar ein Minimum der Unfallzahlen im Juli feststellen; erstaunlich hohe Unfallzahlen im Winter stellten Henggeler u. Biener (1973) und Dittmer u. Wübbena (1977, 1979) fest. Unsere Ergebnisse unterstreichen den Sinn von Ausgleichssport und spezieller Gymnastik auch in der Zeit, in der nicht geritten wird. Michelson (1976) führt den von ihm ebenso wie in dieser Arbeit beobachteten Rückgang der Unfallzahlen im Winter (bis auf 3,5% im Februar) auf bessere Aufsicht in der Halle zurück. Eher dürfte jedoch eine Rolle spielen, daß im Winter von der Mehrzahl der Freizeitsportler prinzipiell weniger und vor allem weniger im unfallträchtigen Gelände geritten wird.

Wie in allen Untersuchungen passierte auch die Mehrzahl der Unfälle (30,0%) dieser Studie im Gelände. 1/4 aller Unfälle (24,7%) ereignete sich in der Halle, also dort, wo eine Beaufsichtigung der Reiter sehr gut möglich ist. In dieser Hinsicht können wir Dittmer et al. (1977) beipflichten, die der Meinung sind, daß das Vorkommen von 1/3 aller Unfälle in der Halle nicht für die Verantwortlichen spricht. Der ältere und erfahrene Reiter sollte in der Lage sein, auf sich selbst aufzupassen. Es muß aber stets bedacht werden, daß es sich bei unserem Krankengut überwiegend um Kinder und Jugendliche handelt, deren Eltern bei den ihnen durch den Sport ihrer Kinder entstehenden Kosten auch erwarten, daß ihr Nachwuchs in guten Händen ist. Der Sturz *mit* dem Pferd passiert typischerweise bei Reitsportaktivitäten im Gelände. Ungünstige Bodenverhältnisse und Hindernisse, die nicht wie die artifiziell geschaffenen Hindernisse bei Springturnieren nachgeben, bieten genügend Gelegenheiten für den Sturz mit dem Pferd. Dabei scheint kaum eine Rolle zu spielen, ob dem Reiter das Gelände bekannt war oder nicht, denn 72% der Reiter, die im Gelände verunfallten, war das Gelände bekannt. Angesichts der Tatsache, daß fast die Hälfte (48,3%) aller Unfälle allein reitenden Personen passiert ist, läßt sich ein weiteres Risiko beim Geländeritt erkennen: Im Falle eines ernsten Unfalls kann es lange dauern, bis das Vorliegen des Unfalls überhaupt bemerkt wird, der Betroffene gefunden und versorgt wird. Die in der Einleitung zu diesem Buch abgebildeten Zeitungsmeldungen (Abb. 4 und 5) zeugen von solchen Unfällen.

Zahlreiche Unfälle, besonders durch Hufschlag, Pferdetritt, Pferdebiß und Einquetschungen durch das Pferd, passierten in 7,7% der Fälle im Stall. Viele davon ließen sich vermeiden, wenn mehr Tätigkeiten, auch im Umgang mit dem Pferd, im Freien ausgeübt würden. Im Freien kann wirklich die Position eingenommen werden, die für die momentane Tätigkeit am Pferd am sinnvollsten und am sichersten ist. Immerhin 5% der Unfälle passierten auf Straßen. Im heutigen Straßenverkehr, der nicht mehr an Pferde gewöhnt ist, setzt sich der Reiter einem deutlichen Risiko aus. Bei Dunkelheit müssen auch Pferd und Reiter durch das Tragen von Stiefelleuchten und reflektierenden Gamaschen beleuchtet sein. Firth (1985) sah bereits das Privileg der Reiter, sich ohne Führerschein im Straßenverkehr bewegen zu können, aufgrund des schlechten Sicherheitsverhaltens einzelner Reiter gefährdet. Durchgegangene Pferde verursachen immer wieder Unfälle mit Todesfolge durch Kollisionen mit Fahrzeugen im Straßenverkehr (Jorgensen 1984).

Im Gegensatz zu Bixby-Hammets Studie (1985), bei der 33% der Unfälle während eines Reitturniers passierten, ereigneten sich nur 9,1% der Unfälle dieser Studie unter Wettkampfbedingungen, d.h. bei Turnieren oder Pferderennen. Unsere Ergebnisse gehen damit konform mit denen von Krause (1973), Gierup et al. (1976), Rothschenk (1978), Bixby-Hammet (1985) und Lloyd (1987). Krause (1973) erklärt die wenigen Unfälle bei Springturnieren mit der guten Ausbildung, den großen Fähigkeiten und der erheblichen Reit- und Sturzerfahrung der meist jüngeren Springreiter. Bei amerikanischen „horse-shows" ereignen sich 75% aller Unfälle am ersten oder einzigen Tag der Veranstaltung (Bernhang u. Winslett 1983). Für Turniere, Rennen und Jagden erwies sich der Sturz *mit* dem Pferd als typisch, weil versucht wird, das Letzte aus dem Pferd herauszuholen. Bei Pferderennen bedingt der Sturz eines Pferdes im Feld häufig den Sturz von weiteren Pferden (Abb. 141). Überforderung der Pferde nennt Kricke (1980) als Grund für die Häufung von tödlichen Unfällen gegen Ende von Reitjagden.

Eine Unterteilung der Unfälle nach einzelnen ausgeübten Tätigkeiten findet in den meisten bisher veröffentlichten Arbeiten nicht statt. Das Gros der Unfälle ereignete sich beim Freizeitreiten (37,1%). 1/5 (21,0%) aller Unfälle passierte während des Reitunterrichts, was mitunter Zweifel an einer guten Beaufsichtigung der Reitschüler aufkommen läßt. Für den Reitunterricht und den Reitanfänger erwies sich der Sturz

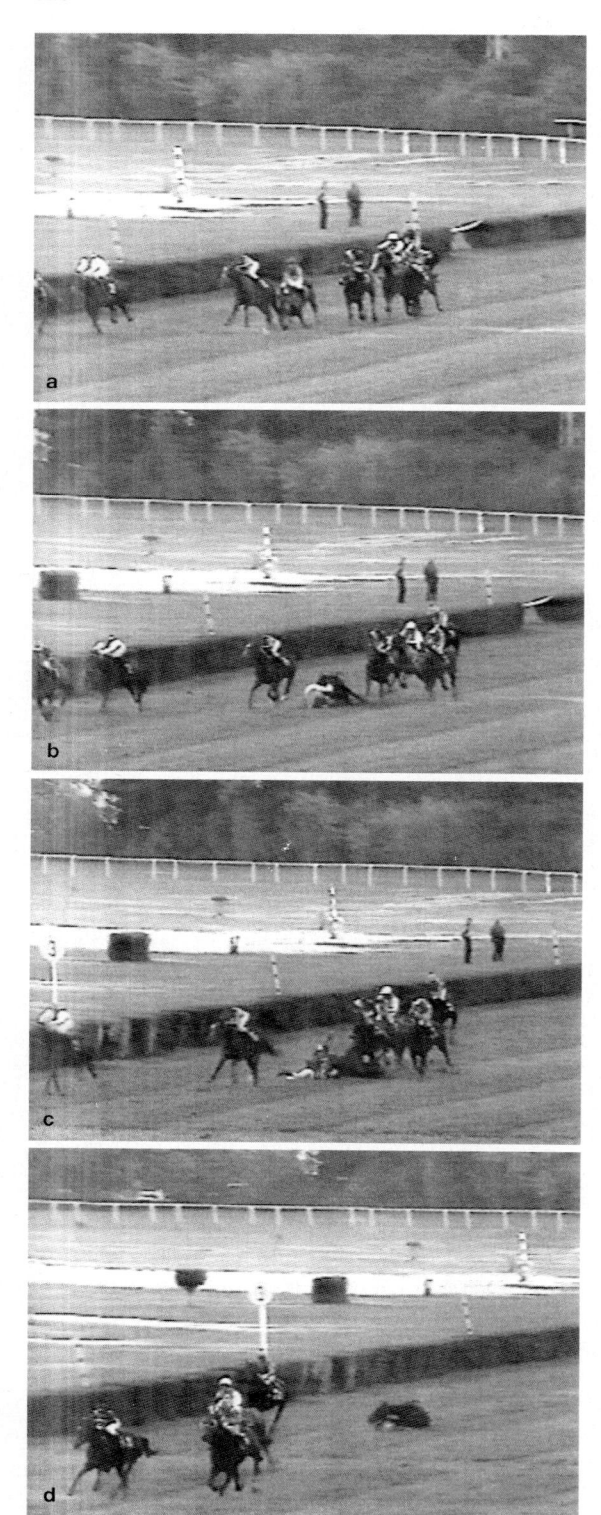

Abb. 141 a–d

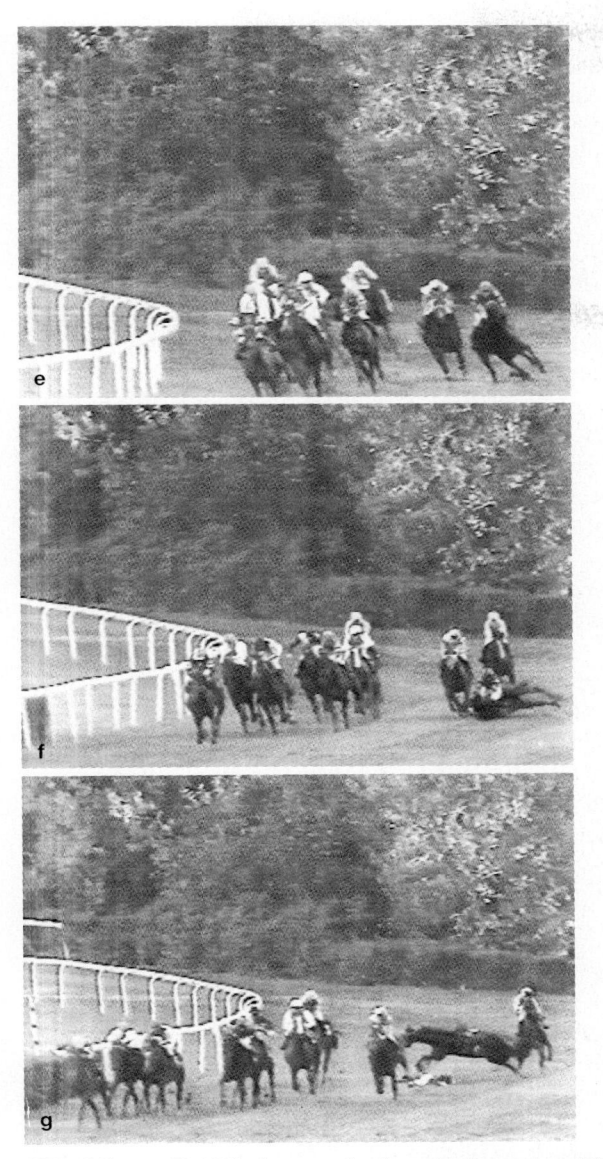

Abb. 141 a–g. Bei Pferderennen bedingt der Sturz eines Pferdes im Feld häufig den Sturz von weiteren Pferden. Für die Jockeys besteht die Gefahr unter die Hufe der nachfolgenden Pferde zu geraten

vom Pferd als typischer Unfall, da dieser häufig noch Probleme hat, sich überhaupt auf dem Pferd zu halten und das Pferd seltener in eine Situation bringt, in der es *mit* dem Reiter stürzt.

Mehr als 1/4 (28,8%) aller Unfälle passierten nicht beim Reiten, sondern beim Umgang mit dem Pferd. Bei Unfällen mit Militärpferden sah Busse (1938) Unfälle beim Umgang mit dem Pferd an erster Stelle. Krause (1968) stellte Pferdebiß- und -trittverletzungen hauptsächlich bei Veterinären und Pflegepersonal fest. Es erscheint daher besonders wichtig, junge Reiter v.a. auch auf die Gefahren im Umgang mit dem Pferd hinzuweisen. Sicheres Verhalten im Stall sollte auch nach Ansicht von Barone u. Rodgers (1989) im Rahmen der Ausbildung gelehrt werden. In der ehemaligen Deutschen Demokratischen Republik galten auch beim Umgang mit Pferden strenge, bis ins letzte Detail festgelegte Arbeitsschutzanordnungen (Gesetzblatt der Deutschen Demokratischen Republik 1965).

Die in dieser Studie geringe absolute Zahl der Unfälle beim Militaryreiten (1,5%), darf nicht über die Gefährlichkeit dieser Reitsportart hinwegtäuschen. Die geringe Zahl dürfte damit begründet sein, daß es im Saarland wenig Militaryreiter gibt. Gefährlich erscheinen beim Militaryreiten besonders die festen Hindernisse, die sich nicht lösen, wenn das Pferd darin hängenbleibt. Daß dieser Umstand auch den erfahrensten Reitern das Leben kosten kann, zeigte sich auch bei der Militaryweltmeisterschaft 1982. Das Pferd eines Reiters blieb mit der Vorderhand am Hindernis hängen und überschlug sich mit der festen Hindernisstange als Drehachse. Das Pferd stürzte mit voller Wucht auf den bereits am Boden liegenden Reiter, dieser war auf der Stelle tot (Abb. 142).

Unfälle beim Rodeoreiten (Griffen et al. 1983) waren in unserem Krankengut nicht zu verzeichnen. Auch dies ist eine Reitsportteildisziplin, die bei uns nur selten praktiziert wird.

Kutschunfälle hatten im Untersuchungszeitraum dieser Studie keine zahlenmäßige Bedeutung (0,5%). Über Kutschunfälle sind auch in der neueren wissenschaftlichen Literatur keine Angaben zu finden. Eine typische Verletzung für den Sturz vom Pferdewagen scheint die Fraktur des Dens axis zu sein (Krasuski u. Kiwerski 1990).

In Anbetracht der Vielfalt der Unfallereignisse läßt sich wohl sagen, daß es keine Tätigkeit im Pferdesport gibt, bei der nicht in irgendeiner Form ein Unfallrisiko besteht. Es kann aber gesagt werden, wo welche Verletzungsgefahr besteht.

4.1.1.4 Unfallhergang

In den bisherigen Veröffentlichungen werden die unterschiedlichen Möglichkeiten für den Unfallhergang ungenügend abgegrenzt. Der „Sturz" ist nach übereinstimmender Meinung aller Autoren der am häufigsten vorkommende Unfall. Sein Anteil wird in den meisten Veröffentlichungen mit etwa 75% angegeben, Barber (1973) und McGhee et al. (1987) geben sogar 84% bzw. 89% an. Auffällig ist, daß der Anteil der Stürze bei den Unfällen mit tödlichem Ausgang nur bei 53% liegt (Ingemarson et al. 1989). Auf amerikanischen Farmen ist der Sturz vom Pferd der häufigste landwirtschaftliche Unfall mit Beteiligung eines Tieres (Busch et al. 1986), im Kindesalter ist er sogar der am häufigsten auf Farmen vorkommende Unfall überhaupt (Cogbill et al. 1985). Daß ein wesentliches Unfallrisiko im Pferdesport keineswegs nur durch den Sturz vom oder mit dem Pferd besteht, belegt unser Zahlenmaterial, in dem fast 40% der Unfälle ein anderer Unfallhergang zugrunde lag. Es konnte gezeigt werden, daß der Sturz *vom* Pferd typisch für den jungen und unerfahrenen Reiter, der Sturz *mit* Pferd hingegen typisch für den erfahrenen Reiter ist. Dies erscheint plausibel, da sich ein Pferd einfacher eines leichten Kindes, das sich weniger anpaßt und mit geringerer

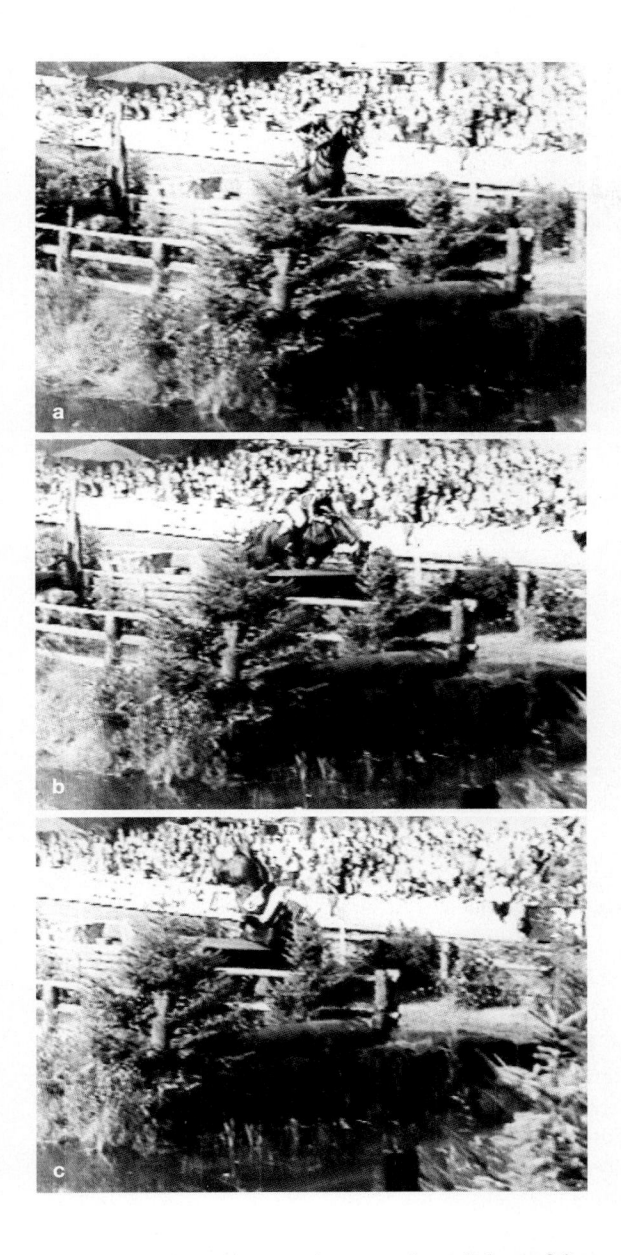

Abb. 142 a–c

Kraft festhält, entledigen kann, während der erfahrene Reiter am Tier „klebt" und es soweit fordern kann, daß es in Situationen kommt, in denen das Pferd selbst stürzt. Der von Flynn (1972) in 2 Fällen beschriebene Mechanismus einer Symphysenruptur nach Buckeln des Pferdes und mehrfachem Hochwerfen des Reiters konnten in unserem Krankengut nicht beobachtet werden.

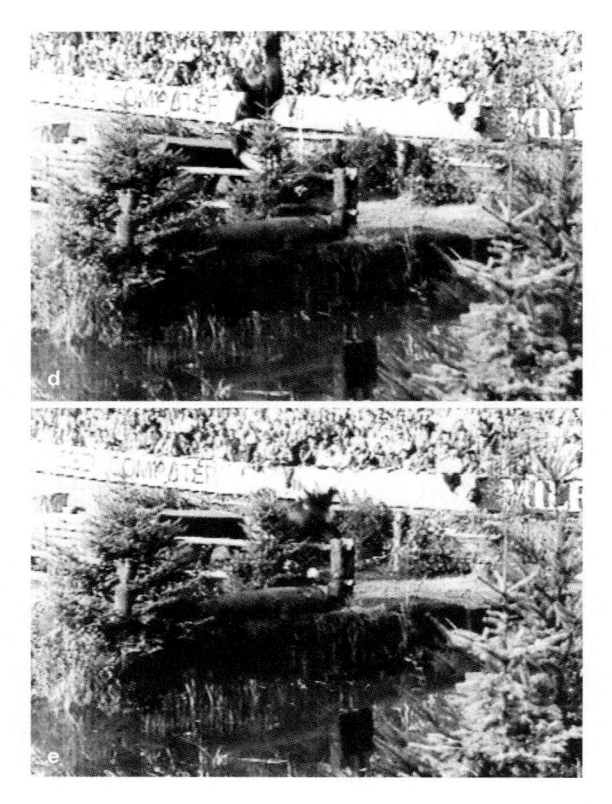

Abb. 142 a–e. Militaryweltmeisterschaft 1982: Das Pferd bleibt beim Sprung mit der Vorderhand am Hindenis hängen und überschlägt sich mit der festen Hindernisstange als Drehachse. Das Pferd stürzt mit voller Wucht auf den bereits am Boden liegenden Reiter, dieser war auf der Stelle tot

Bereits Busse (1938) stellte fest, daß Pferdebißverletzungen überwiegend Rupturen, und somit im Umgang mit Pferden noch unerfahrene Personen betrafen. Auch in unserem Krankengut war der Pferdebiß für junge und unerfahrene Reiter typisch.

Die Tatsache, daß die Verletzungen am Zaumzeug gehäuft bei älteren Patienten festgestellt wurden, läßt sich dadurch erklären, daß die Tätigkeit des Verladens von Pferden, bei der diese Verletzungen vorkommen, wegen der bekannten Risiken überwiegend von Älteren vorgenommen wird.

Mit der Statistik, die den Unfallhergang in Abhängigkeit von der gerade ausgeführten Tätigkeit wiedergibt, konnten die für die einzelnen Tätigkeiten typischen Risiken herausgearbeitet werden. Bei allen Tätigkeiten im Umgang mit dem Pferd sollte sich der Reiter besonders vor den Hufen des Pferdes in acht nehmen. Bei Tätigkeiten im Kopfbereich des Pferdes, wie Füttern (66,7% Pferdebisse) und Anlegen des Zaumzeugs (40% Pferdebisse) besteht das größte Risiko, durch einen Pferdebiß verletzt zu werden. Beim Verladen von Pferden besteht das größte Risiko für Verletzungen am Zaumzeug (40%). Auf eine korrekte Zügelführung sollte hier ganz besonders geachtet werden. Auf keinen Fall darf das Zaumzeug oder der Führstrick um die Hand oder einzelne Finger gewickelt werden. Zu Fragen der Sicherheit speziell beim Transport von Pferden sei auf das Buch von Hoffmann (1975) verwiesen.

Auch beim Reiten an der Longe erwies sich wieder der Sturz *vom* Pferd (100%) als der typische Unfall des Anfängers. Auch beim Dressurreiten (90,9%), Voltigieren (94,4%) und Anreiten einer Remonte (83,3%) ist der Sturz *vom* Pferd verständlicherweise der typische Unfallhergang. Die Gefährlichkeit des Militaryreitens und des Pferderennens läßt sich daran belegen, daß der gefährlichste Sturz *mit* dem Pferd hierbei am häufigsten (66,6% bzw. 54,4%) und sogar häufiger als der Sturz vom Pferd (33,3% bzw. 40,9%) vorkam. Auch beim Ausreiten und beim Springen ist das Risiko für einen Sturz *mit* dem Pferd relativ groß (27,9% bzw. 41,5%). Dies liegt daran, daß bei diesen Reitsportarten einerseits sehr schnell geritten und andererseits häufig Hindernisse übersprungen werden. Die meisten Stürze *mit* dem Pferd ereigneten sich aus dem Galopp (51,1%) oder dem Sprung (27,7%) heraus. Für die Stürze mit dem Pferd aus dem Stand (4,3%) heraus, z.B. beim Aufsitzen, dürften ungünstige Fehlbelastungen bei evtl. unsicherem Stand des Pferdes die Ursache sein.

Daß der Sturz *vom* Pferd und der Sturz *mit* Pferd grundsätzlich verschiedene Auslöser haben, konnte ebenfalls gezeigt werden. Buckeln des Pferdes als häufigster Auslöser für den Sturz *vom* Pferd (37,9%) spricht wieder für den Sturz vom Pferd als typischen Unfall des Anfängers, der sich nicht auf dem buckelnden Pferd halten kann. Gerade dieses Buckeln ließe sich auf den bereits erwähnten Maschinen zum Sturztraining recht realistisch simulieren, nicht jedoch der zweithäufigste Sturz *vom* Pferd, bei dem sich der Reiter bei hoher Geschwindigkeit nicht mehr im Sattel halten kann. Die unterschiedlichen Auslöser erklären auch, daß der Sturz *vom* Pferd häufiger nach hinten (23,6%) gerichtet ist als der Sturz *mit* dem Pferd (4,7%): Der Sturz mit Pferd findet überwiegend dann statt, wenn Pferd und Reiter sich vorwärts bewegen, folglich stürzt der Reiter nach vorne. Für den Sturz vom Pferd hingegen sind die Auslöser Buckeln und Steigen charakteristisch, hierbei stürzt der Reiter häufig nach hinten.

Der an sich vom Reiter schon schwierig zu bewältigende Sturz wurde sowohl beim Sturz vom Pferd (10,2%) als auch beim Sturz mit Pferd (12,9%) gelegentlich noch zusätzlich durch die Kollision des stürzenden Reiters mit einem Hindernis kompliziert. Besonders von feststehenden Hindernissen, wie sie im Gelände angetroffen werden, geht ein ernstzunehmendes Verletzungspotential aus.

Weitere Verletzungsgefahren ergeben sich durch die Möglichkeit, daß beim Sturz des Reiters *mit* dem Pferd das 600–700 kg schwere Pferd auf den Reiter stürzt. Dies war bei 1/4 (25,7%) aller Stürze *mit* Pferd der Fall und bezeugt die Gefährlichkeit der Reitsportarten, bei denen bevorzugt der Sturz *mit* dem Pferd vorkommt.

Genauere Angaben zu Sturzmechanismen lassen sich retrospektiv mit einer Fragebogenaktion nicht ermitteln. Daher wurde ergänzend eine Videoanalyse von 536 Unfällen bei Springturnieren durchgeführt. Die Ergebnisse der Videoanalyse werden gesondert diskutiert.

4.1.2 Verletzungen

Wie in der gesamten sonstigen Literatur zeigte sich auch für das Homburger Krankengut eine bevorzugte Lokalisation der Verletzungen am Kopf (24,8%) und an den oberen Extremitäten einschließlich des Schulterbereichs (30,9%). Für Kopfverletzungen liegen die Literaturangaben zwischen 20% (Henggeler u. Biener 1973) und 67% (Barber 1973). Die hohe Zahl der Kopfverletzungen bei Barber (1973) von 67% konnte jedoch nicht bestätigt werden. Eine Erklärung für den Unterschied bieten die Verbesserungen von Material und Konzeption des Kopfschutzes, die seit 1973 verwirklicht worden sind; Barber selbst konnte 1973 keinen Zusammenhang zwischen Schweregrad der Verletzungen und dem Tragen eines Kopfschutzes feststellen; leider ist nicht ersichtlich, ob Barber auch Zylinder und runden Hut als Kopfschutz wertete. Bei den tödlichen Reitunfällen liegt der Anteil der Kopfverletzungen bei 72% (Ingemarson et al. 1989). Landro (1976) weist darauf hin, daß das Krankheitsbild der Boxerenzephalopathie („punch-drunk-syndrome") Jockeys genauso betrifft wie Boxer; der gefährliche kumulative Effekt mehrerer Commotiones wurde von Gronwall u. Wrightson (1975) beschrieben (zit. nach Bixby-Hammet 1983). Die Literaturangaben zur Häufigkeit der Verletzungen von Schultern und oberen Extremitäten variieren im Bereich von 17% (Henggeler u. Biener 1973) – 43% (Strinbrück 1980).

Die beim Sturz *mit* Pferd im Vergleich zum Sturz *vom* Pferd häufigeren Verletzungen am Kopf (28,9% gegenüber 24,9%) und selteneren Verletzungen an den oberen Extremitäten (10,6% gegenüber 25,7%) lassen sich gut mit dem typischen Ablauf eines Sturzes *mit* Pferd erklären: Initial bleibt der Reiter beim Sturz *mit* dem Pferd gemessen am Abstand des Reiters zum Boden viel länger als beim typischen Sturz *vom* Pferd im Sattel sitzen, bevor die eigene Flugbahn des Reiters beginnt. Hierdurch bleibt dem Reiter wenig Zeit, um sich beim Sturz mit den Armen abzufangen, was beim Sturz *vom* Pferd häufig gelingt. Durch das In-die-Knie-Gehen des Pferdes befindet er sich außerdem in einer noch mehr vorwärtsgeneigten Ausgangsposition als der, die der Reiter häufig sowie schon einnimmt. Das Ausmaß von Kopfverletzungen im Sport wird nach Becker (1957) und Brooks u. Bixby-Hammet (1988) entscheidend durch die bei Ausübung der Sportart eingenommene Position des Oberkörpers mit Neigung des Kopfes nach vorne bestimmt. Der Kopf prallt beim Sturz *mit* Pferd häufig als erstes Körperteil auf dem Boden auf. Die höheren Verletzungszahlen am Hals (Sturz *mit* Pferd: 6,9%, Sturz *vom* Pferd 3,8%), insbesondere die typischen HWS-Distorsionen, kommen dadurch zustande, daß der Reiter häufig nach dem Sturz *mit* dem Pferd bäuchlings Kopf voran auf dem Boden einige Meter vorwärts rutscht und dabei der Hals in Hyperextensions- oder Hyperflexionsstellung belastet wird. Neben Kopf und Hals wird beim Sturz *mit* dem Pferd noch besonders häufig die Schulterregion traumatisiert, wie auch hier die höhere Zahl der Verletzungen im Vergleich zum Sturz vom Pferd (16,4% gegenüber 8,7%) zeigt.

Die beim Sturz *mit* Pferd ebenfalls häufigeren Verletzungen an den unteren Extremitäten (27,7% gegenüber 20,9%) kommen dadurch zustande, daß 1/4 der Reiter unter das stürzende Pferd geriet. Hierbei sind meistens die unteren Extremitäten betroffen, besonders beim seitlichen Wegrutschen des Pferdes beim Reiten einer Kurve. Nur in Whitesels Untersuchung (1976) über die Verletzungen von Jockeys in Pferderennen liegen Verletzungen der unteren Extremität mit 43% an erster Stelle. Der Sturz mit Pferd war mit 54,5% der Unfälle bei Pferderennen aus unserem Krankengut der typische Unfall für diese Reitsportdisziplin. Typische Verletzungen beim Sturz mit Pferd sind an den unteren Extremitäten lokalisiert.

Verletzungen von Abdomen und Thorax im Pferdsport sind möglich (Bücherl u. Koch 1957; Goulden 1975; Dittmer u. Wübbena 1977; Edixhoven et al. 1980; Barone et al. 1989; Brathwaite et al. 1990; Fulda et al. 1991), waren jedoch selten. Nur in der Untersuchung von Grossmann et al. (1978) war das stumpfe Bauchtrauma die zweithäufigste Verletzung der stationär behandelten Patienten. Über den interessanten Fall einer traumatischen Pseudozyste der Lig. teres hepatis, die sich intraoperativ als altes Hämatom entpuppte, das durch Abwurf vom Pferd entstanden war, veröffentlichten Köle u. Suchanek (1974) einen Casereport. Zu exzessiver Bilhämie und Hämobilie kam es durch eine Leberruptur in Folge eines Reitunfalls, über den Clemens et al. (1976) berichteten.

Die höhere Zahl der Verletzungen an Rücken/BWS/LWS beim Sturz *vom* Pferd 9,8%, Sturz *mit* Pferd 5,7%) dürfte durch die beim Sturz *vom* Pferd häufig vorkommende Landung des Reiters sitzend (Wirbelsäulenkompression) oder auf dem Rücken liegend zu erklären sein.

Die erschreckende Tatsache, daß die Zahl der Kopfverletzungen (33,9%) durch Hufschlag fast ebenso hoch ist wie die Zahl der Verletzungen an den unteren Extremitäten (38,4%), zeigt, wie wichtig auch beim Umgang mit dem Pferd ein Kopfschutz ist, obwohl hierbei nur von den wenigsten Reitern ein Kopfschutz getragen wird. Die „Reichweite" der Pferdehufe ist so groß, daß sie auch für den Kopf eine Gefahr darstellen.

Speziell bei Kindern bis zum Alter von 10 Jahren zeigte sich ein größerer Anteil an Kopfverletzungen (33,0%) und Verletzungen der oberen Extremitäten (34,0%), vermutlich durch ungeschicktere Abfangbewegungen dieser jungen Reiter. Die geringere Zahl von Schulterverletzungen (1,1%) und von Verletzungen der unteren Extremitäten (8,5%) bei Kindern bis zum Alter von 10 Jahren ergibt sich wohl dadurch, daß diese Verletzungen bevorzugt beim Sturz *mit* Pferd auftreten, dieser Unfallhergang jedoch bei jüngeren Kindern noch selten vorkommt.

Die Lokalisation der Verletzungen beim Sturz *vom* Pferd beim Voltigieren weicht erheblich von der Lokalisation beim Sturz *vom* Pferd bei anderen Formen des Reitens ab. Dies läßt sich dadurch erklären, daß die aktive Eigenbewegung der gestürzten Person auf dem Pferd ganz andere Sturzmechanismen aus anderer Ausgangslage zur Folge hat. Der typische Voltigierunfall läuft nie nach dem Muster ab, daß der Reiter nach vorne beschleunigt aus dem Sattel gehoben wird, wie sonst beim Reiten. In der Regel handelt es sich um unfreiwillig, fehlerhaft und unbeabsichtigt früh beendete Übungen auf dem Pferd, die zur Landung auf dem Boden in ungewollter Position zwingen. Die Bewegungsrichtung ist hierbei eher vertikal oder lateral nach unten als nach vorne. Hierbei sind fast ausschließlich die unteren (52,4%) und die oberen Extremitäten (38,1%) betroffen. Die Bewegungsabläufe sind so geartet, daß eine Verletzungsgefahr für den Kopf (4,8%) offensichtlich fast nicht gegeben ist. Daher kann beim Voltigieren zu Recht auf das Tragen eines Kopfschutzes verzichtet werden.

Mehr als die Hälfte der Verletzungen waren Weichteilverletzungen und sind somit als relativ harmlos anzusehen. Ähnliche Angaben finden sich in der bisher erschienen Literatur (Busse 1938; Henggeler u. Biener 1973; Whitesel 1976; Rothschenk 1978;

Bernhang u. Winslett 1983; Bixby-Hammet 1985, 1987; Juul 1989). Als seltene Komplikation berichten Marrie et al. (1979) über einen Fall röntgenologisch nachgewiesenen Gasbrands in einer Pferdebißwunde, bei dem jedoch ein Nachweis von Klostridien nicht möglich war. Mehr als 1/4 aller Verletzungen waren Frakturen (26,3%). Wegen der möglichen Dauerfolgen stellen sie, abgesehen von den seltenen Verletzungen mit Todesfolge, die unangenehmsten der gängigen Verletzungen im Pferdesport dar. Im Vergleich mit Verletzungen bei anderen Sportarten ist beim Reiten die höchste Rate an Frakturen festzustellen (Steinbrück 1980). Erstaunlicherweise war nur ein kleiner Teil der Frakturen offen (7 Frakturen) oder ging mit Nervenläsionen (4 Frakturen) einher. Gelenkverletzungen sind mit 10,3%, wobei auch Distorsionen eingerechnet sind, keine typischen Verletzungen bei Pferdesportunfällen. Bei den Schädel-Hirn-Traumen (8,2%) handelte es sich erfreulicherweise überwiegend um leichte Schädel-Hirn-Traumen vom Grad I. Auch McLatchie (1979), Lloyd (1987) und McGhee et al. (1987) stellten überwiegend leichte Kopfverletzungen fest. Im Vergleich der Häufigkeit von Schädeltraumen bei Sportunfällen verschiedener Sportarten liegt Reiten sowohl bei Becker (1959) als auch bei Lindsay et al. (1980) an 2. Stelle hinter Radrennen bzw. Golf. Als Pferdesportunfall ist das Schädel-Hirn-Trauma typisch für Sturz *vom* Pferd, Sturz *mit* Pferd und Hufschlag. Amputationsverletzungen von Fingern (0,9%) sind die schwersten Verletzungen am Zaumzeug. Über Handverletzungen beim Führen von Pferden berichten Regan et al. (1991). Ähnliche Fingerverletzungen wie die am Zaumzeug werden durch um die Hand geschlungene Leinen bei Unfällen beim Rodeo verursacht (Morgan et al. 1984). Ncube u. Singhal (1991) berichten über eine Ruptur des distalen Endes der Sehne des M. biceps brachii bei einem 35jährigen Reiter, der stark am Zügel riß, als sein Pferd durchging.

Speziell bei Kindern bis zum Alter von 10 Jahren zeigte sich ein höherer Anteil von Weichteilverletzungen (59,3%). Dieser geht einher mit dem bei Kindern geringeren Schweregrad der Verletzungen. Die höhere Zahl von Schädel-Hirn-Taumen (10,6%) geht einher mit der häufigeren Lokalisation der Verletzungen am Kopf (33,0%). Die geringfügig höhere Zahl an Frakturen (28,7%) erklärt sich wahrscheinlich durch ungeschicktere Abfangbewegung beim im Kindesalter häufigeren Sturz vom Pferd.

Die geringere Zahl von Gelenkverletzungen (1,1% könnte damit erklärt werden, daß es Ältere beim Sturz vom Pferd vielleicht häufiger schaffen, einigermaßen koordiniert im Stehen oder Laufen zu landen, sich dabei aber z.B. Distorsionen oder Bandverletzungen zuziehen. Amputationsverletzungen am Zaumzeug kamen wohl deshalb bei Kindern nicht vor, weil diese hauptsächlich beim Verladen von Pferden passierten und kleine Kinder dieser Tätigkeit nur selten nachgehen.

Interessant ist wieder die spezielle Betrachtung der Voltigierunfälle, wo die Gelenkverletzungen (23,8%) und Frakturen (42,9%) häufiger vorkamen. Während die als harmlos einzustufenden Verletzungen weniger häufig vorkamen, häufen sich hier also die Verletzungen, bei denen am ehesten Dauerfolgen wie Instabilitäten oder Bewegungseinschränkungen zu erwarten sind. Da bei Voltigieren das körperliche Wachstum meistens noch nicht abgeschlossen ist, können auch diese Verletzungen in der Regel noch gut kompensiert werden.

Speziell bei den Frakturen waren am häufigsten die oberen Extremitäten betroffen, besonders beim Sturz *vom* Pferd. Dies spricht für die große Belastung der oberen Extremitäten bei den Versuchen des Reiters sich abzufangen. Die bevorzugten Stellen für Frakturen stimmen mit den bei Gierup et al. (1976) genannten überein. Die große Belastung der oberen Extremitäten, besonders beim Sturz vom Pferd, wird auch an der großen Differenz bei der Zahl der Humerusfrakturen bei Sturz vom Pferd und Sturz mit Pferd deutlich. Die höhere Zahl der Humerusfrakturen beim Sturz *vom* Pferd (15,2% gegenüber 2,6% beim Sturz *mit* Pferd) erklärt sich durch das für den Sturz *vom* Pferd charakteristische Vorstrecken der Arme zum Abfangen des Sturzes. Bei den distalen Humerusfrakturen sind auch direkte Belastungen im Ellenbogenbereich anzunehmen. Mit mehr als 1/4 (26,4%) aller Frakturen sind beim Sturz *vom* Pferd die Frakturen des Unterarmes als typische Frakturen anzusehen. Hierin stimmen unsere Ergebnisse mit denen von Michelson (1976) überein. Die Details im Ablauf des Sturzgeschehens bewirken hier die unterschiedlichen Frakturtypen: Distale Radiusfrakturen vom Typ Colles sind typisch für den Sturz auf die dorsalflektierte Hand, die vom Typ Smith dagegen für den Sturz auf den Handrücken. Wegen der Traumatisierung durch das stürzende Pferd überwiegen beim Sturz *mit* Pferd die Frakturen des Beckens (5,1% gegenüber 1,1% beim Sturz *vom* Pferd) und der unteren Extremitäten (28,1% gegenüber 12,9% beim Sturz *vom* Pferd).

Entsprechend der höheren Zahl der Kopfverletzungen überhaupt sind hier auch mehr Schädelfrakturen (15,4% gegenüber 10,7% beim Sturz *vom* Pferd) zu verzeichnen.

Speziell zur Klavikulafraktur, die seit ältesten sportmedizinischen Veröffentlichungen zu den typischen Reitverletzungen gerechnet wird (Saar 1914), kann gesagt werden, daß sie nach den Ergebnissen dieser Studie mit 1/4 aller Frakturen (23,1%) die typische Fraktur für den Sturz *mit* dem Pferd darstellt. Dies wird durch die Tatsache bestätigt, daß die Klavikulafraktur die typische Fraktur von Jockeys darstellt (Miles 1970), bei denen bevorzugt der Sturz *mit* dem Pferd vorkommt. Michelsons (1976) gegenteiliger Ansicht, daß die Klavikulafraktur keine typische Reitverletzung darstellt, muß widersprochen werden; Michelson führte keine getrennte Untersuchung des Verletzungsmusters für den Sturz *von* und *mit* dem Pferd durch. Sowohl für die Klavikulafraktur als auch für die ebenfalls häufige Akromioklavikulargelenkluxation sind beim Sturz direkte frontale als auch kraniale und laterale Belastungen auf den Schulter-Oberarm-Bereich als ursächlich anzusehen.

Beim Hufschlag ist neben den Schädelfrakturen mit ihrer auffällig hohen Zahl (42,4% aller Frakturen durch Hufschlag) die Rippenfraktur charakteristisch (12,1% aller Frakturen durch Hufschlag). Über eine traumatische Kardiopathie nach einem Huftritt berichten Sermasi et al. (1976).

Seit jeher gilt die Wirbelfraktur als typische Reitverletzung. Hipp et al. (1977) geben an, daß durchschnittlich 7 von 10 Wirbelfrakturen bei Sportunfällen beim Reiten passieren. In unserem Krankengut kam die Wirbelfraktur bezogen auf alle Unfälle genauso häufig vor wie die Klavikulafraktur, nämlich bei 27 Patienten. Dies war auch in der Untersuchung von Dittmer u. Wübbena (1977) der Fall. Es lassen sich hierbei nur geringe Unterschiede in der relativen Häufigkeit bei Sturz *vom* Pferd und *mit* Pferd feststellen. Die extrem hohe Zahl von Patienten mit Wirbelsäulenverletzungen (18,5%) bei Steinbrück (1980) konnte von uns nicht bestätigt werden. Gehäuft traten

Wirbelfrakturen auf, die auf eine Kompressionsmechanismus schließen lassen. Bei der Landung des Reiters im Sitzen findet eine Kompression der Wirbelsäule statt. Häufig traten auch Querfortsatzabrisse auf, die eher auf ein direktes Trauma (Steinbrück 1980), z.B. bei Landung auf dem Rücken, schließen lassen. Williams (1988) gibt einen Mechanismus von Kompression in Verbindung mit einer Drehkomponente und Flexion der Wirbelsäule als Mechanismus für Verletzungen der Brustwirbelsäule an.

Wie bei Dittmer u. Wübbena (1977) und Barone et al. (1989) angegeben, war die bevorzugte Lokalisation der Wirbelfrakturen im Bereich des thorakolumbalen Übergangs auffällig, nur 11,6% der Wirbelfrakturen lagen oberhalb von Th 12. Brooks u. Bixby-Hammet (1988) bezeichnen das Vorkommen solcher thorakolumbalen Frakturen im Pferdesport sogar als einzigartig. Zervikale Frakturen traten selten auf (4,6%). Erfreulicherweise ging nur eine Wirbelfraktur mit neurologischen Ausfällen einher. Querschnittslähmungen kamen nicht vor, wie denn Querschnittslähmungen auch nach Schöter u. Wassmann (1976) und Simon (1976) bei Reitunfällen eher zu den Ausnahmen gehören. Dagegen haben Steinbrück u. Paeslack (1978) mit 14% aller durch Sport verursachten Querschnittslähmungen Reiten auf Platz 2 gesetzt. Sowohl Steinbrück (1980) als auch Haesen u. Zimmermann (1978) teilen jedoch unsere Auffassung, daß es sich bei den meisten Wirbelsäulenverletzungen um Prellungen handelt.

Der überwiegend geringe Schweregrad der Verletzungen – 85,5% der Verletzungen hatten einen ISS zwischen 1 und 3 – ergibt sich nicht nur aus der Art der Verletzungen, sondern auch daraus, daß die überwiegende Mehrzahl aller Patienten nur eine isolierte Verletzung hatte (82,1%) und nur eine Körperregion betroffen war. Mit 82% lag die Zahl der Patienten mit nur einer Verletzung in dieser Untersuchung noch über der Michelsons (1976) mit 74%. Für den Unfallchirurgen bedeutet dies, daß er es bei einem Reitunfall nur in Ausnahmefällen mit Polytraumatisierten zu tun bekommt.

Aufgrund der großen Fallzahl konnten beim Sturz *vom* Pferd und *mit* Pferd die kombinierten Verletzungen untersucht werden. Daß kombinierte Verletzungen unterschiedlicher Kombinationen vorkamen, spricht für die Vielfalt der bei Sturz *vom* Pferd und *mit* Pferd vorkommenden Unfallmechanismen im Detail. Dittmer u. Wübbena (1977, 1979) konnten keine typischen Kombinationsverletzungen feststellen. In unserem Krankengut konnten 4 kombinierte Verletzungen beobachtet werden, die häufiger vorkamen. Die Kombination von Kopfverletzungen mit HWS-Distorsionen läßt sich durch die auf S. 109 (Abb. 129) bereits angesprochenen Unfallmechanismen mit Hyperextension oder Hyperflexion des Kopfes erklären. Kopf und Schulter sind 2 Körperregionen, die bei Sturz vom Pferd oder mit Pferd sehr oft gemeinsam traumatisiert werden. Hieraus resultiert die Kombination von Kopfverletzungen mit Schulterprellungen oder Klavikulafrakturen.

Kopfverletzungen und Verletzungen von Rücken/BWS/LWS als 3. häufige Kombination sind wohl dadurch bedingt, daß viele Reiter, die zuerst auf den Kopf stürzen, letztendlich auf dem Rücken landen und die Energie des Sturzes auch dann noch für Verletzungen ausreicht. Bei einer Landung auf dem Rücken kann auch leicht eine Beckenprellung stattfinden, was die 4. Kombination, gemeinsame Rücken- und Beckenverletzungen, erklärt. Während bei den ersten beiden Kombinationen ein spezifischer Verletzungsmechanismus zugrunde liegt, ist er bei den letzten beiden eher unspezifisch und kann bei einer Vielzahl verschiedener Stürze vorkommen.

Um eine Klassifikation des Schweregrades der Verletzungen durchzuführen, wurden alle Verletzungen anhand einer Modifikation des Injury-severity-Score (ISS) (Baker et al. 1974; Kossman u. Trentz, pers. Mitteilung 1990) bewertet. Obwohl der Score eigentlich zur Beurteilung des Schweregrades von Polytraumatisierten dient, in unserem Krankengut jedoch überwiegend Einzelverletzungen zu verzeichnen waren, erschien er wegen der klaren Zuordnung der Verletzungen zu bestimmten Punktwerten als Maßstab für den Schweregrad der Verletzungen in Abhängigkeit von bestimmten Einflußgrößen am geeignetsten. Dabei wurde bewußt in Kauf genommen, daß der Score im Bereich der in unserem Krankengut häufig leichten Verletzungen nur relativ wenig differenziert. So haben eine Schürfwunde (< 2% der Körperoberfläche), eine Nasenbeinfraktur, eine Mandibulafraktur oder eine einfache periphere Fraktur ohne wesentlichen Weichteilschaden den gleichen Score.

Es zeigte sich, daß die meisten Verletzungen von geringem Schweregrad waren (85,5% ISS 1–3). Auch Busse (1938), Danielsson u. Westlin (1973), Gierup et al. (1976), McGhee et al. (1987) und Juul (1989) gaben einen überwiegend geringen Schweregrad der Verletzungen an.

Dies bedeutet für den Unfallchirurgen, daß es sich bei einem Reitunfall nur ausnahmsweise um lebensbedrohliche Verletzungen handelt.

Über unterschiedliche Unfallhäufigkeiten bei erfahrenen und weniger erfahrenen Reitern können keine Aussagen gemacht werden. Hinsichtlich des Schweregrades der Verletzungen zeigte sich jedoch, daß erfahrenere Reiter die schwereren Verletzungen hatten, wenn es zu einem Unfall kam. Dies kann damit erklärt werden, daß der erfahrenere Reiter schwierigere Situationen zu bewältigen sucht und normalerweise auch bewältigen kann, in die der unerfahrene Reiter meistens gar nicht erst kommt. Wenn dann tatsächlich etwas passiert, provoziert diese schwierige Situation auch die schwereren Verletzungen. Hierfür spricht, daß der erfahrenere Reiter viel häufiger *mit* dem Pferd als *von* dem Pferd stürzt. Außerdem löst sich der erfahrene Reiter beim Sturz mit dem Pferd häufig nicht früh genug vom Pferd, während der Unerfahrene sich eher in Sicherheit bringt (Rothschenk 1978). In Anbetracht der Tatsache, daß sich 1/4 der befragten Reiter selbst als riskante Reiter bezeichnete, führt wohl nicht selten Selbstüberschätzung zu einem Unfall.

Der höhere Schweregrad der Verletzungen mit zunehmendem Alter erklärt sich einerseits damit, daß der ältere Reiter in der Regel auch der erfahrene Reiter ist; die erfahrenen Reiter hatten schwerere Verletzungen als die unerfahrenen Reiter. Andererseits zeugt der höhere Schweregrad der Verletzungen aber auch von einer mangelnden Geschicklichkeit älterer Reiter beim Abrollen und natürlich von einer verminderten Belastbarkeit.

Reitsport ist ein Sport, der prinzipiell auch von Älteren gut betrieben werden kann. In Anbetracht der schwereren Verletzungen bei Älteren sollte jedoch der ältere Reiter besonders vorsichtig sein und ihm vertraute und zuverlässige Pferde reiten. Die wenigen Kontraindikationen des Reitsportes bei bestimmten Gesundheitsschäden (Düntzer 1967; Bachmann et al. 1968; Braun 1972; Hördegen 1975, 1976; Dahmen u. Haesen 1976; Ankerhold 1978; Fischer u. Elias 1980; Steinbrück 1980; Nilsen et al. 1985; Brooks u. Bixby-Hammet 1988) sollten besonders von Älteren beachtet werden. Als

Kontraindikation gelten Koronarsklerose, Angina pectoris, entzündliche Erkrankungen, Spondylolisthesis und andere Erkrankungen.

4.1.3 Therapie

Wenn nur etwas mehr als 1/4 (27,5%) aller Patienten stationär behandelt werden und nur 12% operativ versorgt werden mußte, spricht dies für den geringen Schweregrad der meisten Verletzungen. Der Anteil der stationär behandelten Patienten weicht von den meisten anderen Untersuchungen kaum ab. Die mit 44,4% relativ große Zahl stationär behandelter Patienten beim Sturz *mit* Pferd bestätigt die Gefährlichkeit dieses Unfallhergangs. Wie harmlos der Pferdetritt im Vergleich zum Hufschlag ist, zeigt die mit 2,5% geringe Häufigkeit der stationär behandlungspflichtigen Patienten mit Pferdetrittverletzungen im Gegensatz zu 31,4% beim Hufschlag. Daß auch Verletzungen am Zaumzeug ernst zu nehmen sind, ergibt sich aus der hohen Zahl operationspflichtiger Verletzungen (34,8%), bei denen häufig mikrochirurgische Eingriffe zur Replantation oder Nachamputationen durchgeführt werden mußten. Bei mehr als der Hälfte (51,9%) der stationär behandelten Patienten betrug die Verweildauer im Krankenhaus nur bis zu 7 Tagen. Dazu tragen die zahlreichen Schädel-Hirn-Traumen leichten Grades bei, die häufig nur 1 Tag stationär beobachtet wurden.

4.1.4 Verletzungsfolgen

Ein kleinerer Teil der Patienten mußte über einen erheblichen Zeitraum arbeitsunfähig geschrieben bzw. vom Schulunterricht befreit werden. Hierdurch ergibt sich ein negativer volkswirtschaftlicher Aspekt, der neben den positiven Auswirkungen des Reitens auf die Gesundheit und den damit verbundenen Einsparungen berücksichtigt werden muß.

Aus dem Schweregrad der Verletzungen ergeben sich bei Pferdesportunfällen meist keine akuten therapeutischen Probleme. Anders sieht dies bei den bleibenden Unfallfolgen aus. Rund 1/4 (26,7%) aller Patienten litt subjektiv noch unter Beschwerden, die auf den Reitunfall zurückgeführt wurden. Über gelegentlich oder häufig auftretende Schmerzen klagten 14,2% der Befragten. Bei knapp 1/3 (31,5%) aller Patienten konnten objektiv eine oder mehrere bleibende Verletzungsfolgen festgestellt werden, wobei allerdings auch die Lebensqualität oft nur gering beeinträchtigende Befunde, beispielsweise Narben, mitgewertet wurden. Dies erklärt, daß die Zahl der Dauerfolgen in dieser Untersuchung im Vergleich mit Gierup et al. (1976, 1977), Lucht u. Lie (1977), Lie und Lucht (1977) und Kramhoft et al. (1986) sehr hoch liegt. Erwartungsgemäß gingen v.a. gelenknahe Verletzungen mit bleibenden Folgen wie Bewegungseinschränkungen einher. Immerhin konnte bei fast jedem 10. Patienten eine Beeinträchtigung festgestellt werden, die mit einer Minderung der Erwerbsfähigkeit bis maximal 40% zu bewerten war. Wenn es sich auch in den meisten Fällen nur um Minderungen der Erwerbsfähigkeit bis zu 20% handelte, ist doch für die Betroffenen von einer deutlichen Beeinträchtigung der Lebensqualität auszugehen.

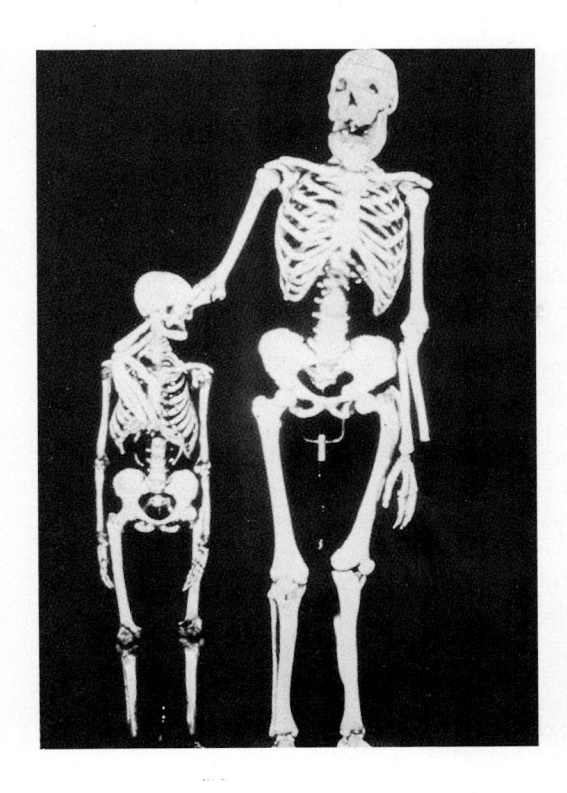

Abb. 143. *Rechts*: Hypophysärer Riesenwuchs als Folge eines Hufschlags gegen den Kopf eines jugendlichen Kutschers vom Tegernsee. *Links*: Hypophysärer Zwergwuchs. (Freundlichst überlassen von Prof. Dr. K. Remberger)

Nachdrücklich sei hingewiesen, daß hinsichtlich der Häufigkeit von bleibenden Unfallfolgen die Verletzungen am Zaumzeug ernstzunehmende Verletzungen sind. Die schwerwiegenden Folgen kamen freilich bei Sturz vom Pferd, Sturz mit Pferd und Hufschlag vor, die mit einer hohen Zahl an Frakturen einhergingen. Hemiplegien (Barber 1973), Tetraplegien (Barone u. Rodgers 1989) oder posttraumatische Epilepsien (Foster et al. 1976) wurden in unserem Krankengut glücklicherweise nicht beobachtet. Die Abb. 143 zeigt den seltenen Fall eines hypophysären Riesenwuchses als Folge eines Hufschlags gegen den Kopf eines jugendlichen Kutschers vom Tegernsee (Remberger, pers. Mitteilung 1990). Dieser Fall stammt jedoch nicht aus unserem Krankengut.

4.1.5 Tödliche Unfälle

2 (0,2%) der Unfälle endeten tödlich. Der Anteil tödlicher Unfälle liegt in anderen Veröffentlichungen < 1%. Wie in der bekannten Literatur über tödliche Reitunfälle (Voigt u. Dalgaard 1978; McLatchie 1979; Kricke 1980; Ilgren et al. 1984; Pounder 1984; Ingermarson et al. 1989) waren auch bei uns Kopfverletzungen und abdominelle Verletzungen die tödlichen Verletzungen. Interessant ist, daß nach amerikanischen Untersuchungen 5,8% der tödlich verunglückten Reiter den Tod durch Ertrinken fanden (DeBenedette 1989). Hierzu dürfte es vor allem dann kommen, wenn ein

Reiter allein im Gelände ins Wasser stürzt und sich z.B. wegen Bewußtlosigkeit nicht selbst retten kann. Die Tatsache, daß in unserer Untersuchung beide tödlichen Unfälle im Umgang mit dem Pferd und nicht beim Reiten passiert sind, zeigt die Gefährlichkeit des Umgangs mit dem Pferd. Als Konsequenz hieraus müssen sich präventive Maßnahmen nicht nur auf den Bereich des Reitens, sondern auch auf den Umgang mit dem Pferd erstrecken. Nach einer Versicherungsstatistik (Kricke 1980) ereignen sich im Vergleich mit anderen Sportarten beim Reiten die meisten tödlichen Unfälle. Dittmer (1991) berichtet, daß 25% aller tödlichen Sportunfälle beim Reiten passieren. Trotzdem ist die absolute Zahl tödlicher Reitunfälle gering: Kabisch u. Funk (1991) ermittelten bei einer Untersuchung über insgesamt 249 Todesfälle im Übungs-, Trainings- und Wettkampfbetrieb aller Sportverbände des auf dem Gebiet der ehemaligen Deutschen Demokratischen Republik bestehenden Deutschen Turn- und Sportbundes in einem Untersuchungszeitraum von 8 Jahren 15 Todesfälle im Pferdesport. Ohne die Zahl der aktiven Sportler zu berücksichtigen, lagen hierbei die Sportarten Fußball, Kegeln und Wandern/Bergsteigen/Orientierungslauf an erster Stelle. Anzumerken ist jedoch, daß auch plötzliche nicht-traumatisch bedingte Todesfälle und Wegeunfälle mitgewertet wurden.

Der durchschnittliche Pferdesportunfall ist überwiegend harmloser Natur. Das Risiko eines tödlichen Unfalls dürfte jedoch in den meisten anderen Sportarten geringer sein.

4.1.6 Unfallpsychologie und Schlußfolgerungen

Fast 2/3 (64,4%) aller befragten Patienten hielten ihren Unfall im Nachhinein für vermeidbar, 1/3 (32,8%) aller Befragten gab sich selbst die Schuld am Unfall. Dies zeigt, wieviele Unfälle sich durch sicherheitsbewußtes Verhalten und einfachste präventive Maßnahmen hätten verhindern lassen oder harmloser hätten ausgehen können.

Glücklicherweise war der Schweregrad der Verletzungen beim durchschnittlichen Reitunfall insgesamt geringer als erwartet. Angesichts 0,2% tödlicher Unfälle und Dauerfolgen bei 31,5% der Patienten ist auch beim durchschnittlichen Reitunfall ein Gefahrenrisiko gegeben. Ein Vergleich der Gefährlichkeit des Pferdesports mit der anderer Sportarten ist ohne Wissen über die Unfallhäufigkeit in Relation zur Zahl der aktiven Sportler und über die für ihren Sport aufgewendete Zeit nicht möglich. Jeder 5. Reiter ließ sich den Spaß am Pferdesport durch den Unfall so verderben, daß er dauerhaft mit dem Reiten aufhörte. Investitionen in Sicherheit lohnen sich auch für Reitvereine und Reitschulen. Wie wenig Einsicht für sicherheitsbewußtes Verhalten bei den meisten Reitern vorliegt, zeigte sich unter anderem darin, daß nur 43% der Reiter, die nach dem Unfall wieder ritten, angaben, nach dem Unfall vorsichtiger geworden zu sein. Auch an anderen Ergebnissen dieser Studie läßt sich das wenig auf Sicherheit ausgerichtete Verhalten im Pferdesport demonstrieren. Zu dem Bemühen der Deutschen Reiterlichen Vereinigung, diesen Zustand zu ändern, kann auch diese Studie ihren Beitrag leisten. Wichtig ist, daß wissenschaftliche Erkenntnisse über Unfälle und Verletzungen im Pferdesport nicht nur sportmedizinisch interessierten Ärzten, sondern auch den Reitern nahegebracht werden (Giebel u. Braun 1991; Giebel et

Tabelle 3. Schwerpunkte zur Prävention von Unfällen im Pferdesport

Reitausbildung

Beginn der Reitausbildung nicht zu früh und nicht zu spät
Bessere Überwachung von Reitanfängern
Optimierung der Reitausbildung
Orientierung der Reitausbildung auf Sicherheit
Integration des sicheren Umgangs mit dem Pferd in die Reitausbildung
Anfängerausbildung für Kinder auf Ponys

Reitpraxis

Betreiben von Ausgleichsport
Regelmäßiges Sturztraining
Aufwärmen von Pferd und Reiter vor dem Ritt
Ausreichende wöchentliche Reitpraxis
Vertrautheit von Pferd und Reiter
Sicherheitsbewußtes Reitverhalten
Vorsicht im Gelände (nie allein reiten!)
Vorsicht beim Umgang mit dem Pferd
Korrekte Zügelführung

Reitausrüstung

Kopfschutz
– Verwendung obligat beim Reiten und beim Umgang mit dem Pferd
– sichere Befestigung am Kopf und optimale Paßform wichtig
– Bester Schutz durch Military- und Jockeyhelme
Nutzung weiterer passiver Sicherheitsmaßnahmen wie Sicherheitssteigbügel, Panikhaken etc.
Regelmäßige Kontrolle der Ausrüstung

---

al. 1993). Jedem Reiter wird empfohlen, sich über die Möglichkeiten zur Prävention im Unterricht wie auch mit entsprechender Literatur (z.B. Hölzel u. Hölzel 1990) zu informieren (Tabelle 3). Im Gegensatz zu anderen Sportarten, beispielsweise Segeln, wo Sicherheit an erster Stelle steht („Safety first"), ist die Werteskala im Reitsport derzeit noch gänzlich anders orientiert.

4.2 Videoanalyse

Bereits in der Fragebogenaktion konnte gezeigt werden, daß Sturz *vom* Pferd mit 49,7% und Sturz *mit* Pferd mit 11,8% gemeinsam den häufigsten Unfallhergang darstellen. Da sich mit der Fragebogenaktion retrospektiv nur wenig Aussagen zum genauen Ablauf des Sturzereignisses machen ließen, schien es sinnvoll, Stürze mit dem Verfahren der Videoanalyse zu untersuchen. In bisher veröffentlichten Untersuchungen über Unfälle im Pferdesport ist dieses Verfahren noch nicht zur Anwendung gekommen.

Wegen der Popularität des Springreitens und der guten Verfügbarkeit von entsprechenden Videoaufnahmen, wurden gezielt Stürze bei mittelschweren bis schweren Springturnieren untersucht. Somit ist vom Material her eine deutliche Selektion gegeben, die berücksichtigt werden muß. Diese zeigte sich sowohl in der Art der Unfälle als auch im Verhalten und in den Reaktionen der überwiegend sehr erfahrenen Reiter während des Sturzes.

Die Ergebnisse dieser Videoanalyse dürfen daher keinesfalls unmittelbar auf den Pferdesport als Breitensport und auf andere Reitsportarten als Springreiten übertragen werden, wo sich sowohl die Art der Unfälle als auch die Einflußnahme des Reiters auf den Ablauf des Sturzes anders gestalten können. Andererseits ergeben sich aus der Analyse wertvolle grundlegende Erkenntnisse über den Sturzverlauf generell.

Bei der Analyse der 536 Stürze zeigte sich zunächst eine verwirrende Vielfalt verschiedenster Unfallmechanismen im Detail. Bei intensiver Beschäftigung jedoch konnten bei allen Stürzen vermehrt Gemeinsamkeiten im Ablauf des Sturzes festgestellt werden. Hierdurch war es zunächst möglich, das Sturzereignis in 3 Phasen einzuteilen.

Während der *Vorphase* ist der eigentliche Sturz von Pferd oder/und Reiter noch nicht in Gang gekommen. Hier greifen Einflüsse von Reiter, Pferd und Umwelt, die sich auf den weiteren Ablauf des Sturzes auswirken, wie Gangart, Geschwindigkeit, Sitzposition oder Geräusche. Da diese Geräusche mit der Videoanalyse im Nachhinein oft nicht zweifelsfrei zu ermitteln waren, wurde eine statistische Auswertung dieser Einflüsse nicht durchgeführt.

Am Ende der Vorphase kommt dann der eigentliche *Auslöser* für den Sturz. Bei der Auswertung der vorkommenden Auslöser zeigte sich die Selektion im Videomaterial: 92,1% aller Stürze ereigneten sich unmittelbar vor, während oder nach dem Sprung über ein *Hindernis*. Der charakteristische Sturz im Springsport unter Wettkampfbedingungen findet also am Hindernis statt. Dagegen wurden andere Auslöser, wie das Steigen oder Buckeln des Pferdes mit je 0,9% hierbei nur selten festgestellt. Bei den von uns befragten Patienten – 64,5% waren Freizeitreiter – konnte hingegen das Buckeln des Pferdes bei 37,9% aller Stürze vom Pferd als Auslöser ermittelt werden; der Sturz vom Pferd beim Buckeln des Pferdes erwies sich dabei als typischer Unfall für den Reitanfänger. Bei den auf Video aufgezeichneten mittelschweren bis schweren Turnieren ritten hingegen überwiegend sehr erfahrene Reiter.

Der einzige häufigere Auslöser ohne Beteiligung eines Hindernisses war bei Springturnieren mit 4,5% das Ausrutschen des Pferdes beim schnellen Reiten einer Kurve.

Nach dem Greifen des Auslösers ändern Pferd oder/und Reiter den eigentlich beabsichtigten Bewegungsablauf. Ab diesem Moment beginnt die *Sturzphase*.

Der Sturz *mit* Pferd, der sich in der Fragebogenaktion als typischer Unfall für den erfahrenen Reiter und beim Springreiten erwies, kam auch bei den auf Video aufgezeichneten Stürzen der Profis bei Springturnieren mit 28,2% auffällig häufig vor. Hierin bestätigen sich die Ergebnisse aus Videoanalyse und Fragebogenaktion.

Die häufigen Stürze *vom* Pferd beim Verweigern des Pferdes durch plötzliches Stoppen vor dem Hindernis (92,1% Stürze vom Pferd) oder Abdrehen des Pferdes vor dem Hindernis (100% Stürze vom Pferd) erklären sich durch die für den Reiter unerwartete Dezeleration des sich bewegenden Systems Pferd-Reiter. Hierdurch wird der Reiter in der Regel nach vorne beschleunigt und aus seinem labilen und vornübergeneigten Sitz vom Pferd gehoben.

Das Hängenbleiben des Pferdes am Hindernis ereignet sich für Pferd und Reiter oft unerwartet. Da es dem Pferd häufig nicht gelingt, das durch das Hängenbleiben gestörte Gleichgewicht wiederzuerlangen und seine oft durch die sich lösenden Hindernisstangen behinderten Hufe korrekt auf den Boden zu bringen, ereignet sich hierbei der Sturz *mit* Pferd (49,8%) relativ häufig.

Entsprechend der hohen Geschwindigkeiten bei Turnieren und der dementsprechend hohen kinetischen Energie wird bei den meisten Stürzen (85,1%) die ursprüngliche Bewegungsrichtung nach vorn beibehalten. Bedingt durch die mit je 0,9% bei Springturnieren nur selten vorkommenden Auslöser Steigen oder Buckeln, kam der Sturz nach hinten nur bei 2,2% aller Stürze vor. In unserer Fragebogenaktion dagegen passierten die meisten Unfälle nicht bei Turnieren und von daher oft nicht unter hohen Geschwindigkeiten. Hier ereignete sich der Sturz nach hinten mit 23,6% aller Stürze vom Pferd wesentlich häufiger. Die bei den Freizeitreitern unseres Krankengutes häufigeren Auslöser Buckeln oder Steigen provozieren eher den Sturz nach hinten.

Im Gegensatz zu der von Kricke (1980) vertretenen Meinung, daß auch ein erfahrener Reiter auf den Einfluß eines einmal eingetretenen Sturzes keinen Einfluß mehr nehmen kann, vertreten wir nach der Analyse der Videoaufnahmen sehr wohl die Ansicht, daß der Ablauf des Sturzereignisses entscheidend durch das Verhalten des Reiters beeinflußt werden kann.

Vor allem das Verhalten des Reiters zu Beginn der Sturzphase beeinflußt den weiteren Verlauf wesentlich. Es konnten dabei *3 verschiedene Sturzmechanismen* differenziert werden:

Bei der *initial freien Flugbahn* löst sich der Reiter relativ früh vom Pferd. Der Reiter stürzt ungehindert in die Richtung der einwirkenden Kraft, ohne daß dabei eine Richtungsänderung oder Energieminderung stattfindet. Wenn sich der Reiter vom Pferd gelöst hat, bieten sich ihm bei diesem Sturzmechanismus so gut wie keine Möglichkeiten der aktiven Einflußnahme auf das weitere Sturzgeschehen; erst wieder bei der Landung auf dem Boden ist u.U. noch eine Beeinflussung durch Abrollbewegungen möglich.

Bei der *initial umgelenkten Flugbahn* erfolgt durch aktive Einflußnahme des Reiters eine Richtungsänderung und dadurch meistens auch eine Energieminderung. Häufig hält sich der Reiter dazu am Pferdehals oder am Zaumzeug fest. Der Reiter bleibt dabei während des Sturzes näher am Pferd als bei Stürzen initial freier Flugbahn, wovon unter Umständen auch eine Gefahr ausgehen kann. Die Energieminderung schien beim Festhalten am Zaumzeug geringer als beim Festhalten am Pferdehals: Beim Umlenken der Flugbahn läßt die Länge der Zügel eine so große Bewegung zu, daß der Reiter häufig mit der vollen Energie auf dem Boden oder im Hindernis auftrifft, bevor er im Zügel einen festen, energiemindernden Halt findet.

Initial freie und umgelenkte Flugbahn können beide sowohl beim Sturz *vom* Pferd als auch beim Sturz *mit* Pferd vorkommen. Beim Sturz *mit* Pferd ergibt sich zusätzlich die 3. Möglichkeit, daß der *Reiter während des Sturzes im Sattel sitzen bleibt*. Dies war häufig beim Sturz *mit* Pferd beim Reiten einer Kurve der Fall, wo der Sturz letztendlich eine gleichförmige Fortsetzung der Bewegung beim Reiten der Kurve darstellt und ohne plötzliche Verzögerung wie z.B. beim Verweigern einhergeht.

Je nach Umfang der aktiven, gewollten Einflußnahme des Reiters erschienen die Abschnitte der Sturzphase mehr oder weniger koordiniert oder unkoordiniert.

Bei den ausgewerteten Videoaufnahmen kam die initial umgelenkte Flugbahn mit 60,4% ausgesprochen häufig vor. Dies läßt sich auf die große Erfahrung der Reiter bei schweren Springturnieren schließen, die auch in solchen vom Normalen abweichenden Situationen noch ein Reflexmuster haben, das wirkungsvoll in das Sturzereignis eingreifen kann und den Reiter aus der Gefahr bringt. Dies unterstreicht den Sinn von gezielten Sturzübungen auch im Reitsport. Dabei wäre sowohl eine theoretische als auch eine praktische Unterweisung der Reiter im Rahmen der Ausbildung und des Trainings eine sehr wichtige Prophylaxe.

Es konnte gezeigt werden, daß manche Auslöser bestimmte Sturzabläufe provozieren: Die *initial freie Flugbahn* war am häufigsten, wenn das Pferd am Hindernis hängenblieb (28% beim Sturz vom Pferd, 57,5% beim Sturz mit Pferd). Die *initial umgelenkte Flugbahn* ist charakteristisch für den Sturz vom Pferd beim plötzlichen Abdrehen des Pferdes vor dem Hindernis (88,3%). Durch das Wegdrehen des Pferdes wird der Reiter seitlich vorbei am Pferdehals gelenkt, wobei er es leicht hat, einen Angriffspunkt zu finden, an dem er sich festhalten kann. Das *Sitzenbleiben im Sattel* während des Sturzes war typisch für den Sturz mit Pferd beim Reiten einer Kurve (75%).

Beim Sturz *mit* dem Pferd kam die initial umgelenkte Flugbahn mit 14,6% relativ seltener vor als beim Sturz *vom* Pferd (78,4%). Dies dürfte daran liegen, daß sich beim Sturz mit dem Pferd die Einheit Reiter-Pferd häufig erst spät trennt und Pferd und Reiter die gleiche Bewegungsrichtung beibehalten, beim Hängenbleiben am Hindernis also nach vorne, beim Ausrutschen in der Kurve seitwärts.

Goulden (1975) unterscheidet einen schnellen Sturz, bei dem der Reiter weit vom Pferd weggeworfen wird, und einem langsamen Sturz, bei dem der Reiter häufig unter das Pferd kommt. Diese Ansicht können wir in sofern bestätigen, als auch wir den Eindruck hatten, daß Stürze aus hoher Geschwindigkeit häufig die initial freie Flugbahn provozierten und somit den Reiter weiter vom Pferd wegbrachten als Stürze mit initial umgelenkter Flugbahn.

Die *Kollision* des Reiters mit einem Hindernis kam fast bei 1/3 (30,3%) aller untersuchten Stürze bei Springturnieren vor. Von unseren Patienten dagegen – überwiegend Freizeitreiter – waren nur 10,8% beim Sturz mit einem Hindernis kollidiert. Dabei sind Kollisionen des Reiters beim Springreiten mit den lose aufliegenden Hindernisstangen sicherlich harmloser einzuschätzen als beim Militaryreiten, wo feste Hindernisse verwendet werden. Dennoch stellt die Kollision des Reiters auch bei Springturnieren eine zusäztliche Gefährdung des Reiters dar. Besonders Stürze, die durch plötzliches Stoppen oder plötzliches Abdrehen vor dem Hindernis verursacht wurden, gingen häufig (58,7% bzw. 57,4%) mit einer Kollision des Reiters mit dem Hindernis einher. Die geringe Zahl der Kollisionen beim Sturz *mit* Pferd erklärt sich dadurch, daß der Sturz mit Pferd am häufigsten durch Hängenbleiben des Pferdes am Hindernis ausgelöst wurde und der Reiter mit dem bereits übersprungenen Hindernis nicht mehr kollidieren kann. Kollisionen mit dem im Parcours nächstfolgenden Hindernis kamen nur selten bei räumlich eng angeordneten Hinderniskombinationen wie der „Dreifachen Kombination" vor. Hierbei war es auch häufig so, daß das stürzende

Pferd das gesamte Hindernis umriß, bevor der Reiter mit dem Hindernis kollidieren konnte.

Bei den initial umgelenkten Stürzen kamen Kollisionen des Reiters mit dem Hindernis besonders häufig vor (37,8%). Auf den analysierten Videoaufnahmen ließ sich immer wieder feststellen, wie der Reiter seine Flugbahn durch Festhalten am Pferdehals oder am Zaumzeug unfreiwillig direkt ins Hindernis lenkte. Hier zeigen sich die Grenzen des Reflexmusters, das nicht auch noch auf die Situation eines Hindernisses in der Flugbahn adäquat reagieren kann.

Die initial freie Flugbahn lenkt den Reiter auch bei Stürzen vor dem Hindernis häufig noch über das Hindernis hinweg: Nur bei 24,4% aller Stürze mit initial freier Flugbahn kamen Kollisionen des Reiters mit dem Hindernis vor. Bei den Stürzen, bei denen der Reiter im Sattel sitzen bleibt, ist die Zahl der Kollisionen mit 4,9% gering, da sich diese häufig nicht am Hindernis ereignen oder das Pferd, nicht der Reiter, das Hindernis umwirft.

Wie schon in der Fragebogenaktion konnte auch bei der Videoanalyse eindrucksvoll der Verlust von unzureichend befestigten Reiterhelmen dokumentiert werden: Bei 37% (!) aller Stürze hielt der Kopfschutz nicht am Kopf fest. Dies ist darauf zurückzuführen, daß von den meisten Reitern wegen der Grußvorschriften nach § 49 der Leistungsprüfungsordnung (LPO) der Deutschen Reiterlichen Vereinigung (1990) nur ein einfacher Reiterhelm ohne Beriemung verwendet wurde. Eine sichere Identifizierung der verwendeten Reiterhelmmodelle und ihrer Befestigung am Kopf war auf den verwendeten Videoaufnahmen leider nicht möglich. In Anbetracht der allgemein hohen Zahl von Kopfverletzungen sei an dieser Stelle nochmals auf die Notwendigkeit eines ordentlichen am Kopf befestigten Reiterhelmes hingewiesen. In Anbetracht der Vorbildfunktion von Turnierreitern sollte auf Turnieren generell die Verwendung von Reiterhelmen mit solider Beriemung vorgeschrieben werden und der Verlust des Kopfschutzes während des Turniers mit Strafpunkten bzw. Disqualifikation bewertet werden.

Nach Vorphase und Sturzphase bildet die *Traumaphase* den Abschluß des Sturzereignisses. In der Traumaphase bestehen für den Reiter ein oder mehrere Verletzungsrisiken. Sturzphase und Traumaphase sind dabei nicht immer streng gegeneinander abgrenzbar, z.B. im Falle einer Kollision des Reiters mit einem Hindernis während der Sturzphase. Häufig schließt sich in diesen Fällen die Landung des Reiters auf dem Boden als 2. Trauma an.

Wenn auch für die auf Video aufgezeichneten Stürze nicht zu ermitteln war, ob bzw. welche Verletzungen tatsächlich aus dem Sturz resultierten, konnten wir dennoch bei den meisten Stürzen eine eindeutige Verletzungsgefahr für bestimmte Körperregionen erkennen. Ob tatsächlich eine Verletzung aus dem Sturz resultierte, dürfte dabei in vielen Fällen lediglich eine Frage der Intensität des Traumas gewesen sein. Das Problem hierbei liegt darin, daß die Intensität des Traumas bei dem Verfahren der Videoanalyse nicht quantitativ anzugeben ist und somit nur begrenzt in die Einschätzung der Verletzungsgefahr eingehen kann. Trotzdem liefern die Ergebnisse einige interessante Aufschlüsse zur Orientierung über den Zusammenhang zwischen traumatisierter Körperregion und dem Ablauf des Sturzes.

Das *gefährdende Moment* war bei den meisten Stürzen (53,5%) in der Landung des Reiters auf dem Boden zu sehen. An 2. Stelle folgte mit 19,1% das Verletzungsrisiko durch Kollision des Reiters mit dem Hindernis. Obwohl 28,2% aller Unfälle Stürze mit Pferd waren, ergab sich nur bei 4,2% aller Unfälle eine unmittelbare Gefährdung des Reiters durch das stürzende Pferd. Dies kann ebenfalls als Zeichen für die Professionalität der Reiter bei diesen schweren Springturnieren gewertet werden, die es offensichtlich vermeiden konnten, unter das stürzende Pferd zu kommen. 11,1% der Reiter konnten nach dem Sturz sogar so geschickt landen, daß überhaupt keine Gefährdung feststellbar war.

Die in unserer klinischen Studie ermittelte Gefährdung von Kopf, Schulter und oberen Extremitäten bei Stürzen konnte auch mit den Ergebnissen der Videoanalyse gezeigt werden. Die mit 48,9% im Vergleich zur klinischen Studie überhaus hohe Gefährdung der Körperregion Schulter und obere Extremitäten beim Sturz mit Pferd kam überwiegend durch eine Gefährdung der Schulter zustande. Die in unserer klinischen Studie ermittelte Bedeutung von Schulterverletzungen, z.B. Klavikulafrakturen, beim Sturz *mit* Pferd wird somit durch die Videoanalyse bestätigt. Die mit 33,3% im Vergleich zur klinischen Studie hohe Gefährdung des Rumpfes beim Sturz vom Pferd kann ebenfalls erklärt werden: Da bei vielen der auf Video vorliegenden Stürzen der Rückenbereich der größten Krafteinwirkung unterlag, schien diese Körperregion bei der Einschätzung des Verletzungsrisikos häufig gefährdet. Bei vielen dieser Stürze dürften sich wegen der geringen Intensität des Traumas keine Verletzungen oder nur Bagatellverletzungen ergeben haben, wegen derer sich Reiter nicht in Behandlung einer Klinik begeben und die somit in Verletzungsstatistiken nicht zu Buche schlagen. Weiterhin ist der Rumpf durch die bei Springturnieren überdurchschnittlich häufigen Kollision des Reiters mit dem Hindernis besonders gefährdet. Die bei Springturnieren häufige Kollision mit dem Hindernis bietet ebenfalls eine Erklärungsmöglichkeit für die bei der Videoanalyse mit 26,4% überaus häufig festgestellte Gefährdung der unteren Extremitäten beim Sturz *vom* Pferd. Während sich in unserer klinischen Studie für die unteren Extremitäten ein besonders hohes Verletzungsrisiko beim Sturz *mit* Pferd ergab, war dieses bei der Videoanalyse mit 14,9% beim Sturz *mit* Pferd auffallend gering. Dies kann damit erklärt werden, daß sich nur bei 4,2% der Unfälle der Videoanalyse eine tatsächliche Gefährdung durch das stürzende Pferd ergab, obwohl 28,2% aller Unfälle Stürze *mit* Pferd waren. In den übrigen Fällen konnten die sehr erfahrenen Turnierreiter vom stürzenden Pferd einen genügend großen Sicherheitsabstand halten.

Deutlich ersichtlich ist, daß die *initial freie Flugbahn* eine Gefährdung für Kopf und Hals (27,3%) sowie für Schulter und obere Extremitäten (44,1%) mit sich bringt. Dies liegt daran, daß hierbei der Reiter Kopf voran stürzt und häufig die Arme zum Abfangen des Sturzes nach vorne gestreckt werden.

Da die *initial umgelenkte Flugbahn* häufig Kollisionen des Reiters mit dem Hindernis oder Landungen rücklings auf dem Boden liegend hervorrief, häuften sich hier Rumpf (34,6%) und untere Extremitäten (31,7%) als gefährdete Körperregionen.

Das *Sitzenbleiben des Reiters* im Sattel ging am häufigsten damit einher, daß der Reiter mit dem Bein unter das Pferd kommt. Teile der unteren Extremitäten haben bei diesem Sturzmechanismus häufig als erste Körperregion Kontakt mit dem Boden. Dies erklärt die hohe Gefährdung der unteren Extremitäten (27,1%) bei diesem Sturzmechanismus. Die mit 42,7% hohe Gefährdung von Schulter und oberen Extremitäten erklärt sich durch das anschließende Aufkommen des Reiters auf dem Boden im Schulter- und Oberarmbereich bei diesem Sturzverlauf.

Es zeigte sich weiterhin, daß beim *Sturz auf den Boden* die größte Gefährdung für Schulter und obere Extremitäten (40,2%) bestand, was auf das Ausstrecken der Arme oder auf die direkte Landung des Reiters auf der Schulter zurückzuführen war. Bei der Gefährdung des Reiters durch die *Kollision mit dem Hindernis* überwogen Becken und untere Extremitäten als gefährdete Körperregion (34,8%). Diese Gefährdung kommt durch die initial umgelenkte Flugbahn zustande, die häufig eine Kollision der unteren Extremitäten des Reiters mit dem Hindernis bewirkt. Je nach Initialphase und weiterem Ablauf des Sturzes können jedoch auch alle anderen Körperregionen mit dem Hindernis kollidieren. Bei der Gefährdung durch *Kollision mit dem Hindernis und anschließenden Sturz auf den Boden* war der Rumpf mit 35,1% relativ häufiger gefährdet. Dies liegt daran, daß zahlreiche Stürze nach Kollision des Reiters mit dem Hindernis mit einer Landung rücklings liegend oder sitzend und somit mit einer Verletzungsgefahr für die Wirbelsäule einhergehen. Bei der Gefährdung durch *Sturz auf den Boden und das auf den Reiter stürzende Pferd* zeigte sich eine kontinuierliche Zunahme des Verletzungsrisikos zu den unteren Extremitäten, also die Körperregion, auf die das Pferd erfahrungsgemäß am ehesten stürzt.

Obwohl Hipp et al. (1977) es für falsch hielten, nach einem speziellen für Reitunfälle typischen Unfallmechanismus zu suchen, konnte mit unserer Videoanalyse von Unfällen bei Springturnieren erstmals anschaulich gezeigt werden, daß sich Stürze beim Springreiten in der Tat in einigen charakteristischen Merkmalen typisieren lassen. Zusammenfassend sind die 3 charakteristischen Sturzmechanismen bei Springturnieren nochmals zeichnerisch in Abb. 144–146 dargestellt. Bei anderen Reitsportdisziplinen ist von ähnlichen Sturzmechanismen mit anderen spezifischen Charakteri-

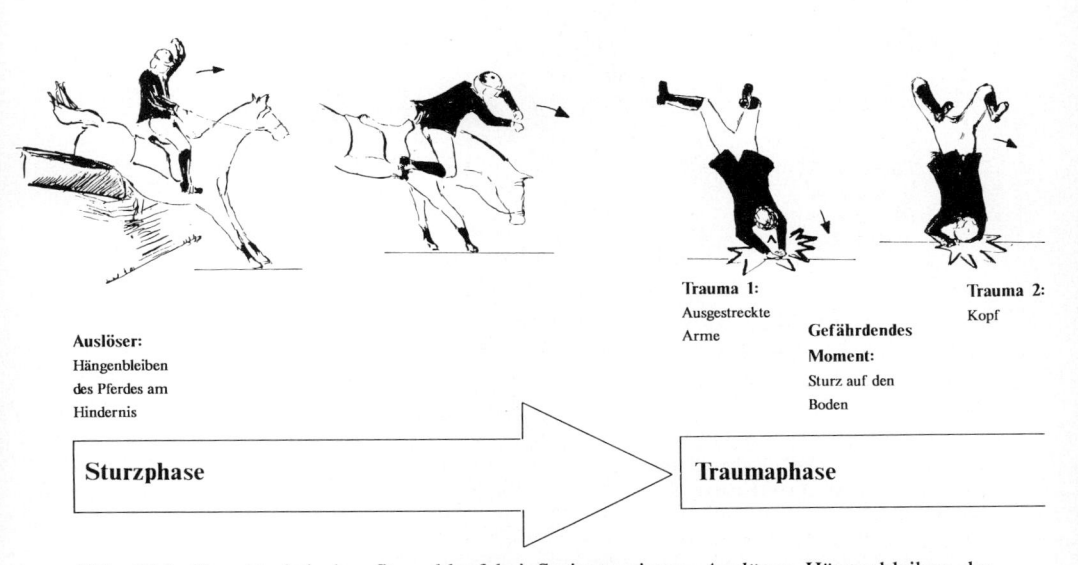

Abb. 144. Charakteristischer Sturzablauf bei Springturnieren. *Auslöser*: Hängenbleiben des Pferdes am Hindernis. *Sturzphase* mit initial freier Flugbahn. *Traumaphase*: Sturz auf die ausgestreckten Arme, anschließend Trauma im Kopfbereich. (Zeichnung: A. Floyd)

Auslöser:
Plötzliches
Abdrehen des
Pferdes vor
dem Hindernis

Trauma 1:
Untere
Extremität

Gefährdendes Moment:
Kollision mit
Hindernis und Sturz
auf den Boden

Trauma 2:
Rumpf

Sturzphase

Traumaphase

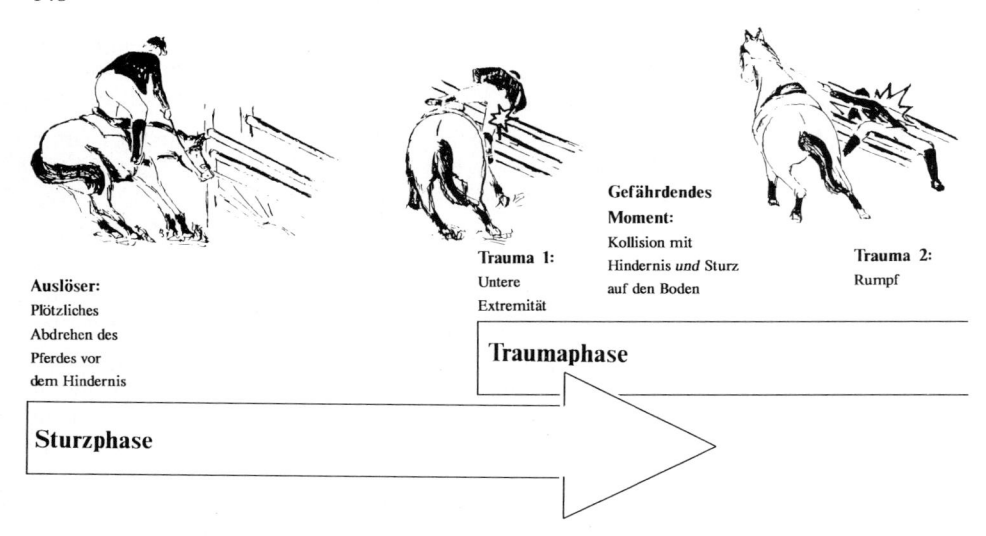

Abb. 145. Charakteristischer Sturzablauf bei Springturnieren. *Auslöser*: Plötzliches Abdrehen des Pferdes vor dem Hindernis. *Sturzphase* mit initial umgelenkter Flugbahn. Kollision des Reiters mit einem Hindernis während des Sturzes, daher Sturzphase und Traumaphase nicht streng voneinander abgrenzbar. *Trauma* im Bereich untere Extremitäten. Anschließend 2. Trauma durch Landung mit dem Rücken auf dem Boden. (Zeichnung: A. Floyd)

Auslöser:
Ausrutschen
des Pferdes beim
Reiten einer
Kurve

Trauma 2:
Obere
Extremität

Trauma 1:
Untere
Extremität

Gefährdendes Moment:
Sturz auf Boden
und Sturz des
Pferdes auf den
Reiter

Sturzphase

Traumaphase

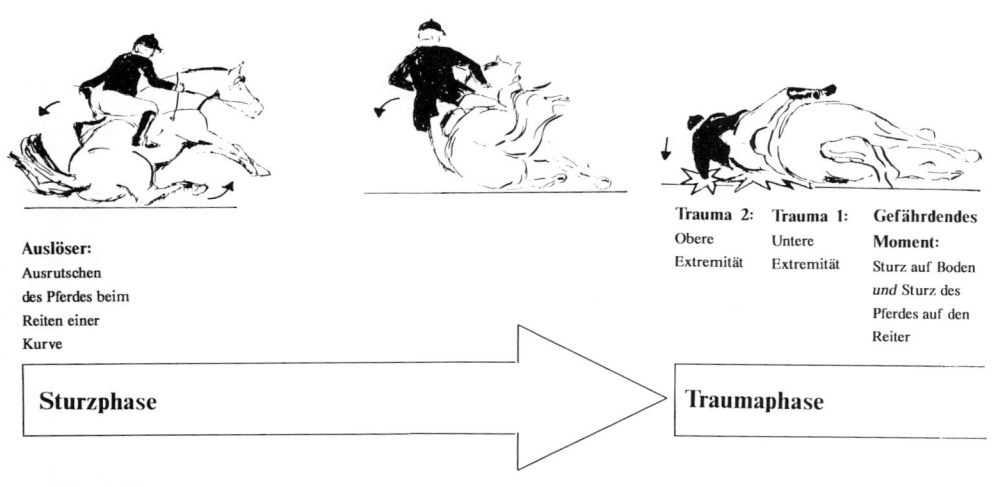

Abb. 146. Charakteristischer Sturzablauf bei Springturnieren. *Auslöser*: Ausrutschen des Pferdes beim Reiten einer Kurve. *Sturzphase*: Sitzenbleiben des Reiters im Sattel während des Sturzes. *Traumaphase*: Trauma im Bereich Untere Extremitäten durch Sturz des Pferdes auf das Bein des Reiters (Zeichnung: A. Floyd)

stika auszugehen. Anhand der dargestellten Sturzmechanismen waren Rückschlüsse auf die Biomechanik der Verletzungen speziell bei Springturnieren und verallgemeinert auch bei anderen Reitunfällen möglich. Die Möglichkeiten der aktiven Einflußnahme des Reiters auf einen eingetretenen Sturz konnte anhand der Unfälle beim Springreiten exemplarisch gezeigt werden. Diese Möglichkeit steht auch bei Unfällen in allen anderen Reitsportteildisziplinen offen. Im Falle eines Sturzes sollte jeder Reiter diese Möglichkeit nutzen. Damit diese im Ernstfall auch erfolgreich eingesetzt werden kann, sollten Reiter gelegentlich spezielle Sturzübungen und vor jedem Ritt Lockerungsübungen durchführen. Jungen Reitschülern sollte solches sicherheitsbewußtes Verhalten von Anfang an nahegebracht werden. Zusammen mit wenigen passiven Sicherheitsmaßnahmen, wie dem am Kopf befestigten Reiterhelm (obligat) und Sicherheitssteigbügeln, kann das Verletzungsrisiko im Pferdesport deutlich verringert werden.

5 Zusammenfassung

Es wurden die Verletzungen bei 765 im Zeitraum von 1975–1990 an der Unfallchirurgischen Abteilung der Chirurgischen Universitätsklinik Homburg/Saar behandelten Pferdesportunfällen untersucht. Mit einem Fragebogen konnten zusätzlich zu 429 Unfällen Angaben zu Reiter, Pferd, Unfallhergang, Umständen des Unfalls und bleibenden Unfallfolgen erhoben werden. Beim Unfallhergang werden 1. Sturz *vom* Pferd (49,7%), 2. Hufschlag (15,8%), 3. Sturz *mit* Pferd (11,8%), 4. Pferdetritt (5,2%), 5. Pferdebiß (5,2%), 6. Handverletzungen am Zaumzeug (3,0%) und 4 andere seltene Hergangstypen unterschieden. Die häufigsten Verletzungen waren beim Sturz *vom* Pferd an Kopf (24,9%), Schultern und oberen Extremitäten (34,4%), beim Sturz *mit* Pferd an Kopf (28,9%) und unteren Extremitäten (22%) lokalisiert. Beim Hufschlag kamen fast ebensoviele Kopfverletzungen wie Verletzungen der unteren Extremitäten vor. 53,8% aller Verletzungen waren Weichteilverletzungen, 26,3% Frakturen. Nur 0,5% waren Verletzungen innerer Organe. Klavikulafrakturen erwiesen sich als typische Fraktur für den Sturz *mit* Pferd. Aus 82,1% aller Unfälle resultierte nur eine einzelne Verletzung. 4 Verletzungskombinationen kamen gehäuft vor: Kopf-Hals, Kopf-Schulter, Kopf-Rücken und Rücken-Becken. Der Injury-severity-Score (ISS) lag für 85,8% der Verletzungen zwischen Schweregrad 1 und 3. Der Sturz *mit* dem Pferd wies den größten Anteil schwerer Verletzungen auf. Ponyreiter hatten weniger schwere Verletzungen als Reiter von Großpferden. Kinder hatten weniger schwere Verletzungen als Erwachsene. Bei 31,5% der befragten 429 Patienten konnten bleibende Unfallfolgen festgestellt werden (19,8% hatten Narben, 6,8% Einschränkungen der Gelenkbeweglichkeit, 3,8% neurologische Störungen, 2,3% Deformitäten, 1,2% Gelenkinstabilitäten, 1,9% hatten andere seltene Folgen). 2 tödliche Unfälle ereigneten sich im Umgang mit dem Pferd. Aufgrund der Ergebnisse der klinischen Studie und der Fragebogenaktion werden präventive Maßnahmen in Form von aktiven (bessere Ausbildung, Aufwärmen vor dem Reiten, Sturztraining) und passiven (Kopfschutz, Sicherheitssteigbügeln) Sicherheitsmaßnahmen empfohlen.

Mit einer zusätzlich durchgeführten Videoanalyse von 536 Unfällen bei mittelschweren bis schweren Springturnieren konnte das Sturzereignis in Vorphase, Sturzphase und Traumaphase eingestellt werden. Von entscheidender Bedeutung für den Ablauf des Sturzes und das anschließende Trauma war das Verhalten des Reiters zu Beginn der Sturzphase. Daher werden Stürze mit initial umgelenkter Flugbahn (60,4%), initial freier Flugbahn (28,0%) und Stürze mit Sitzenbleiben des Reiters im Sattel während des Sturzes (11,6%) unterschieden. Die einzelnen Phasen des Sturzereignisses werden genau untersucht und eine Einschätzung des Verletzungsrisikos für bestimmte Körperregionen vorgenommen. Zur Dokumentation werden exemplarisch Videoprints abgebildet.

Literatur

American Horse Shows Association (1984) The 1984–85 Rule Book. New York
Ankerhold J (1978) Gefährdung durch den Reitsport bei häufigen orthopädischen Erkrankungen. Orthop Prax 14:53–56
Bachmann K, Reichenbach M, Graf N, Heynen H-P (1968) Direkte Blutdruckmessungen während sportlicher Belastung Telemetrie von Blutdruck und Herzfrequenz beim Reitsport. Med Klin 63:1882–1887
Baker SP, O'Neill B, Haddon W, Long WB (1974) The injury severity score. J Tauma 14:187–196
Barber HM (1973) Horse-play: Survey of accidents with horses. Br Med J 3:532–534
Barone GW, Rodgers BM (1989) Pediatric equestrian injuries: A 14-year review. J Trauma 29:245–247
Becker Th (1959) Das stumpfe Schädeltrauma als Sportunfall. Monatsschr Unfallheilkd 62:179–186
Bernhang AM, Winslett G (1983) Equestrian injuries. Phys Sportsmed 11:90–97
Bixby-Hammet DM (1983) Head injuries in the equestrian sports. Phys Sportsmed 11:82–86
Bixby-Hammet DM (1985) Youth accidents with horses. Phys Sportsmed 13:105–117
Bixby-Hammet DM (1986) Horseback riding in North Carolina. NCMJ 47:530–533
Bixby-Hammet DM (1987) Accidents in equestrian sports. Am Fam Phys 36:209–214
Bjornstig U, Eriksson A, Ornehult L (1991) Injuries caused by animals. Injury 22:295–298
Blümel J, Pfeiffer G (1977) Unfälle durch den Umgang mit Pferden und ihre Auswirkungen im Bereich des Gesichtsschädels. Unfallheilkunde 80:27–30
Brathwaite LE, Dunham CM, Rodriguez A, Cowley R, Turney SZ (1990) Blunt traumatic cardiac rupture. A 5-year-experience. Ann Surg 212:701–704
Braun W (1972) Sport und lumbaler Bandscheibenvorfall. Sportarzt Sportmed 23:232–242
British Standards Institution (1963) BS 3686, London
British Standards Institution (1969) BS 4472. London
British Standards Institution (1984) BS 6473. London
Brooks WH, Bixby-Hammet DM (1988) Prevention of neurologic injuries in equestrian sports. Phys Sportsmed 16:84–95
Bücherl ES, Koch R (1957) Schweres Thoraxtrauma mit Trachea- und Bronchusverletzung als Folge eines Reitunfalls. Zugleich ein Fall erfolgreich behandelten Herzstillstandes bei Bronchographie. Thoraxchirurgie 5:21–26
Busch HM, Cogbill T, Landercasper J, Landercasper B (1986) Blunt bovine and equine trauma. J Trauma 26:559–560
Busse H (1938) 10 Jahre Reiterverletzungen. Dtsch Militärarzt 12:527–531
Chmiel C (1987) Konditionstraining und Ausgleichssport für Reiter und Voltigierer. FN Verlag der Deutschen Reiterlichen Vereinigung, Warendorf
Clemens, Wittrin, Schönleben (1976) Bilhämie und Hämobilie nach einem Reitunfall. Zentralbl Chir 101:1266
Cogbill TH, Busch HM, Stiers GR (1985) Farm accidents in children. Pediatrics 76:562–566
Committee on Medical Aspects of Automotive Safety (1971) Rating the severity of tissue damage, I: The abbreviated scale. JAMA 215:277–280
Cosanne B (1981) Verletzungen und Überlastungsschäden am Bewegungsapparat bei Reitern. Med Dissertation Universität Düsseldorf
Dahmen, Haesen (1976) Der Reitunfall aus orthopädischer Sicht. Zentralbl Chir 101:1264

Danielsson LG, Westlin NE (1973) Riding accidents. Acta Orthop Scand 44:597–603
Das neue Guiness Buch der Rekorde (1989) Welt des Sports – Pferdesport – Galopprennen. Ullstein, Frankfurt, S 56–57
DeBenedette V (1989) People and horses: The risks of riding. Phys Sportsmed 17:251–254
Deutsche Reiterliche Vereinigung (1989) Jahresbericht 1988. Warendorf
Deutsche Reiterliche Vereinigung (1990) Jahresbericht 1989. Warendorf
Deutsche Reiterliche Vereinigung (1993) Jahresbericht 1992. Warendorf
Deutsche Reiterliche Vereinigung (1990) Leistungsprüfungsordnung (LPO), Warendorf (Ausgabe 1976, Neufassung 1990, gültig ab 1. Januar 1990)
Deutsche Reiterliche Vereinigung/Verwaltungs-Berufsgenossenschaft (1982) Freude am Pferd! – durch sicheres Verhalten in der Reitbahn. Warendorf (Poster)
Deutsche Reiterliche Vereinigung/Verwaltungs-Berufsgenossenschaft (1983) Freude am Pferd! – durch sicheres Verhalten: im Sattel unterwegs! Warendorf (Poster)
Deutsche Reiterliche Vereinigung/Verwaltungs-Berufsgenossenschaft (1985a) Freude am Pferd! – durch sicheres Verhalten bei Hufpflege und Beschlag. Warendorf (Poster)
Deutsche Reiterliche Vereinigung/Verwaltungs-Berufsgenossenschaft (1985b) Freude am Pferd! – „Sicheres Verhalten beim Pferde-Transport". Warendorf (Poster)
Deutsche Reiterliche Vereinigung/Verwaltungs-Berufsgenossenschaft (1988a) Freude am Pferd! – durch sichere Ausrüstung des Reiters. Warendorf (Poster)
Deutsche Reiterliche Vereinigung/Verwaltungs-Berufsgenossenschaft (1988b) Freude am Pferd! – durch sichere Ausrüstung des Pferdes. Warendorf (Poster)
Deutsche Reiterliche Vereinigung/Verwaltungs-Berufsgenossenschaft (1989) Freude am Pferd! – durch sicheres Verhalten bei der Pferdepflege. Warendorf (Poster)
Deutsches Institut für Normung e.V. (1988) DIN 33 951, Reiterhelme. Beuth, Berlin
Diem C (1982) Der Reiter. In: Albrecht K, Köhler HJ, Lochmann E-H, Neindorff E v., Schirg B, Uppenborn W (Hrsg) Goethe und die Reitkunst. Documenta Hippologica, Olms Zürich
Dittmer H (1991) Verletzungsmuster im Reitsport. Langenbecks Arch Chir (Suppl):466–469
Dittmer H, Wübbena J (1977) Eine Analyse von 367 Reiterunfällen. Unfallheilkunde 80:21–26
Dittmer H, Wübbena J (1979) Eine Analyse von 758 Reiterunfällen. Langenbecks Arch Chir 349:403–408
Düntzer E (1967) Die Frau im Sattel. MMW 23:1269–1271
Edixhoven P, Sinha SC, Dandy DJ (1980) Horse injuries. Injury 12:279–282
Firth JL (1985) Equestrian injuries. In: Schneider RC, Kennedy JC, Plant ML (eds) Sports injuries: Mechanisms, prevention, and treatment. 1st edn. Williams & Wilkins, Baltimore, pp 431–449
Fischer P, Elias D (1980) Reitsport aus medizinischer Sicht. Med Sport 20:248–252
Flynn M (1972/73) Disruption of symphysis pubis while horse riding: a report of two cases. Injury 4:357–359
Foster JB, Leiguarda R, Tilley PJB (1976) Brain damage in national hunt jockeys. Lancet I:981–983
Fulda G, Brathwaite CE, Rodriguez A, Turney SZ, Dunham CM, Cowley RA (1991) Blunt traumatic rupture of the heart and pericardium: a ten-year experience (1979–1989). J Trauma 31:167–173
Gerster E (1976) Erfahrungsbericht nach einjähriger Tätigkeit der Abteilung „Reiten als Therapie". ZFA 52:35–49
Gesetzblatt der Deutschen Demokratischen Republik (1965) Arbeitsschutzordnung 101/1 – Tierhaltung – vom 11. Februar 1965. Gbl II Nr. 27:196–201
Gesetzblatt der Deutschen Demokratischen Republik (1974) Anordnung über die Touristik mit Reit- und Zugtieren vom 31. Oktober 1974. Gbl I Nr. 56:511–512
Giebel G, Braun K (1991) Bruchpiloten – Unfälle mit Pferden. Reiten St. Georg 8:24–29
Giebel G, Mittelmeier W, Braun K, Sybrecht GW Pferdesportverletzungen. In: Reiten – Gesundheitssportliche Betätigung lebenslang – eine Sportart stellt sich vor. FN Verlag der Deutschen Reiterlichen Vereinigung, Wardendorf (Wissenschaftliche Publikation Nr. 11). (Neuauflage in Vorbereitung)
Giebel G, Braun K, Mittelmeier W (1993) Pferdesportunfälle bei Kindern. Chirurg 64:938–947

Gierup J, Larsson M, Lennquist S (1976) Incidence and nature of horse-riding injuries. A one-year prospective study. Acta Chir Scand 142:57–61
Gierup J, Larsson M, Lennquist S (1977). Horse-riding: A dangerous sport? (summary), Läkartidningen 74:4608–4610
Gottwald A (1980) Bewegungsabläufe beim Reiten unter besonderer Berücksichtigung der Wirbelsäulenbewegung. Dtsch Z Sportmed 6:172–178
Goulden RP (1975) The medical hazards of horse-riding. Practioner 215:197–200
Griffin R, Peterson KD, Halseth JR (1983) Injuries in professional rodeo. Phys Sportsmed 11:110–116
Gronwall D, Wrightson P (1975) Cumulative effect of concussion. Lancet II:995–997
Grossmann JA, Kulund DN, Miller CW, Winn HR, Hodge RH (1978) Equestrian injuries. JAMA 240:1881–1882
Hackfort D (1991) Motivationale Aspekte einer gesundheitssportlichen Betätigung. In: Reiten – Gesundheitssportliche Betätigung lebenslang – eine Sportart stellt sich vor. FN Verlag der Deutschen Reiterlichen Vereinigung, Warendorf (Wissenschaftliche Publikation Nr. 11, S 7–14)
Haesen D, Zimmermann J (1978) Art und Schweregrad der Verletzungen beim Reitsport. Orthop Prax 14:46–52
Harrison CS (1984) Fox hunting injuries in North America. Phys Sportsmed 12:130–137
Heipertz W (1975) Zur Indikation und Kontra-Indikation von Schwimmen, Rudern und Reiten. Orthop Prax 11:44–45
Heipertz W (1976) Was ist „Therapeutisches Reiten"? ZFA 52:1–5
Heipertz W (1991) Orthopädische Aspekte des Reitsports. In: Reiten – Gesundheitssportliche Betätigung lebenslang – eine Sportart stellt sich vor. FN Verlag der Deutschen Reiterlichen Vereinigung, Warendorf (Wissenschaftliche Publikation Nr. 11, S 20–32)
Heipertz-Hengst C (1991) Reitsport für Behinderte. In: Reiten – Gesundheitssportliche Betätigung lebenslang – eine Sportart stellt sich vor. FN Verlag der Deutschen Reiterlichen Vereinigung, Warendorf (Wissenschaftliche Publikation Nr. 11, S 33–51)
Henggeler J, Biener K (1973a) Reitsportunfälle. Sportarzt Sportmed 8:200–201
Henggeler J, Biener K (1973a) Reitsportunfälle (Fortsetzung). Sportarzt Sportmed 9:225–227
Hengst C (1976) Reiten für Behinderte – ein Weg der Rehabilitation. ZFA 52:22–29
Hill CM, Crosher RF, Mason DA (1985) Dental and facial injuries following sports accidents: A study of 130 patients. Br J Oral Maxillofac Surg 23:268–274
Hipp E, Gumppenberg S von, Hackenbruch W, Kircher E (1977) Die Wirbelfraktur als Reitunfall. Fortschr Med 95:1567–1571
Hölzel P, Hölzel W (1990) Sicher Reiten – Unfallfrei in Stall, Reitbahn und Gelände. Franckh-Kosmos, Stuttgart
Hördegen K (1975a) Reitsport bei Bandscheibenschäden. Dtsch Med Wochenschr 100:642–643
Hördegen K (1975b) Wirbelsäule und Reiten. Schweiz Med Wochenschr 105:668–675
Hördegen K (1975c) Wirbelsäule und Reitsport. Schweiz Z Sportmed 23:29–43
Hördegen K (1976) Der Einfluß des Reitens auf die Wirbelsäule. Sportarzt Sportmed 27:189–193
Hoffmann K (1975) Pferde sicher transportieren. Müllert, Rüschlikon, Zürich
Horster R, Lippold-von Hörde H, Rieger C (1976) Hippo- und Reittherapie in der Behandlung von Kindern und Jugendlichen mit Zerebralparesen und Dysmelien. ZFA 52:15–21
Ilgren EB, Teddy PJ, Vafadis J, Briggs M, Gardiner NG (1984) Clinical and pathological studies of brain injuries in horse-riding accidents: A description of cases and review with a warning to the unhelmeted. Clin Neuropathol 3:253–259
Ingemarson H, Grevsten S, Thoren L (1989) Lethal horse-riding injuries. J Trauma 29:25–30
Jorgensen F (1984) Fatal accidents following collisions with large animals. Ugeskr Laeger 146:4056–4057
Jüngst B-K, Stopfkuchen H, Schranz D, Huth R (1991) Pädiatrische Aspekte des Reitsports. In: Reiten – Gesundheitssportliche Betätigung lebenslang – eine Sportart stellt sich vor. FN

Verlag der Deutschen Reiterlichen Vereinigung, Warendorf (Wissenschaftliche Publikation Nr. 11, S 15–19)
Juul SM (1980) The pattern of riding injuries (summary) Ugeskr Laeger 151:3078–2079
Kabisch D, Funk S (1991) Todesfälle im organisierten und angeleiteten Sport. Dtsch Z Sportmed 42:464–470
Keller K (1976) Reiten als Therapie zwischen Empirie und wissenschaftlicher Erforschung. ZFA 52:10–14
Klasen HJ (1981) Accidents with saddle-horses. Ned Tijdschr Geneeskd 125:136–140
Köle W, Suchanek E (1974) Traumatische Pseudozyste des Ligamentum teres hepatis nach Reitunfall. Chir Prax 18:229–232
Kramhoft M, Kjersgaard A-G, Kramp S, Rosenberg B, Solgaard S (1986) A one-year prospective investigation of riding accidents in the County of Frederiksborg (summary). Ugeskr Laeger 148:738–740
Krasuski M, Kiwerski E (1990) Results of the treatment of fracture of the odontoid process of the axis (summary) Ortop Traumatol Protez 3:52–54
Krause D (1968) Über Verletzungen beim Reitsport. Monatsschr Unfallheilkd 71:483–490
Krause D (1973) Über Unfälle und Gefahren des Reitsports. Mater Med Nordm 25:177–187
Kricke E (1980) Der tödliche Reitunfall. Unfallheilkd 83:606–608
Krüger G (1976) Reittherapie in einem Psychiatrischen Krankenhaus. ZFA 52:30–34
Landessportverband für das Saarland (1990) Endauswertung Bestandserhebung 1990. Saarbrücken
Landro L (1976) Riding injuries Stir British Medical Concern. Phys Sportsmed 4:125–129
Lie H, Lucht U (1977) Horse-riding accidents, I. Frequency of the accidents in a riding population (summary). Ugeskr Laeger 139:1687–1689
Lindsay KW, McLatchie G, Jennett B (1980) Serious head injury in sport. Br Med J 281:789–791
Lloyd RG (1987) Riding and other equestrian injuries: Considerable severetiy Br J Sports Med 21:22–24
Lucht U, Lie H (1977) Horse-riding accidents, II. A prospective hospital study (summary). Ugeskr Laeger 139:1689–1692
Main Echo (30. März 1990) 32jährige Reiterin brach sich Genick. Aschaffenburg
Main-Echo (9. März 1992) Pferd „meldete" Verlust des Reiters. Aschaffenburg
Marrie TJ, Bent JM, West AB, Robers TMF, Haldane EV (1979) Extensive gas in tissues of the forearm after horsebite. Soutz Med J 72:1473–1474
McGhee CNJ, Gullan RW, Miller JD (1987) Horse riding and head injury: admissions to a regional head injury unit. BR J Neurosurg 1:131–136
McLatchie GR (1979) Equestrian injuries – A one year prospective study. Br J Sports Med 13:29–54
Medical Tribune (13. Dezember 1991) Zügel falsch gehalten. Pferd scheute – und der Daumen riß ab! Medical Tribune Nr. 50:40
Mellerowicz H, Dürrwächter H (1985) Training und Sport – Mittel der präventiven Medizin. Dtsch Ärtzebl 82:834–841
Michelson D (1976) Unfälle mit Pferden in Jahren 1969 bis 1974. Med Dissertation, Universität Marburg
Miles JR (1970) The racecours medical officer. Vet Rec 87:284–286
Mills NJ, Whitlock MD (1989) Performance of horse-riding helmets in frontal and side impacts. Injury 20:189–192
Morgan RF, Nichter LS, Friedman HI. McCue FC (1984) Rodeo roping thumb injuries. J Hand Surg [Am] 9:178–180
Muwanga LC, Doce AF (1985) Head protection for horse riders: a cause for concern. Arch Emerg Med 2:85–87
NCube BA, Singhal K (1991) Rupture of the distal end of the biceps brachii tendon: an unusual occurence in a horse rider. Injury 22:150–151
Nilsen R, Nygaard P, Bjorholt PG (1985) Complications that may occur in those with spinal cord injuries who participate in sport. Paraplegia 23:152–158

Özsoy Z, Lorber CG, Rettig A-M (1985) Kiefer-Gesichtsverletzungen im Rahmen des Reitsports. ZWR 94:818–824
Pfister A, Pförringer W, Rodemeyer B (1983) Epidemiologie von Sportverletzungen. Dtsch Z Sportmed 10:291–294
Pounder DJ (1984) „The grave-yawns for the horseman", equestrian deaths in South Australia 1973–1983. Med J Aust 141:632–635
Re G, Borgogna E, Fogliano F, Re F, Scotto G (1984) Maxillofacial injuries in rugby, soccer and riding. Minerva Stomatol 33:533–535
Regan PJ, Roberts JO, Feldberg L, Roberts AHN (1991) Hand injuries from leading horses. Injury 22:124–126
Reichenbach M (1976) Einiges Grundsätzliches zum Reiten als Therapie. ZFA 52:6–9
Robson E (1979) Some factors in the prevention of equestrian injuries. Br J Sports Med 13:33–35
Rothschenk H (1978) Reitsportverletzungen. Dtsch Z Sportmed 5:139–144
Saar G (1914) Reiten. In: „Die Sportverletzungen". Neue Dtsch Chir 13:154–205
Schmidt B, Hollwarth ME (1989) Sportunfälle im Kindes- und Jugenalter. Z Kinderchir 44:357–362
Schöter I, Wassmann H (1976) Der Reitunfall aus neurochirurgischer Sicht. Unfallheilkunde 79:443–445
Seager SB, Jui-Aennlle L, Faux N (1981) The urban cowboy syndrome. Ann Emerg Med 10:252–253
Sermasi S, Marzaloni M, Rossi F, Rinaldi D, Pasotti S (1976) Equitazione e cardiopatie traumatiche (summary). Med Sport 135:148–151
Simon G (1976) Neurochrirugische Aspekte beim Reiterunfall. Zentralbl Chir 101:1266
Simon G (1991) Sportmedizinische Aspekte des Reitsports. In: Reiten – Gesundheitssportliche Betätigung lebenslang – eine Sportart stellt sich vor. FN Verlag der Deutschen Reiterlichen Vereinigung, Warendorf (Wissenschaftliche Publikation Nr. 11, S 52–55)
Steinbrück K (1980a) Wirbelsäulenverletzungen beim Reiten, Teil 1. Unfallheilkunde 83:366–372
Steinbrück K (1980b) Wirbelsäulenverletzungen beim Reiten, Teil 2. Unfallheilkunde 83:373–376
Steinbrück K, Paeslack V (1978) Paraplegie durch Sport- und Badeunfälle. Z Orthop 116:697–709
Süddeutsche Zeitung (16. Juni 1992) Von Reitpferd zu Tode geschleift. München
Thelwell N (1981) Thelwell's Reitakademie, 5. Aufl. Buske, Hamburg
Thillaye du Boullay C, Bardier M, Cheneau J, Bortolasso J, Gaubert J (1984) Les traumatismes sportifs de l'enfant. Chir Pediat 25:125–135
Voigt J, Dalgaard JB (1978) Fatal injuries from riding accidents and other forms of handling horses. Ungeskr Laeger 140:1305–1307
von der Mühlen H (1976) Reiten als Therapie – eine neue sportärztliche Aufgabe. Sportarzt Sportmed 6:143–145
Westerling D (1983) A study of physical demands in riding. Eur J Appl Phys 50:373–382
Whitesel JP (1976) How jockeys get hurt in thoroughbred racing. Phys Sportsmed 4:67–69
Whitlock MR, Whitlock J, Johnston B (1987) Equestrian injuries: A comparison of professional and amateur injuries in Berkshire. Br J Sports Med 21:25–26
Williams JGP (1988) Farbatlas der Sportverletzungen. 2. Auf. Schlütersche Verlagsanstalt, Hannover, S 73
Williamson JE, Allison EJ Jr, Williams RM (1982) Fractures of the hand associated with riding the mechanical bull. Ann Emerg Med 11:452–454

Sachverzeichnis

Abbreviated Injury Scale 65
Abdrehen vor dem Hindernis 85
Abfangbewegung 96, 109, 132, 135
Abrollbewegung 104, 137
Absitzen 26, 30
Akromioklavikulargelenk 51, 59, 135
Alter 11, 28, 67, 116, 137
Ambulante Behandlung 70
American Medical Equestrian
  Association 117
Amputation 5, 43, 54, 60, 134
Änderung des Reitverhaltens 79
Anfänger 12, 117, 124
Anreiten 26, 30, 131
Arbeitsunfähigkeit 73, 138
Arbeitsunfall 14, 117
Aufsitzen 26, 30
Aufwärmen 17, 67, 119, 141
Augenverletzung 50, 59
Ausbildung (siehe Reitausbildung)
Ausbildungsstätte 15
Ausbrechen 87
Ausgleichssport 16, 118, 124, 141
Auslöser für den Sturz 35, 84, 85, 89, 92, 97, 131, 142
Ausreiten 26, 30
Ausrutschen des Pferdes (siehe Sturz des Pferdes)
Außenbandruptur 57

Bandverletzung 56, 57, 61
Barren 117
Beckenfraktur 45, 55
Behandlungsdauer 71
Behrisch 8
Beobachten 26, 30
Beriemung (siehe Kopfschutz)
Berufsreiter 13, 117, 118
Berufsbedingt mit Pferden Beschäftigte 14
Berufsgenossenschaftliches
  Heilverfahren 14
Beschwerden, fortbestehende 73
Bewegung 34
Big Racket 35
Bodenstedt, Friedrich von 1

British Standards Institution 122
Buckeln 35, 86, 129, 131, 142

Contusio cordis 54

Dauerfolgen (siehe Verletzungsfolgen)
Deutsche Demokratische Republik 6, 116, 128, 140
Deutsche Reiterliche Vereinigung 1, 8, 12, 116, 140
DIN 33951 19, 122
Diskoligamentäre Instabilität 51, 59
Distorsion 51, 52, 54, 56–58
Dressurreiten 26, 30, 131
Durchschnittsalter 11

Einquetschung durch das Pferd 28, 39, 40, 47, 50–58
Erfahrung (siehe Reiterfahrung)
Exposition 117

Fall durch Stoß 28, 39, 40, 47, 50–58
Fallübungen (siehe Sturztraining)
Fehleinschätzung des Sprungs 35
FN (siehe Deutsche Reiterliche Vereinigung)
Fragebogen 10
Fraktur 43, 44, 45–49, 50–58, 73, 134, 135
– Aitken 52, 53, 57, 78
– Becken (siehe Beckenfraktur)
– Colles 53, 60, 135
– Ellenbogen 52
– Femur 56
– Fibula 57
– Finger 54
– Fußwurzel 58
– Halswirbelsäule 51
– Handwurzel 54
– Humerus 52, 59, 135
– Innenknöchel 57
– Klavikula (siehe Klavikulafraktur)
– Mittelfuß 58
– Mittelgesicht 50
– Mittelhand 54
– Monteggia 48, 53, 60

– Nasenbein 48, 50, 59
– Oberarm 52
– Obere Extremitäten 46
– Orbita 50
– pertrochantäre 56
– Pilon 57
– Radius 53, 60, 135
– Rippen 46, 48, 54, 78, 135
– Scapula 51
– Schädel 49, 135
– Schädelkalotte 50
– Schädelbasis 50
– Schenkelhals 48, 56
– Schulter 46, 51
– Smith 53, 135
– Sprunggelenk 57
– subtrochantäre 56
– Tibia 57
– Ulna 53
– Unterarm 53, 135
– Unterkiefer 50
– Untere Extremitäten 46
– Unterschenkel 57
– Volkmann 57
– Weber 57
– Wirbel (siehe Wirbelfraktur)
– Zehen 58
Freizeitreiter 14, 25, 117, 125, 143
Fuchsjagd 116
Führen 26, 30
Füttern 26, 30

Galopp 34, 131
Gasbrand 134
Gefährdendes Moment 85, 103, 111, 145
Gefährdete Körperregion
 Videoanalyse 104–115, 145–149
Gelände 24, 124, 140, 141
Gelenkverletzung 43, 44, 134
Geschichte 2
Geschlecht 11, 116
Geschwindigkeit 35
Gesundheitliche Auswirkungen 4
Goethe 8
Großpferd 22, 67, 123
Grußvorschriften 120, 145
Gymnastik (siehe Aufwärmen)
Gymnastische Vorbereitung (siehe
 Vorbereitung des Pferdes)

Halle 24, 124
Halten 26, 30
Hämatothorax 54
Handschuhe 123
Hängenbleiben am Hindernis 85

Hindernis 27, 30, 36, 39, 40, 47, 50–58, 85,
 94, 103, 131, 142, 144
Homburg/Saar 10
Hufschlag 27–33, 39, 40, 43, 47, 49–58, 70,
 77, 133, 135
HWS-Distorsion 51, 59, 132, 136
Hypophysärer Riesenwuchs 139

Ileosakralfugenluxation 55
Initial freie Flugbahn 84, 92, 94, 97, 109,
 143
Initial umgelenkte Flugbahn 85, 92, 94, 97,
 109, 143
Initialphase 84, 92, 94, 97, 109
Injury Severity Score 65–70, 136, 137
Innenband 56
Inzidenz 6

Jahreszeit 24
Jockey 135
Jockeyhelm (siehe Kopfschutz)

Kinder 11, 28, 41, 43, 116, 123, 125, 128,
 133, 134, 141
Klavikulafraktur 49, 51, 59, 135, 136
Kollision (siehe Hindernis)
Kombinierte Verletzungen 63
Kompressionsmechanismus 136
Konservative Behandlung 72
Kontraindikationen Pferdesport 137
Kopfschlag 28, 39, 40, 43, 47, 49–59
Kopfschutz 18–21, 41, 42, 44, 96, 97, 120,
 141, 145
Kreuzband 56
Kunst 6
Kutsche (siehe Kutschunfall)
Kutschunfall 7, 27, 30, 128

Landessportverband für das Saarland 2, 12,
 116
Landwirt 14
Leistungsprüfungsordnung (LPO) 119, 120,
 145
Lockerungsübungen (siehe Aufwärmen)
Longe 26, 131
Longieren 26
Luxation 51, 52, 54, 55, 56
Luxationsfraktur 52, 58

Material 10
Meniskus 56, 61
Methodik 10
Military 26, 30, 36, 128, 131
Militaryhelm (siehe Kopfschutz)

Minderung der Erwerbsfähigkeit 76, 138
Mirza-Schaffy 1
Mitgeschleiftwerden 59, 78, 79, 123
Mitgliederzahlen Deutsche Reiterliche Vereinigung 1, 116
Motivation 3
Muskelruptur 56

Nachuntersuchung 72
National Electronic Injury Surveillance System (NEISS) 6
Nervenkompressionssyndrom 52, 53
Nicht-organisierte Reiter 2
Nichtreiter 14, 117

Operative Behandlung 72, 138

Patellaluxation 56
Pferd 22, 23, 123
Pferdebestand 2
Pferdebiß 27–33, 39, 40, 43, 47, 50–58, 60, 70, 77, 130
Pferdehaltung 2
Pferdepflege 26, 30
Pferderennen 3, 25, 26, 30, 125, 132
Pferdesport 3
Pferdetritt 27–33, 39, 40, 43, 47, 50–58, 70, 77
Polytrauma 136, 137
Pony 22, 67, 123, 141
Prävention 16–21, 118–123, 141
Prellung 42, 50–58, 60

Qualifikation 12
Querschnittslähmung 136, 139
Quetschung 42

Rahmenbedingungen 25
Refusieren 87
Reitausbildung 15, 117, 118, 141, 144
Reiterfahrung 12, 30, 67, 117, 137, 144
Reiterhelm (siehe Kopfschutz)
Reiterkappe (siehe Kopfschutz)
Reitjagd 26
Reitlehrer 15, 118
Reitpause 79
Reitstiefel 123
Reitunterricht 25, 125
Remonte 26, 30, 131
Richenthal, Ulrich von 8
Rodeo 119, 128, 134
Rücklaufquote 11

Satteln 30

Schädelhirntrauma (siehe Kopfverletzung)
Schleudertrauma (siehe HWS-Distorsion)
Schmied 14
Schritt 34
Schuldfrage (siehe Unfallschuld)
Schweregrad der Verletzungen 65–70, 123, 136, 137
Selbsteinschätzung 14, 118
Selektion 10, 141
Sicherheitsbewußtsein 81, 140
Sicherheitsverhalten 14
Sitzenbleiben des Reiters im Sattel beim Sturz mit Pferd 85, 92, 94, 98, 109, 143
Sportpsychologie 3
Sportreiter 13
Sportverletzung 5
Springreiten 26
Springturniere 83, 125, 141
Stand 34, 131
Stationäre Behandlung 70, 138
Statistisches Bundesamt 6
Steigbügel 105, 123
Steigen des Pferdes 35, 86, 131, 142
Stoppen vor dem Hindernis 85
Straße 24, 125
Strecksehnenriß 54
Stumpfes Bauchtrauma 43, 55, 60, 78, 133
Sturzablauf 83
Sturz aus hoher Geschwindigkeit 35
Sturz des Pferdes 35, 36, 86
Sturzereignis 83, 142
Sturzmechanismus 84, 133
Sturz mit Pferd 25, 27–40, 43, 47, 49–58, 70, 77, 89, 106, 125, 128, 131, 132, 135
Sturzphase 84, 86, 142
Sturzrichtung 35, 89, 143
Sturztraining 16, 67, 118, 141
Sturz vom Pferd 25, 27–41, 43, 47, 49–58, 70, 77, 89, 106, 128, 131, 132
Symphysenluxation 55, 129

Tätigkeit zum Zeitpunkt des Unfalls 26, 30, 130
Tageszeit 24
Thelwell 7
Therapeutisches Reiten 4, 25
Therapie 70–72, 138
Thoraxtrauma 43
Tier 6
Tierarzt 14
Tödlicher Unfall 4, 6, 78, 124, 139
Tossy (siehe Akromioklavikulargelenk)
Trab 34
Training 25
Transport 131

Traumaphase 85, 103, 145
Turnier 25, 143

Umgang mit dem Pferd 19, 26, 30, 122, 127, 130, 140, 141
Umwelteinflüsse 84
Unfallhergang 25, 27–33, 38, 43, 46, 47, 50–58, 66, 70, 72, 76, 84, 89, 94, 106, 128
Unfallmechanismus 33, 83, 136, 142
Unfallort 24, 124
Unfallpsychologie 79, 140
Unfallrisiko 4
Unfallschuld 79, 140
Unfallzahlen 1, 116
United States Pony Club 117, 119
Unterricht (siehe Reitunterricht)

Verladen 26
Verletzungen
– Art 42–49
– Abdomen 38, 40, 55, 60, 139
– Augen 50
– Becken 38, 40, 41, 46, 55, 61, 136
– Brustwirbelsäule 38, 46, 55, 60, 133, 136
– Einzelverletzungen Statistik 49–62
– Ellenbogen 38, 46, 52, 60
– Fuß 38, 46, 58, 61
– Hals 38, 40, 46, 51, 59, 64, 132
– Hand 37, 38, 40, 41, 46, 54, 60
– Hüfte 38, 55, 61
– innerer Organe 43, 55, 60
– Knie 38, 56, 61
– Kopf 37, 38, 40, 41, 42, 43, 46, 49, 50, 59, 64, 78, 120, 132, 134, 139, 145
– Lendenwirbelsäule 38, 46, 55, 60, 65, 133, 136
– Lokalisation 37–42, 132
– Oberarm 38, 46, 52, 59
– Obere Extremitäten 40, 41, 46, 51, 132
– Oberschenkel 38, 46, 56, 61
– Rippen 46, 48
– Rücken 38, 55, 60, 65, 133, 136
– Schulter 37, 38, 40, 41, 46, 51, 59, 65, 132
– Sprunggelenk 38, 46, 57, 61
– Thorax 38, 40, 54, 60
– Unterarme 37, 38, 40, 41, 45, 46, 53, 60
– Untere Extremitäten 40, 41, 46, 132
– Unterschenkel 38, 46, 57, 61
– Zahn 50
Verletzungsfolgen 72–77, 134, 138
Verletzungskombinationen 64, 136
Verletzungsstatistik 50–58
Verlust des Kopfschutzes 20, 42, 96, 97, 120, 145
Vermeidbarkeit 79, 140

Vertrautheit von Pferd und Reiter 22, 124, 141
Verweigern vor dem Hindernis 35, 85, 142
Verweildauer 71, 138
Videoanalyse 33, 83, 141
Voltigieren 26, 41, 44, 131, 133, 134
Vorbereitung des Pferdes 23, 124
Vorphase 85, 142

Weichteilverletzung 42, 43, 44, 49, 50–58, 133
Wirbelfraktur 45, 46, 48, 51, 55, 60–63, 71, 135

Zahnschaden 50
Zaumzeug 5, 26, 27–33, 39, 40, 43, 47, 50–58, 60, 70, 72, 76, 105, 130, 134, 138, 139, 141
Zügelführung (siehe Zaumzeug)

Hefte zur Zeitschrift „Der Unfallchirurg"

Herausgeber: H. Bürkle de la Camp, A. Hübner, J. Rehn, L. Schweiberer, H. Tscherne

Heft 243

C. Jürgens, P. Hertel, D. Wolter (Hrsg.)

Arthroskopische Chirurgie im Schulter- und Kniegelenksbereich
1994. Etwa 120 S. 79 Abb., 41 Tab. Brosch.
ISBN 3-540-58278-9

Heft 242

L. Kinzl (Hrsg.)

Tropenchirurgie / Tropical Surgery
1994. Etwa 130 S. 60 Abb., 21 Tab. Brosch DM 126,- öS 982,80; sFr 126,- ISBN 5-540-58045-X

Heft 241

57. Jahrestagung der Deutschen Gesellschaft für Unfallchirurgie e.V.
17.-20. November 1993, Berlin
Zusammengestellt von **K.E. Rehm**
Präsident: **U. Holz**
1994. Etwa 800 S. Brosch. **DM 148,-**; öS 1154,40; sFr 148,- ISBN 3-540-57889-7

Heft 240

U. Obertacke, H. Redl, K.P. Schmit-Neuerburg, G. Schlag

Lokale und systemische Reaktionen nach Lungenkontusion
Eine experimentelle und klinische Studie
1994. Etwa 80 S. 46 Abb., 10 Tab. Brosch. **DM 68,-**; öS 530,40; sFr 68,- ISBN 3-540-58168-5

Heft 239

W. Buchinger (Hrsg.)

Das Bauchtrauma
26. Jahrestagung der Österreichischen Gesellschaft für Unfallchirurgie,
4.-6. Oktober 1990, Salzburg
1994. Etwa 300 S. 103 Abb., 141 Tab.
Brosch. **DM 149,-**; öS 1162,20; sFr 149,-
ISBN 3-540-57820-X

Heft 238

G.E. Wozasek

Gefahren der Marknagelung im Schock
1994. Etwa 100 S. 23 Abb., 2 Tab. Brosch. **DM 68,-**;
öS 530,40; sFr 68,- ISBN 3-540-57512-X

Heft 236

H.-W. Ulrich

Knieorthesen bei Kreuzbandverletzungen
1994. VIII, 76 S. 60 Abb. Brosch. **DM 56,-**;
öS 436,80; sFr 56,- ISBN 3-540-57358-5

Heft 235

H. Knaepler, T.v. Garrel, L. Gotzen

Untersuchungen zur Desinfektion und Sterilisation allogener Knochentransplantate
1994. Etwa 115 S. 41 Abb., 17 Tab. Brosch.
DM 68,-; öS 530,40; sFr 68,- ISBN 3-540-57522-7

Hefte zur Zeitschrift „Der Unfallchirurg"

Heft 234

L. Claes (Hrsg.)

Die wissenschaftlichen Grundlagen des Bandersatzes
1994. IX, 212 S. 104 Abb., 36 Tab.
Brosch. **DM 126,-**; öS 982,80; sFr 126,-
ISBN 3-540-57361-5

Heft 233

K. Wenda, G. Ritter (Hrsg.)

Neue Aspekte der Marknagelung. Akutversorgung von Wirbelsäulenverletzungen
Mainzer Symposium in Zusammenarbeit mit der Arbeitsgemeinschaft für Osteosynthesefragen am 7. und 8. Februar 1992
1993. XIV, 103 S. 1 Abb., 1 Tab. Brosch. **DM 68,-**; öS 530,40; sFr 68,- ISBN 3-540-57099-3

Heft 232

56. Jahrestagung der Deutschen Gesellschaft für Unfallchirurgie e.V.
18.-21. November 1992, Berlin
Zusammengestellt von K.E. Rehm
Präsident: R. Rahmanzadeh
1993. XLVI, 845 S. 149 Abb. Brosch. **DM 148,-**; öS 1154,40; sFr 148,- ISBN 3-540-56782-8

Heft 231

U.H. Brunner

Überbrückung von langstreckigen Tibiaschaftdefekten durch Segmentverschiebung entlang einem Marknagel
Biologische Grundlagen, tierexperimentelle Ergebnisse, klinische Relevanz
Geleitwort von L. Schweiberer
1994. Etwa 155 S. 34 Abb., 16 Tab. Brosch.
DM 98,-; öS 764,40; sFr 98,-
ISBN 3-540-58167-7

Heft 229

M. Börner, E. Soldner (Hrsg.)

20 Jahre Verriegelungsnagelung - Eine Standortbestimmung
1993. XVIII, 359 S. 279 Abb., 62 Tab.
Brosch. **DM 126,-**; öS 982,80; sFr 126,-
ISBN 3-540-56557-4

Heft 228

W. Schlickewei (Hrsg.)

Behandlungskonzept bei Schenkelhalsfrakturen
Geleitwort von M. Allgöwer
1993. XII, 138 S. 63 Abb., 31 Tab. Brosch.
DM 78,-; öS 608,40; sFr 78,-;
ISBN 3-540-56268-0

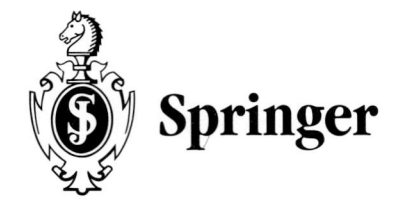

Springer

Druck: Saladruck, Berlin
Verarbeitung: Buchbinderei Lüderitz & Bauer, Berlin